I0035467

ATLAS

D'ANATOMIE TOPOGRAPHIQUE

A LA MÊME LIBRAIRIE

ATLAS D'ANATOMIE DESCRIPTIVE

PAR

Le Dr J. SOBOTTA

PROFESSEUR D'ANATOMIE A L'UNIVERSITÉ DE WURZBOURG

ÉDITION FRANÇAISE

Par ABEL DESJARDINS

Aide d'anatomie à la Faculté de médecine de Paris

1905. — 3 volumes grand in-8 colombier

Avec planches en couleurs et figures intercalées dans le texte.

I. — Os, ligaments, articulations et muscles.

II. — Splanchnologie y compris le cœur.

III. — Nerfs, vaisseaux, organes des sens.

31-04. — CORBEIL. Imp. ED. CRÉTÉ

BIBLIOTHÈQUE NATIONALE.

DÉPARTEMENT DES IMPRIMÉS.

Paris, le 190 .

Atlas d'Anatomie topographique par le Dr O. Schultze. Ed. fr. par le Dr Paul Lecène.

L'exemplaire du dépôt légal, livré au bureau des entrées de la Bibliothèque nationale par le Ministère de l'Intérieur, est incomplet de :

10 planches en couleurs hors texte.

Imprimées en Allemagne

12 fr net

N. B. Les publications dont les exemplaires déposés sont incomplets ne peuvent être incorporées dans les collections de la Bibliothèque nationale, portées sur les catalogues et communiquées dans la salle de travail qu'après d'assez longs délais.

J. B. Baillière et fils, rue Hautefeuille, 19.

ATLAS
D'ANATOMIE TOPOGRAPHIQUE

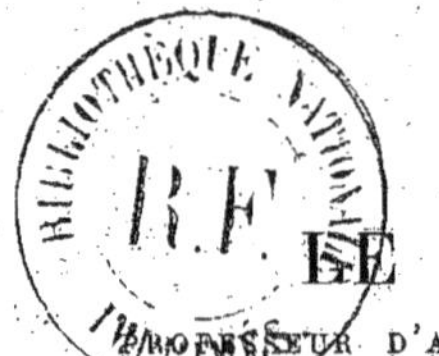

PAR

LE Dr O. SCHULTZE

PROFESSEUR D'ANATOMIE A L'UNIVERSITÉ DE WURZBOURG

ÉDITION FRANÇAISE

PAR

LE Dr PAUL LECÈNE

PROSECTEUR A LA FACULTÉ DE MÉDECINE DE PARIS, INTERNE LAURÉAT DES HÔPITAUX DE PARIS

Ouvrage accompagné de 70 planches en couleurs hors texte

ET DE NOMBREUSES FIGURES INTERCALÉES DANS LE TEXTE

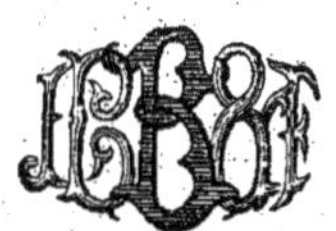

PARIS

LIBRAIRIE J.-B. BAILLIÈRE ET FILS

19, rue Hautefeuille, près le boulevard Saint-Germain

1905

Les 70 planches et figures imprimées en couleurs se composent :

1° De 22 planches en couleurs, hors texte (planches I à XXII). On consultera la table, page 167.

2° De figures imprimées en couleurs, également hors texte, réparties parmi les 89 figures ; elles sont désignées par un astérisque dans la table, page 169.

Ces deux tables guideront le relieur pour le placement des planches en couleurs et des figures hors texte.

PRÉFACE

L'Atlas d'Anatomie Topographique de Schultze, dont nous donnons aujourd'hui une édition française, se signale immédiatement au lecteur par le nombre et la qualité de ses planches en couleurs, hors texte et de ses figures intercalées dans le texte. C'est qu'en effet on ne conçoit plus aujourd'hui un livre quelconque d'Anatomie, sans figures ; il n'en a pas toujours été ainsi et d'excellents livres français sont tombés en désuétude parce que les figures y étaient ou absentes ou insignifiantes.

Ici, au contraire, l'étudiant ou le médecin, désireux de revoir rapidement une région, trouvera de nombreuses et bonnes figures, reproduites avec soin. Nous signalerons en particulier à l'attention du lecteur les planches en couleurs qui sont des reproductions des moulages de His, à Leipzig. Les moulages ont été faits, suivant la méthode de l'auteur, sur des cadavres dont les viscères avaient été au préalable fixés en place dans leur forme par une injection vasculaire de formol et d'acide chromique. Aussi ces figures, reproduisant surtout des rapports de viscères thoraciques et abdominaux, sont-elles fort exactes ; au contraire, une pièce disséquée ne peut donner que des renseignements insuffisants ou erronés, pour tout ce qui concerne les rapports des organes. D'autre part, la chirurgie thoracique et surtout abdominale a fait aujourd'hui de tels progrès qu'il est indispensable pour le chirurgien de savoir avec une grande précision, les rapports des organes contenus dans le thorax et l'abdomen. Toutes ces questions sont traitées avec un soin particulier dans l'ouvrage de Schultze. Ajoutons que l'anatomie topographique des membres et du cou n'est pas pour cela négligée, au contraire, et l'étudiant trouvera tous les renseignements nécessaires sur ces régions.

Le texte de l'auteur allemand était court et précis ; nous y avons fait cependant quelques adjonctions signalées par des crochets [ ] et destinées à donner au lecteur français, les idées et les noms des anatomistes ou chirurgiens français qui ont étudié spécialement certaines questions. De plus, pour le chapitre des hernies qui était vraiment un peu bref dans l'ouvrage allemand, nous avons ajouté complètement une description du canal inguinal.

Le lecteur trouvera le plus souvent à la suite des termes anatomiques français, leur équivalent dans la nomenclature latine, adoptée au Congrès de Bâle et usitée partout aujourd'hui dans les pays de langue allemande. Nous croyons que cette homologie des nomenclatures anatomiques, pourra rendre service à ceux qui lisent les ouvrages médicaux écrits en allemand.

En terminant, nous ferons remarquer que cet Atlas est très portatif, ce qui n'est pas un mince avantage pour un livre que l'étudiant doit emporter à la salle de dissection, s'il veut que ses études sur le cadavre lui soient de quelque profit.

P. LECÈNE.

TABLE DES MATIÈRES

FIN DE LA TABLE DES MATIÈRES.

ATLAS-MANUEL
D'ANATOMIE TOPOGRAPHIQUE

LA TÊTE

La base de l'étude anatomique de la tête est la connaissance exacte du squelette (Voy. fig. 1). Celui-ci se divise en deux parties bien distinctes : 1° le ***squelette du crâne***, formant comme une capsule qui enveloppe l'encéphale (Hirnschädel, cranium cerebrale), et 2° le ***squelette de la face*** (Gesichtschädel, cranium viscerale) qui contient les premières portions de l'appareil digestif et respiratoire ainsi que des organes des sens importants, particulièrement l'organe visuel. Les limites de ces deux parties constituantes de la tête, crâne et face, sont marquées extérieurement par le bord supérieur de l'orbite, l'arcade zygomatique et l'orifice du conduit auditif externe. Nous décrirons successivement les deux parties de la tête : le crâne et la face.

Huit os forment le squelette du crâne, quatre sont impairs : l'***occipital*** (os occipitale) ; le ***sphénoïde*** (os sphenoïdale) ; l'***ethmoïde*** (os ethmoïdale) ; le ***frontal*** (os frontale).

Deux sont pairs : le ***pariétal*** (os parietale) et le ***temporal*** (os temporale). Certains de ces os, entre autres l'ethmoïde, font partie à la fois du squelette du crâne et de celui de la face.

La structure du squelette du crâne est plus facile à comprendre lorsque l'on remarque que les quatre os impairs forment une sorte d'anneau, ouvert en haut et en arrière et placé dans le sens antéro-postérieur ; les quatre os pairs viennent se loger transversalement dans l'anneau ainsi formé et ferment complètement la boîte cranienne. On peut diviser utilement le squelette du crâne, en ***squelette de la voûte*** (Schädeldach) et ***squelette de la base*** (Schädelbasis). Cette base du crâne est obliquement dirigée en bas et en arrière et forme la corde d'un arc de cercle, comprenant les trois quarts d'une sphère, qui représenterait la voûte.

L'étude de l'épaisseur de la paroi osseuse du crâne est importante, surtout au point de vue des traumatismes. Elle est d'ailleurs variable suivant l'âge et le sexe. Entre les crânes épais à peine de 2 millimètres, véritables crânes de verre, et ceux qui atteignent 1 centimètre et plus d'épaisseur, on peut trouver tous les intermédiaires. En général, l'épaisseur du crâne mesure 5 millimètres. Sans parler de certains points amincis de la base du crâne, importants à connaître pour la compréhension du mécanisme des fractures, il y a des endroits du squelette du crâne particulièrement minces dans certains cas.

1° Les fossettes que creusent à l'intérieur des os de la voûte (frontal et pariétal surtout) les ***granulations de Pacchioni;*** quelquefois même, il peut y avoir perforation de la voûte par ces granulations; dans ces cas, rares d'ailleurs, on peut sentir des granulations, à travers l'épaisseur du cuir chevelu, sous forme de petites tumeurs dépressibles. Plus rarement les dépressions creusées dans l'os par les granulations de Pacchioni, se traduisent à l'extérieur par des saillies osseuses, dures, perceptibles par la palpation à travers l'épaisseur du cuir chevelu. On ne confondra pas ces saillies avec les kystes sébacés du cuir chevelu (vulgairement appelés loupes), car ceux-ci sont mobiles avec le cuir chevelu.

2° ***L'artère méningée moyenne***, qui se creuse à l'état normal un sillon profond à la face interne du temporal et du pariétal, peut, dans certains cas, arriver à perforer l'os; elle chemine alors à la face externe du squelette cranien; si elle se trouve blessée, elle peut donner lieu à une grave hémorragie externe. *A fortiori*, les anévrysmes de la méningée moyenne peuvent arriver à user l'os jusqu'à le perforer.

3° Les ***veines diploïques*** peuvent aussi, lorsqu'elles sont le siège de dilatations variqueuses (ce qui est d'ailleurs très rare), user l'os et le perforer. Il en est de même pour le sinus sphéno-pariétal (de Breschet). Dans ce dernier cas, la saillie veineuse siège un peu en arrière de la suture fronto-pariétale (sutura coronalis).

4° Chez les vieillards, les os du crâne peuvent subir une ***raréfaction notable*** qui les rend plus minces, plus légers et surtout plus fragiles. Les parties du crâne qui étaient normalement

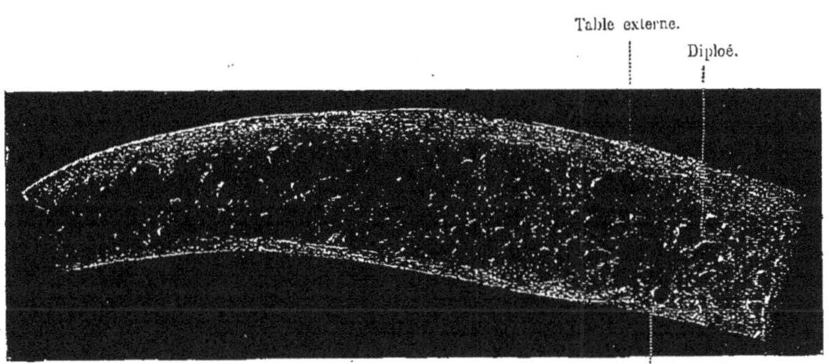

Fig. 2. — Coupe de la voûte cranienne.

déjà amincies, peuvent alors être perforées, ce qui se voit surtout au niveau de la portion orbitaire du frontal, de l'os lacrymal, de la lame papyracée de l'ethmoïde, de la fosse cérébrale postérieure, et sur la paroi interne du sinus maxillaire.

Lorsque l'on divise par un trait de scie un os du crâne, particulièrement un de la voûte, on

---

Fig. 1. — Crâne avec les trois nerfs sensitifs principaux de la face et l'artère méningée moyenne.

reconnaît que l'os est formé de ***deux couches*** compactes, séparées par une couche spongieuse (Voy. fig. 2). La couche compacte externe s'appelle ***table externe (tabula externa)***; elle a environ 1 millimètre et demi d'épaisseur; la couche compacte interne, s'appelle ***table interne ou vitrée (tabula interna)***; elle n'a qu'un demi-millimètre d'épaisseur; ces deux tables sont percées d'un grand nombre de fins canaux qui reçoivent les vaisseaux périostiques. Les deux tables se confondent sans limites précises avec le ***diploé*** rempli d'une moelle osseuse rougeâtre et très vasculaire. Des fractures de la table interne ou vitrée, formant les fractures en étoiles, souvent esquilleuses, peuvent s'observer sans lésions de la table externe; ce fait n'est pas dû,

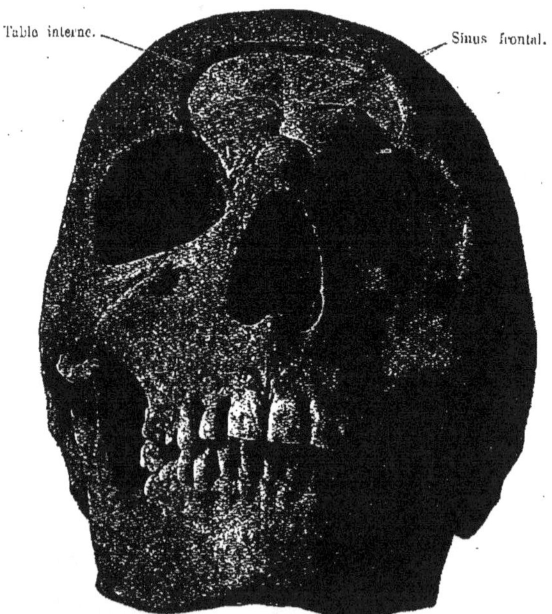

Fig. 3. — Crâne sur lequel les sinus ont été découverts mais non ouverts, en enlevant la table externe du frontal et le diploé.

comme on l'a cru longtemps, à ce que la vitrée est plus cassante que la table externe, mais à ce fait qu'elle est moins épaisse que l'autre et surtout qu'elle appartient à une sphère de moindre rayon. [Aderhold a montré en effet que la structure histologique et la composition chimique des deux tables était identique; Luschka, par ses expériences, a prouvé qu'elles étaient également résistantes, mais lorsqu'un choc assez violent frappe la voûte du crâne, la lame externe pourra rester indemne, tandis que la lame interne, appartenant à une courbe de plus petit rayon, se brisera; c'est en somme le même mécanisme qui fait briser d'abord la partie non appuyée d'un bâton que l'on casse en prenant point d'appui sur le genou.]

C'est dans le diploé que s'accumule le sang veineux provenant de l'os, dans des veines placées dans les ***canaux diploïques*** (veines diploïques de Breschet). On distingue plusieurs veines diploïques remarquables par leur volume : la veine ***diploïque frontale***, la veine ***diploïque***

temporale antérieure, la veine diploïque ***temporale postérieure*** et la veine ***diploïque occipitale.*** Le trajet et le volume de ces veines varie d'ailleurs passablement; les hémorragies auxquelles elles peuvent donner lieu dans les traumatismes du crâne n'ont pas une très grande importance ; aussi, au cours de la trépanation, ne s'occupe-t-on pas beaucoup de leur trajet. Au niveau des points normalement amincis de la paroi du crâne, ***il n'y a plus de diploé***; les

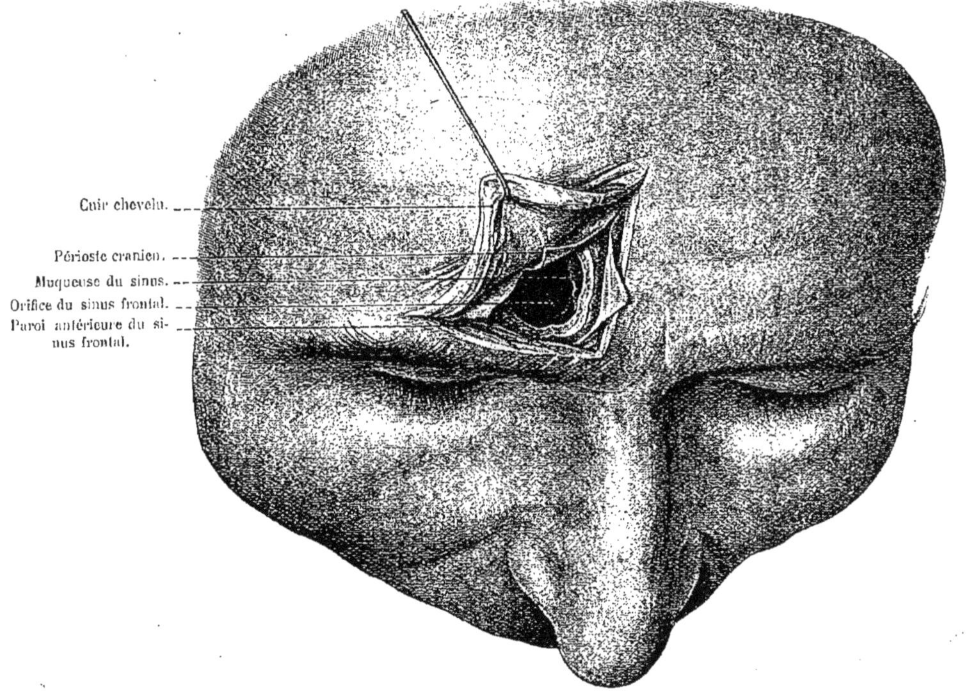

Fig. 4. — Sinus frontal du côté droit, ouvert.

deux tables viennent au contact et se fusionnent : c'est le cas, par exemple, au niveau de l'écaille du temporal, au point le plus déclive de la fosse cérébrale postérieure. Chez les personnes âgées, on peut voir également le diploé disparaître en d'autres points.

Au niveau de l'os frontal, à droite et à gauche de la glabelle, les deux tables de l'os s'écartent l'une de l'autre et circonscrivent une cavité d'étendue variable appelée ***sinus frontal*** (Stirnhöhle, sinus frontalis) ; ce sinus est, avec le sinus maxillaire, la plus importante des cavités accessoires dépendantes des fosses nasales. Entre la table externe du frontal et la paroi antérieure du sinus (Voy. fig. 3), on trouve encore une mince couche de diploé, tandis qu'en arrière, la paroi postérieure du sinus frontal est formée directement par la table interne. Les ***sinus frontaux*** sont au nombre de deux; la cloison osseuse qui les sépare est fort mince, rarement elle est absolument médiane. Assez souvent, la cavité des sinus est transformée en logettes multiples par des cloisons osseuses, généralement incomplètes, saillantes à l'intérieur. Dans ces cas, les sinus sont généralement de grandes dimensions. L'orifice de communication du sinus frontal avec les fosses nasales se trouve ***sur le méat moyen*** (Voy. fig. 19); il est généralement difficile d'apprécier exactement sa place sur le vivant. Dans les cas de ***sinusites frontales suppurées***, il faut trépaner le sinus en l'ouvrant au-dessus du rebord orbitaire; en faisant cette trépanation, on se rappellera que la paroi antérieure du sinus est bien plus épaisse que la postérieure (Voy. fig. 4).

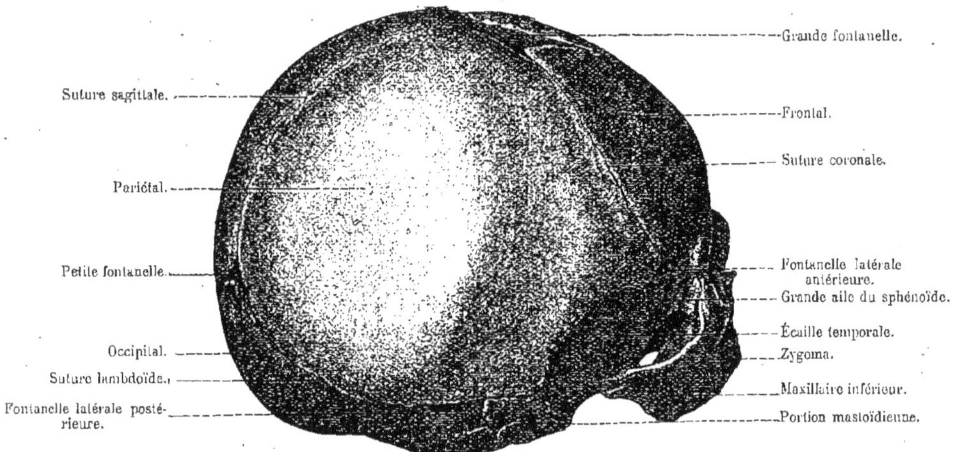

Fig. 5. — Crâne de nouveau-né vu d'en haut et en arrière.

On doit chercher à rétablir la communication normale avec les fosses nasales. Lorsque dans un traumatisme du front, le sinus frontal est ouvert sous les parties molles intactes, on peut observer de l'***emphysème du front***, l'air passant du sinus dans le tissu cellulaire sous-cutané. Assez souvent on trouve des sinus frontaux de grandes dimensions qui s'enfoncent fort loin dans le toit de l'orbite. Les douleurs très vives qui accompagnent les sinusites frontales s'expliquent facilement par l'innervation de la muqueuse du sinus par un rameau du nerf naso-ciliaire (nervus naso-ciliaris).

Les ***fontanelles*** sont des points encore membraneux de la voûte cranienne du nouveau-né, qui se trouvent au point de jonction de plusieurs os, et ne s'ossifient que plus tard (Voy. fig. 5). On distingue deux fontanelles impaires et deux paires.

Les fontanelles impaires sont les plus importantes; ce sont :

1° La ***grande fontanelle ou fontanelle frontale antérieure ou bregmatique (fonticulus major)***. Elle a une forme losangique et se trouve, chez le nouveau-né, entre le frontal, encore séparé en deux moitiés, et les deux os pariétaux. Elle ne se ferme, comme la suture métopique ou frontale, qu'au cours de la deuxième année; elle peut même rester membraneuse beaucoup plus longtemps. L'accoucheur cherche souvent à reconnaître cette fontanelle pendant le travail, pour déterminer la situation exacte de la tête fœtale.

2° La ***petite fontanelle ou fontanelle postérieure, lambdatique (fonticulus minor)***. Elle a la forme d'un triangle à angles émoussés; elle se trouve entre le point le plus élevé de l'écaille occipitale et les deux pariétaux. Au moment de la naissance, elle est déjà le plus souvent fermée ; cependant l'accoucheur peut en reconnaître la situation par ce fait que, si le crâne de l'enfant est comprimé, l'écaille occipitale s'enfonce sous le bord postérieur des pariétaux.

Les ***fontanelles paires***, moins importantes, sont généralement fermées au moment de la naissance ; ce sont :

1° La ***fontanelle latérale antérieure ou ptérique*** (fonticulus sphenoïdales) (vordere Seitenfontanelle), située au point de rencontre du frontal, du pariétal, de la grande aile du sphénoïde et de l'écaille du temporal.

2° La ***fontanelle latérale postérieure ou astérique*** (fonticulus mastoideus, hintere Seitenfontanelle) se trouve entre l'apophyse mastoïde, le pariétal et l'occipital. De cette fontanelle se détache, chez le nouveau-né, une incisure qui se dirige vers l'écaille de l'occipital, délimitant la partie supérieure de cette écaille encore membraneuse de la partie inférieure cartilagineuse. On a quelquefois regardé cette incisure comme d'origine traumatique, ce qui est absolument faux.

[Rappelons que les points qui correspondent chez l'adulte à ces anciennes fontanelles servent souvent de repère dans les travaux de craniologie et d'anthropologie ; la place occupée par la grande fontanelle porte le nom de ***bregma*** ; celle de la petite fontanelle celui de ***lambda*** ; les points, moins importants, occupés par les fontanelles latérales antérieure et postérieure, portent respectivement le nom de ***ptérion*** et d'***astérion***. Ajoutons encore l'***inion*** qui est un point de repère souvent cité en topographie cranienne ; il correspond extérieurement à la ***protubérance occipitale interne***.]

L'existence des ***os wormiens*** et des sutures surnuméraires (***Schaltknochen, ossa suturarum***), au niveau des os de la voûte, est utile à connaître, surtout au point de vue médico-légal ; on a pu, en effet, les confondre parfois avec des fragments osseux dus à une fracture. Citons en particulier la suture frontale ou métopique parfois persistante, les os wormiens assez fréquents au niveau de la suture lambdoïde ; les osselets que l'on rencontre quelquefois à la place des fontanelles impaires ou paires ; enfin l'os interpariétal qui correspond à la partie supérieure de l'écaille occipitale développée par ossification membraneuse.

La base du crâne est formée par les os suivants : le ***frontal***, l'***ethmoïde***, le ***sphénoïde***, le ***temporal*** et l'***occipital***. Les orifices de sortie des douze nerfs craniens (marqués en jaune sur la planche I) sont : 1° la ***lame criblée de l'ethmoïde*** (lamina cribrosa) pour les rameaux du nerf olfactif, issus du bulbe olfactif ; 2° le ***trou ou canal optique*** (foramen opticum) pour le nerf optique ; 3° la ***fente sphénoïdale*** (fissura orbitalis superior) pour le nerf moteur oculaire commun, le nerf pathétique, l'ophtalmique de Willis (1re branche du trijumeau) et le nerf oculo-moteur externe ; 4° le ***trou grand rond*** (foramen rotundum) pour le nerf maxillaire supérieur (2e branche du trijumeau) ; 5° le ***trou ovale*** (foramen ovale) pour le nerf maxillaire inférieur (3e branche du trijumeau) ; 6° le ***conduit auditif interne*** (porus acusticus internus) pour le facial et l'acoustique ; 7° le ***trou déchiré postérieur*** (foramen jugulare) pour les nerfs glosso-pharyngien, pneumogastrique, spinal et la veine jugulaire interne ; 8° le ***trou condylien antérieur*** (canalis hypoglossi) pour le nerf grand hypoglosse.

Les points d'entrée des principales artères (figurés en rouge sur la planche I) sont : 1° le

---

PLANCHE I. — Base du crâne vu d'en haut. Les os sont distingués par des couleurs différentes. Du côté gauche, les points de sortie des nerfs sont en jaune ; ceux des artères en rouge et ceux des veines en bleu. Du côté droit, les points faibles de la base du crâne sont marqués en rouge.

trou occipital (foramen occipitale magnum) pour les deux artères vertébrales, branches de la sous-clavière, et 2° le ***trou carotidien*** (canalis caroticus) et le ***trou déchiré antérieur*** (foramen lacerum) pour l'artère carotide interne, qui suit ensuite le flanc du corps du sphénoïde; 3° le ***trou petit rond*** (foramen spinosum) pour l'artère méningée moyenne, branche de la maxillaire interne, se rendant uniquement aux méninges et aux os de la voûte.

Le point de sortie du sang veineux des sinus de la dure-mère se trouve à la ***partie postérieure du trou déchiré postérieur*** (foramen jugulare) (en bleu sur la planche I).

Il faut, à propos de la circulation veineuse, rappeler ici que les ***veines émissaires*** emmènent au dehors du crâne une certaine quantité de sang veineux. Les veines émissaires (Santorini) établissent une communication entre le sang des sinus de la dure-mère et la circulation veineuse exo-cranienne; comme le sang circule en général, dans ces veines, de dedans en dehors, elles peuvent, en cas d'augmentation de la pression endo cranienne, servir de voie d'écoulement au trop-plein du sang veineux. La connaissance de ces veines explique aussi, comment les saignées locales (au niveau de la mastoïde par exemple) peuvent dans une certaine mesure aider à la décongestion de l'encéphale. [Ajoutons que l'existence de ces veines émissaires explique également un fait pathologique très important, à savoir la possibilité de l'***infection des sinus de la dure-mère (thrombo-phlébite)***, par une plaie du cuir chevelu ou plus souvent encore à la suite d'une inflammation aiguë des parties molles de la face (furoncles et anthrax de la lèvre supérieure surtout) ou même du pharynx.

Les principales ***veines émissaires*** sont :

1° L'***émissaire pariétale*** (ou ***de Santorini***), qui sort de chaque côté de la suture sagittale; elle conduit au sinus longitudinal supérieur. Elle peut manquer d'un côté ou des deux.

2° L'***émissaire mastoïdienne***, qui réunit les veines occipitales au sinus latéral; elle est parfois accompagnée d'une artériole, venue de l'occipitale, qui se rend à la dure-mère. Cette veine émissaire se trouve au niveau de la racine de l'apophyse mastoïde, à environ deux travers de doigt en arrière du conduit auditif externe; c'est la plus volumineuse et la plus constante des veines émissaires. On l'a vue, dans certains cas pathologiques de rétrécissement ou d'oblitération rachitique du trou déchiré postérieur, emmener au dehors du crâne la totalité du sang veineux. [L'importance de cette veine mastoïdienne est assez considérable pour qu'on cherche à la respecter dans les opérations portant sur l'apophyse mastoïde; les hémorragies auxquelles elle donne lieu, lorsqu'elle est intéressée dans ces opérations, ont souvent fait croire à une blessure du sinus latéral.]

3° L'***émissaire condylienne***, qui traverse le trou condylien postérieur (canalis condyloïdeus) en arrière de l'occipital, unit le plexus veineux qui entoure l'artère vertébrale à son entrée dans le crâne, avec le sinus latéral.

4° L'***émissaire occipitale***, souvent insignifiante, perfore l'os occipital au voisinage de la protubérance occipitale externe et réunit les veines occipitales avec le confluent des sinus (pressoir d'Hérophile).

[Il faut encore ajouter à ces différentes veines émissaires un certain nombre de plexus veineux qui entourent certains organes à leur entrée ou leur sortie du crâne : ce sont les ***plexus veineux***, souvent importants, qui entourent le nerf maxillaire inférieur dans le trou ovale, le nerf maxillaire supérieur dans le trou grand rond, l'artère carotide dans le canal carotidien ; ce sont encore là des voies anastomotiques entre la circulation veineuse endo et exo-cranienne.]

La connaissance précise des relations de la base du crâne avec les nombreux vaisseaux et nerfs qui la traversent explique bien les ***paralysies*** ou les ***névralgies*** que l'on observera en cas de lésions osseuses ; l'étude des fractures de la base du crâne, de la propagation des infections, de la caisse de l'oreille moyenne, des compressions nerveuses par les tumeurs cérébrales de la base nécessite également une étude approfondie de la topographie de la base du crâne, devenue aujourd'hui une région chirurgicale.

Les régions les plus exposées aux fractures par le fait même de leur minceur ou du grand nombre d'orifices dont elles sont creusées, sont (1) :

1° Dans la ***fosse cérébrale antérieure***, la lame criblée de l'ethmoïde et le toit de l'orbite, formé par la portion orbitaire du frontal (a).

2° Dans la ***fosse cérébrale moyenne***, la base de la grande aile du sphénoïde avec les trous grand rond, ovale et petit rond ; la cavité glénoïde du temporal (c), le toit de la caisse du tympan (d) et l'écaille du temporal (b). Le fond de la selle turcique et les parties latérales du corps sphénoïde sont également fragiles à cause de la présence du sinus sphénoïdal sous-jacent.

3° Dans la ***fosse cérébrale postérieure***, les parties les plus déclives sont souvent d'une grande minceur, presque transparentes. La paroi osseuse qui sépare le sinus latéral des cellules mastoïdiennes est aussi souvent très mince, point fort important en pathologie et en médecine opératoire (Voy. *infra*).

Par contre, les points les plus ***solides*** de la base sont sur la ligne médiane, l'***apophyse crista-galli***, la ***gouttière basilaire*** (clivus), la ***protubérance et la crête occipitale*** ; latéralement, la ***grande aile du sphénoïde***, en dehors de sa base, et la partie antérieure et moyenne du ***rocher*** avec le ***limaçon*** et le ***labyrinthe***.

On voit qu'en résumé c'est la ***fosse cérébrale moyenne*** qui présente le plus de points faibles et se trouve par là même la plus exposée aux traumatismes ; dans les fractures qui l'intéressent, les nerfs sont souvent intéressés, en particulier les nerfs moteurs du globe oculaire. — La grande minceur du ***plafond de l'orbite*** explique qu'un instrument piquant puisse, après avoir passé le long du globe oculaire, pénétrer jusqu'au lobe frontal du cerveau. — On conçoit même que le cerveau puisse être blessé par un instrument pénétrant par le trou optique ou la fente sphénoïdale. Enfin, les rapports de la base du crâne avec les cavités voisines expliquent un certain nombre de symptômes observés au cours des fractures de la base.

Dans les ***fractures de l'étage antérieur***, il y aura hémorragie nasale (épistaxis) ou même écoulement de liquide céphalo-rachidien par le nez.

Une ***fracture de l'étage moyen*** traversant le sinus sphénoïdal pourra donner lieu également à un écoulement sanglant par le nez, voire même à une hémorragie mortelle si la carotide interne est intéressée.

Si le trait de fracture traverse le canal optique et blesse l'artère ophtalmique, il pourra se produire un gros épanchement de sang dans l'orbite.

Un écoulement de sang ou de liquide céphalo-rachidien se faisant par l'oreille indique une fracture passant par le toit du tympan [sauf le cas de lésion de la membrane du tympan (Duplay)] ;

(1) Sur la planche I, ces régions sont marquées par une ligne rouge pointillée.

quelquefois c'est le sinus latéral qui, à travers la paroi externe de sa gouttière osseuse fracturée, a versé du sang dans les cellules mastoïdiennes, puis de là dans la caisse. Si la membrane du tympan est intacte, il peut se faire que le sang coule directement par la trompe d'Eustache dans le nez ou le pharynx. On voit donc qu'il peut y avoir écoulement de sang par le nez dans les fractures des trois étages du crâne.

[Il faut d'ailleurs ajouter qu'en pratique, l'épistaxis prolongée ne s'observe guère que dans les fractures de la lame criblée de l'ethmoïde.]

Les ***tumeurs*** développées dans le sinus sphénoïdal peuvent, en usant les minces parois de ce sinus, pénétrer à l'intérieur de la cavité cranienne et déterminer des symptômes de compression du cerveau ou des nerfs de la base. Il en est de même pour les tumeurs développées aux dépens des cellules ethmoïdales.

[En terminant cette étude du squelette du crâne, rappelons quelques notions importantes pour l'étude des ***fractures de la base du crâne.***

On sait, depuis le mémoire fondamental d'Aran (1844), que les fractures de la base sont dans la grande majorité des cas des irradiations de celles de la voûte ; que pour se propager de la voûte à la base, le trait de fracture suit le plus court rayon. L'expérimentation et l'observation clinique montrent que les fractures consécutives à des chocs sur la région frontale, aboutissent à la fosse cérébrale antérieure ; celles des régions temporales, à la fosse cérébrale moyenne ; celles enfin de la région occipitale, à la fosse cérébrale postérieure.

La constance remarquable de la propagation et de la direction des traits de fracture a été élucidée par les travaux des chirurgiens français, entre autres Trélat et Félizet.

Sur la base du crâne on peut dessiner une zone qui ne se brise pour ainsi dire jamais (zone de résistance de Félizet) ; elle est formée par la gouttière basilaire et le pourtour du trou occipital ; cette zone de résistance se trouve à l'intersection en X de deux arcs-boutants (Félizet) formés par le rocher d'un côté se continuant avec la pièce orbito-sphénoïdale du côté opposé ; en avant et en arrière, on trouve deux arcs-boutants accessoires, la région naso-frontale en avant, en arrière, la tubérosite occipitale. Sur la base ainsi constituée, repose la voûte du crâne formée par trois portions distinctes, en avant les deux moitiés du frontal, au milieu les deux pariétaux, en arrière les deux moitiés de l'occipital.]

LE CUIR CHEVELU

La ***peau*** qui tapisse la voûte du crâne présente à bien des points de vue des différences de structure notables avec la peau des autres parties du corps (Voy. fig. 9). D'abord elle est très riche en ***glandes sébacées*** (Talg-drüsen) qui sont souvent le point de départ de nombreuses maladies (entre autres les ***kystes sébacés*** ou loupes, si fréquents à ce niveau) ; mais surtout, la peau ne possède point ici de tissu cellulaire sous-cutané lâche, sur lequel on pourrait la mobiliser. Au contraire, on rencontre à ce niveau un ***tissu cellulaire sous-cutané très dense***, infiltré de graisse, qui se continue avec celui des oreilles et des paupières, d'où la propagation fréquente de l'érysipèle de la face au cuir chevelu. La ***peau*** (épiderme et derme), la ***couche sous-cutanée dense***, le ***muscle épicranien en partie aponévrotique*** (c'est-à-dire le frontal, l'occipital et leur tendon aponévrotique intermédiaire), tous ces organes forment une couche épaisse, dont les différentes parties constituantes sont solidaires et constituent un plan unique, « ***le cuir chevelu*** », très mobile sur le périoste sous-jacent et qui peut en être détaché sur une grande étendue, dans le « ***scalp*** » par exemple. Cette facile mobilité du cuir chevelu sur le plan profond est due à l'existence d'un tissu cellulaire très lâche, entre le périoste adhérent aux os de la voûte d'une part, et le cuir chevelu d'autre part ; certains individus peuvent même faire mouvoir volontairement leur cuir chevelu en contractant leurs muscles frontaux et occipitaux.

L'union intime qui existe entre les muscles épicraniens (frontal et occipital), l'aponévrose épi-

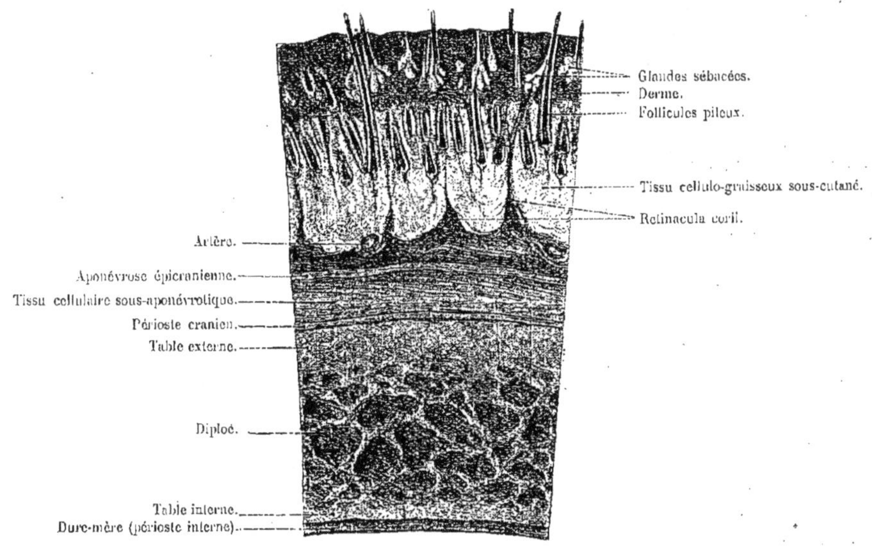

Fig. 6. — Coupe du cuir chevelu et de la voûte cranienne.

cranienne et la couche cutanée du cuir chevelu, se fait au moyen de ***tractus fibreux*** très denses, verticaux (***retinacula corii***, fig. 6).

Les ***muscles épicraniens*** forment à la voûte cranienne une sorte de ***casque musculo-aponévrotique*** (***galea aponeurotica***) ; on rencontre en avant le ***frontal***, en arrière l'***occipital***, et sur les côtés les muscles auriculaires antérieurs, supérieurs et postérieurs, plus ou moins rudimentaires ; tous ces muscles composés de fibres striées, sont réunis par un tendon aponévrotique (aponévrose épicranienne) qui les rend solidaires et contribue pour une part importante à la formation du casque musculo-aponévrotique. Ce n'est guère que sur la partie la plus élevée de la voûte du crâne que l'aponévrose épicranienne est brillante et nacrée ; sur les côtés elle se perd insensiblement dans l'***aponévrose temporale***, se fixe avec celle-ci à l'arcade zygomatique et se confond enfin avec l'aponévrose massétérine et parotidienne.

Cette fusion intime de la peau avec les muscles de l'aponévrose épicranienne sous-jacente explique un grand nombre de faits pathologiques : les ***plaies du cuir chevelu*** n'intéressant pas l'aponévrose épicranienne, ne bâillent pas, contrairement à ce qui se passe partout ailleurs ; au contraire, lorsque le casque aponévrotique est intéressé en même temps que la peau, la plaie bâille, et cela d'autant plus qu'elle est transversale, c'est-à-dire dans le sens de traction des fibres des muscles épicraniens principaux (frontal et occipital). De plus, lorsqu'une plaie du cuir chevelu a amené une perte de substance importante, on ne peut réunir par la suture directe, à cause de l'inextensibilité du cuir chevelu; les **hématomes** qui se font dans l'épaisseur du cuir chevelu, ne peuvent s'étendre beaucoup et donnent alors naissance à des **bosses** bien circonscrites; au contraire, si l'hémorragie a lieu au-dessous de l'aponévrose épicranienne, il peut y avoir un épanchement diffusé très considérable; il en est de même pour les **suppurations** circonscrites quand il s'agit du cuir chevelu, diffuses si elles sont sous-aponévrotiques; dans ce dernier cas, des épanchements purulents pourront décoller le cuir chevelu jusqu'au rebord orbitaire en avant, jusqu'à l'arcade zygomatique latéralement, jusqu'à la ligne occipitale supérieure en arrière; donc dans le cas de **suppuration sous-aponévrotique**, il faudra faire une incision précoce, car la collection purulente n'a aucune tendance à s'ouvrir au dehors à cause de l'épaisseur du cuir chevelu.

Le cuir chevelu est particulièrement riche **en vaisseaux sanguins**. — Contrairement à ce que l'on voit partout ailleurs, on rencontre ici dans le tissu cellulaire dense sous-cutané, des **artères** d'assez gros calibre; de plus, ces artères se creusent pour ainsi dire un lit dans l'épaisseur de ce tissu cellulaire dense; si bien que lorsqu'elles sont coupées, il est difficile, sinon impossible, de les pincer; aussi est-on souvent obligé de les prendre, avec l'aiguille, dans une anse du fil. Enfin ces artères si nombreuses sont très richement **anastomosées** entre elles, si bien que le casque musculo-aponévrotique est recouvert d'un véritable lacis artériel (Voy. pl. II). — Comme chaque territoire cutané du cuir chevelu est irrigué par plusieurs artères, on peut voir de grands lambeaux détachés et retenus seulement par un pont étroit, continuer à vivre et se cicatriser.

Les **artères du cuir chevelu** proviennent pour la plupart de la carotide externe, pour une faible part seulement de la carotide interne.

De la **carotide externe** proviennent :

1° L'**artère temporale superficielle**, branche de bifurcation de la carotide externe; elle monte, incluse tout d'abord dans l'épaisseur de la parotide, le long du bord postérieur du condyle du maxillaire inférieur, passe par-dessus l'arcade zygomatique et se divise, à un centimètre au-dessus environ, en deux branches, **rameau frontal** (ramus frontalis) en avant et **rameau pariétal** (ramus parietalis) en arrière. Auparavant l'artère temporale superficielle a donné l'**artère transverse de la face** (a. transversa faciei), qui naît au-dessous du zygoma et passe horizontalement au-dessus du masséter, et l'**artère zygomatico-orbitaire** (zygomatico-orbitalis), qui naît au-dessus du zygoma et se dirige vers l'angle externe de la région palpébrale. On sent facilement les pulsations de la temporale superficielle au-devant du tragus; elle émerge de la parotide en ce point et c'est là que l'on peut en pratiquer la ligature.

2° L'**artère occipitale** (a. occipitalis) est une branche de la carotide externe, née du bord postérieur de l'artère. Elle passe sous le ventre postérieur du digastrique, puis derrière l'apophyse mastoïde (où elle se trace quelquefois une gouttière), passe ensuite entre les muscles de la nuque et, arrivée près de la ligne médiane postérieure, perfore le muscle trapèze à son insertion occipitale et arrive enfin à la surface du muscle occipital. Elle n'a pas de rameau important, mais donne souvent deux petites branches artérielles à la dure-mère, qui entrent dans le crâne en suivant les veines émissaires mastoïdienne et pariétale.

3° L'***artère auriculaire postérieure*** (a. auricularis posterior), relativement faible comparée aux précédentes, est également une branche postérieure de la carotide externe ; née dans l'épaisseur de la parotide, elle passe au-devant de l'apophyse mastoïde, puis derrière le conduit auditif externe, recouverte par le petit muscle auriculaire postérieur.

De la ***carotide interne***, proviennent les rameaux artériels nés de l'***artère ophtalmique***. Ce sont des artères de petit calibre, anastomosées avec les précédentes. Elles se nomment :

1° L'***artère frontale*** (arteria frontalis), née près de la racine du nez et remontant verticalement en haut (c'est l'artère frontale interne des Français).

2° L'***artère sus-orbitaire*** (art. supraorbitalis), (frontale externe des Français), naissant en dehors de la précédente et passant par le trou ou l'échancrure sus-orbitaire du frontal.

[Cette ***vascularisation si riche*** du cuir chevelu explique bien aussi la fréquence des ***anévrysmes cirsoïdes*** de cette région. De plus, dans les opérations portant sur le cuir chevelu, comme l'opérateur est souvent gêné par la quantité du sang qui s'écoule dès les premières incisions, on fera bien de suivre le conseil de Kocher qui recommande, en pareil cas, de placer, au préalable, un lien élastique à la racine des cheveux comme un bandeau.]

Les ***veines du cuir chevelu*** ne suivent les artères que pour les troncs principaux ; elles naissent d'une sorte de vaste plexus veineux sus-aponévrotique. Elles sont importantes par leurs anastomoses avec la circulation intraveineuse du crâne au moyen des veines émissaires, et de plus reçoivent directement un assez grand nombre de veinules osseuses et périostiques. Ce sont : 1° La ***veine frontale*** (vena frontalis), assez souvent unique, se réunissant le plus souvent à la veine faciale.

2° La ***veine temporale*** (***v. temporalis***), située généralement en arrière de l'artère homonyme ; elle se jette dans la veine faciale postérieure (tronc temporo-maxillaire d'origine de la jugulaire externe des Français).

3° La ***veine auriculaire postérieure*** (v. auricularis posterior) accompagnant l'artère du même nom.

4 La ***veine occipitale*** (***v. occipitalis***), branche de la jugulaire externe.

Les ***lymphatiques*** sont intéressants à connaître à cause des inflammations fréquentes du cuir chevelu.

Ils se rendent :

1° ***Ceux de la région frontale***, réunis à ceux du nez et de la face, aux ganglions sous-maxillaires.

2° ***Ceux des régions latérales***, aux ganglions lymphatiques rétro-auriculaires, souvent infectés dans la syphilis, ainsi qu'aux ganglions parotidiens.

3° ***Ceux de la région postérieure de la tête***, aux ganglions occipitaux, sus-jacents à l'insertion occipitale du trapèze.

[Ceux-ci sont également très souvent infectés dans la ***syphilis secondaire***, ce qui est dû vraisemblablement à la fréquence des accidents secondaires cutanés du cuir chevelu dans cette maladie.]

On ne trouve pas normalement de ganglions lymphatiques dans le cuir chevelu.

L'***innervation sensitive*** du cuir chevelu est seule intéressante en pratique. [Ajoutons cependant

---

PLANCHE II. — Les muscles superficiels, les artères, les veines et les nerfs du visage.

que tous les muscles épicraniens sont tributaires de la 7e **paire, nerf facial**, nerf de la mimique et de l'expression ; le muscle frontal à ce point de vue est intéressant ; il a été nommé par Duchenne de Boulogne, le muscle de l'attention ; dans les cas de ptosis, c'est-à-dire de paralysie du releveur de la paupière supérieure, le muscle frontal supplée dans une certaine mesure à l'absence d'action de ce muscle et dans certains procédés de cure opératoire du ptosis, on utilise justement les fibres du muscle frontal, pour relever la paupière supérieure (procédé de Panas).]

1° Le **nerf frontal interne** (**n. frontalis**), branche de l'**ophtalmique** (5e paire), se trouve à 1 centimètre de la ligne médiane au niveau du rebord orbitaire ; c'est en ce point qu'il quitte l'orbite pour innerver la peau du front.

2° Le **nerf sus-orbitaire ou frontal externe**, branche également du trijumeau (V) plus volumineux que le précédent ; il passe par l'échancrure ou le trou sus-orbitaire, se divise presque immédiatement (quelquefois même avant de sortir de l'orbite) en deux branches et remonte vers la peau du front. Il est situé à 2 centimètres et demi de la ligne médiane et son lieu d'émergence est l'un des points douloureux dans la **névralgie du trijumeau**.

Si l'on veut pratiquer la résection de ce nerf en cas de névralgie, il vaut mieux, après incision parallèle au rebord orbitaire, décoller le contenu de l'orbite de son plafond ; on aperçoit le nerf dans son trajet intra-orbitaire, immédiatement au-dessous du périoste et au-dessus du muscle releveur palpébral. On peut ainsi poursuivre le nerf très loin en arrière et le réséquer sur une grande étendue.

3° Le **nerf auriculo-temporal** (**nervus auriculo-temporalis**), branche du maxillaire inférieur du trijumeau, passe en arrière du condyle du maxillaire inférieur, puis accompagnant l'artère et la veine temporale superficielle, remonte vers la région pariétale.

4° Le **nerf petit occipital** (**nervus occipitalis minor**) est une branche du plexus cervical superficiel (on l'appelle généralement, en France, branche petite mastoïdienne).

5° Le **grand nerf occipital** (**n. occipitalis major**) est une branche dorsale du deuxième nerf cervical ; il ne fait donc pas partie du plexus cervical ; il est souvent le siège de névralgies très rebelles, névralgies occipitales. Il passe en général avec l'artère occipitale au travers du tendon du trapèze et se partage ensuite en branches nombreuses remontant jusqu'au sommet de la tête. Sa découverte est difficile, car il est compris ainsi que l'artère dans un tissu cellulaire très dense [d'ailleurs aujourd'hui, on tend de plus en plus à faire les **neurectomies** pour névralgies, le plus près possible des racines du nerf et Krause a donné un bon procédé de recherche du nerf à son émergence rachidienne au-dessous du bord inférieur de l'arc postérieur de l'atlas à travers les masses musculaires de la nuque],

Le **périoste** des os du crâne, appelé aussi péricrâne, est relativement mince, comparé à la **dure-mère** (**périoste interne**). Il est très **vasculaire** et n'est pas très adhérent à l'os, sauf au niveau des sutures où il y a fusion intime [ce qui explique que les épanchements sanguins sous-périostés ne franchissent pas ces sutures]. Chez les nouveau-nés, il est assez lâchement uni à l'os, ce qui explique la production fréquente chez eux du **céphalématome**, épanchement sanguin sous-périosté, siégeant presque toujours à la **région pariétale** et ne franchissant pas les limites de l'os, pour la raison exposée ci-dessus. Dans les **plaies** à lambeaux du cuir chevelu (scalp), le périoste est quelquefois décollé. Il reçoit ses vaisseaux en partie des artères du cuir chevelu, en partie des artères de la dure-mère qui perforent l'os.

LES MÉNINGES

La ***dure-mère (dura mater, harte Hirnhaut)*** a une double signification pour le crâne et pour le cerveau.

1° Pour le crâne, la dure-mère constitue un véritable ***périoste interne***. Aussi chez l'enfant la dure-mère adhère intimement à la face interne des os de la voûte ; au contraire chez l'adulte, dont le développement osseux est terminé, on peut facilement décoller cette membrane des os de la voûte ; mais dans ce décollement, on déchire forcément les nombreux petits vaisseaux qui, de la dure-mère, se rendent à l'os. Au niveau de la base du crâne, l'adhérence de la dure-mère à l'os est en général bien plus intime qu'au niveau de la voûte ; les points où l'union est particulièrement solide sont la lame criblée de l'ethmoïde, la selle turcique, la gouttière basilaire et le rocher. Si l'on fait flotter dans l'eau la dure-mère décollée, on voit facilement, sous forme de houppes, les nombreux vaisseaux qui s'échappent de sa face externe ; au contraire, la face interne de la dure-mère est lisse. La dure-mère ne fournit aucun rameau vasculaire au cerveau ; en effet, elle est séparée des méninges sous-jacentes par un espace lymphatique, l'***espace sous-dural*** (cavum subdurale). La signification de la dure-mère comme membrane périostique et ostéogène est aussi mise en évidence par les productions osseuses qui se développent parfois dans son épaisseur.

En dehors de quelques rameaux artériels peu importants tels que les ***artères méningées antérieures et postérieures*** (branches des artères ethmoïdales, occipitales et pharyngiennes ascendantes), la seule artère volumineuse que reçoive la dure-mère est l'***artère méningée moyenne*** (arteria meningea media), branche de l'artère maxillaire interne, l'une des deux branches de bifurcation de la carotide externe. Cette artère méningée moyenne pénètre dans le crâne par le ***trou petit rond*** (foramen spinosum), passe ensuite sur la face interne de la grande aile du sphénoïde, puis de l'écaille du temporal ; elle marque son passage sur ces deux os par une gouttière visible sur l'os sec et se divise en ses deux branches antérieure et postérieure, à une distance variable de son point d'entrée. La branche de bifurcation antérieure se dirige en haut et en avant, passe en arrière du ptérion, puis gagne la face postérieure du frontal ; l'autre branche chemine sur la face interne de l'écaille du temporal et remonte ensuite jusqu'au pariétal, à la face interne duquel elle se creuse une série de canaux assez profonds donnant à l'os l'aspect dit de « feuille de figuier ». Les branches de l'artère méningée sont unies entre elles par de nombreuses anastomoses, de plus elle donne aux os un grand nombre de rameaux perforants.

Les ***lésions de l'artère méningée moyenne*** au cours des fractures du crâne sont intéressantes à plus d'un titre. Il peut y avoir hémorragie externe (ce qui est d'ailleurs exceptionnel) ; plus souvent l'hématome résultant de l'hémorragie se collecte entre la dure-mère décollée et l'os ; si la dure-mère est déchirée, l'hémorragie est alors sous dure-mérienne, et enfin même intra-arachnoïdienne en cas de lésion simultanée de l'arachnoïde. Il se forme aussi de volumineux hématomes, qui provoquent de la compression cérébrale, accident qui nécessite la trépanation, l'évacuation de l'hématome et éventuellement la ligature de l'artère méningée moyenne. Il faut remar-

Fig. 7. — Les différentes couches de la voûte du crâne.
Fig. 8. — Les tissus de la dure-mère. La voûte cranienne a été enlevée à l'exception d'une crête médiane, de telle sorte que la dure-mère et ses prolongements sont conservés.

quer, pour la trépanation, que le tronc d'origine de l'artère est difficilement accessible, à cause de sa situation profonde et le plus souvent, lors d'une intervention chirurgicale, c'est l'une des branches de bifurcation que l'on met à nu, le plus souvent l'antérieure. On se sert pour leur découverte de la ***ligne de Kronlein*** (fig. 13), ligne tirée du bord supérieur de l'orbite, directement en arrière parallèlement à l'arcade zygomatique; le point de trépanation pour la branche antérieure est à deux travers de doigt en avant de l'intersection de la ligne de Krönlein avec une verticale abaissée sur elle au-dessus du conduit auditif; le lieu de trépanation de la branche postérieure est à deux travers de doigt en arrière du même point. Les anastomoses entre les branches de l'artère rendent la ligature des deux bouts nécessaire.

[A propos de ces hémorragies de la méningée moyenne, il faut remarquer que le cas le plus intéressant en clinique est celui de l'***hématome extra-dural***; celui-ci ne peut guère se produire que chez l'adulte; chez l'enfant, en effet, en raison des adhérences cranio-méningées, étudiées plus haut, la dure-mère ne se laisse pas décoller; au contraire chez l'adulte, la dure-mère se sépare facilement de l'os et l'épanchement sanguin entre l'os et la méninge peut atteindre une grande abondance (jusqu'à 250 à 300 grammes). La ***zone de décollement possible*** de la dure-mère en cas d'hémorragie de la méningée a été étudiée par Gérard-Marchant (1881), elle mesure près de douze centimètres d'avant en arrière, et une dizaine de centimètres de haut en bas, elle correspond à la face interne du pariétal, de l'écaille du temporal, de la grande aile du sphénoïde et d'une partie du frontal. Pour la trépanation faite dans ces cas d'hématome sus-dural, il vaut mieux faire aujourd'hui une trépanation large avec un volet de craniectomie temporaire de Doyen, que de chercher directement l'une des branches par une seule couronne de trépan, en se basant sur des points de repère, toujours variables suivant les sujets.]

2° La ***dure-mère*** sert de membrane de défense et de soutien du cerveau. Elle forme, entre les deux hémisphères, un prolongement vertical important, nommé ***grande faux du cerveau*** (***falx cerebri***) (Voy. fig. 8), étendue de l'apophyse crista-galli jusqu'à la protubérance occipitale interne et la face supérieure de la tente du cervelet. La ***tente du cervelet***, autre prolongement de la dure-mère, sépare la face postéro-supérieure du cervelet d'avec la face inférieure des lobes occipitaux du cerveau; elle s'étend depuis le bord supérieur du rocher jusqu'aux apophyses clinoïdes antérieures et postérieures; en arrière sa ligne d'attache à l'occipital correspond au sinus latéral. Lorsque l'on veut enlever en bloc, cerveau et cervelet, il faut de toute nécessité détacher la tente du cervelet à son insertion pétreuse, car le cervelet ne pourrait sortir à travers l'espace relativement étroit que délimite en avant la tente du cervelet dans sa concavité (***incisura tentorii***) et que traversent, à l'état normal, les pédoncules cérébraux (pedunculi cerebri). Un troisième prolongement variable dans ses dimensions, la ***faux du cervelet***, s'étend le long de la crête occipitale interne; la faux du cervelet correspond au sillon qui sépare les deux hémisphères cérébelleux. La ***selle turcique*** est recouverte avec l'hypophyse qu'elle contient, par la dure-mère, formant en ce point un diaphragme, perforé par le pédoncule de l'hypophyse (diaphragma sellæ).

La dure-mère sert encore de membrane vasculaire pour le cerveau, puisqu'elle renferme dans son épaisseur des ***sinus veineux*** qui collectent le sang veineux de l'encéphale et le drainent vers la jugulaire interne. Les sinus sont des canaux creusés dans l'épaisseur de la dure-mère, à parois plus ou moins rigides, dépourvus de valvules; leur lumière ne s'affaisse point lorsqu'ils sont blessés, en raison du manque d'élasticité de leurs parois. Leurs blessures, bien qu'assez fréquentes dans les fractures du crâne, sont cependant assez peu dangereuses, car leur hémostase est assez facile à réaliser [par tamponnement plus que par ligature] et l'entrée de l'air dans les veines par la lumière d'un sinus ouvert est une extrême rareté. — Plus dangereuse est la perforation d'un sinus avec hémorragie intradurale; celle-ci peut être abondante et déterminer de la compression cérébrale. Au cours de la trépanation du crâne, on évite toujours avec soin le trajet des sinus.

Les sinus les plus importants au point de vue pratique sont :

1° Le ***sinus longitudinal supérieur*** (***sinus sagittalis superior***), correspond à l'insertion de la faux du cerveau; c'est le plus exposé (Voy. fig. 8 et 12). Il se continue au niveau de la protubérance occipitale interne (confluent des sinus, pressoir d'Hérophile) avec le suivant.

2° Le ***sinus latéral*** (***sinus transversus***) est placé dans une gouttière osseuse profonde, surtout à droite en général. Ses rapports avec les cellules mastoïdiennes sont surtout intéressants; il n'est souvent séparé d'elles que par une mince paroi osseuse et peut, à la suite d'une infection venue de ces cellules, devenir le siège d'une thrombo-phlébite. On peut découvrir ce sinus, en trépanant un point voisin de la base de l'apophyse mastoïde, à 2 centimètres en arrière du bord postérieur du conduit auditif externe. On a souvent donné comme repère le bord postérieur de l'apophyse mastoïde; mais c'est insuffisant, car les dimensions de la mastoïde varient suivant les cas.

3° Le troisième sinus, important à connaître en pratique, est le ***sinus caverneux*** (***sinus cavernosus***); il est situé sur les flancs du corps du sphénoïde; il contracte des rapports intéressants avec la carotide interne. Comme ce sinus et l'artère carotide ne sont séparés du sinus sphénoïdal, cavité accessoire des fosses nasales, que par une mince lamelle osseuse, on comprend que dans quelques cas, une fracture de la base du crâne ait pu amener une hémorragie mortelle par les fosses nasales. La blessure simultanée du sinus et de l'artère carotide interne peut amener la formation d'un ***anévrysme artérioso-veineux***; cette blessure est possible par la fente sphénoïdale; [le cas rapporté par Nélaton où un coup de parapluie dans l'œil avait blessé le sinus caverneux et l'artère et provoqué un anévrysme artérioso-veineux, est classique en France]. Comme la veine ophtalmique est un affluent du sinus caverneux, un anévrysme artérioso-veineux à ce niveau amène toujours une stase sanguine très marquée dans l'œil et les parties molles de l'orbite; l'œil est repoussé en masse en avant et toutes les veines de l'orbite animées de pulsations : c'est l'***exophtalmos pulsatile***.

Les autres sinus sont : le ***sinus longitudinal inférieur*** (***sinus sagittalis inferior***) situé dans la concavité de la faux du cerveau; le ***sinus droit*** (***sinus rectus***), placé à l'union de la faux du cerveau et de la tente du cervelet; les ***deux sinus pétreux***, le supérieur et l'inférieur (sinus petrosus inferior et superior), cheminant l'un le long du bord supérieur du rocher, l'autre le long de son bord inférieur; le ***sinus coronaire*** (***sinus intercavernosi***), anastomose transversale entre les deux sinus caverneux; le ***sinus sphéno-pariétal de Breschet*** (***sinus spheno-parietalis***), le long de la petite aile du sphénoïde; ce sinus accompagne, en arrière de la suture fronto-pariétale, la branche antérieure de l'artère méningée moyenne, se creuse ensuite

---

Fig. 9. — La base du crâne avec les nerfs craniens après ablation de l'encéphale. A gauche, on a laissé la dure-mère et incisé la tente du cervelet, si bien que l'on peut voir l'étage postérieur. A droite, la dure-mère est enlevée et l'on voit les orifices de sortie des nerfs.

Fig. 10. — Ganglion de Gasser, en place dans la fosse cérébrale moyenne, après ablation de la dure-mère.

Fig. 11. — Coupe frontale de la région du sinus caverneux.

une gouttière profonde dans l'os et en arrière jusqu'au sinus longitudinal supérieur; enfin, le sinus occipital qui accompagne la faux du cervelet. En dehors des veines cérébrales, les sinus de la dure-mère reçoivent les veines diploïques, les veines auditives internes (par le conduit auditif interne), le veines méningées, les veines ophtalmiques et les veines émissaires.

[Il faut remarquer que la ***signification des sinus de la dure-mère*** nous est donnée par la comparaison entre le crâne et le rachis; au niveau du rachis, entre la dure-mère rachidienne formant étui fibreux à la moelle épinière revêtue des méninges molles, et le périoste du canal rachidien, on trouve dans une gaine molle de nombreuses veines plexiformes (plexus veineux intrarachidiens); au niveau du crâne, la dure-mère comprend, comme nous l'avons vu, deux couches, une externe, véritable périoste interne des os du crâne, une autre fibreuse, membrane protectrice de l'encéphale; entre les deux couches constitutives de la dure-mère, homologues de celles que nous rencontrons dans le rachis, existent des veines, devenues sinusiennes, creusées en apparence dans l'épaisseur de la dure-mère, en réalité, dédoublant les deux feuillets dont elle est constituée. Telle est la signification des sinus de la dure-mère.

[Ajoutons encore que dans l'épaisseur de la dure-mère on rencontre des cavités, de dimensions variables, irrégulières, qui se trouvent surtout de chaque côté du sinus longitudinal supérieur. Ce sont les ***lacs sanguins***, signalés par Faivre en 1853, étudiés avec détail par Trolard en 1868. Ces cavités, remplies de sang veineux, communiquent avec le sinus longitudinal supérieur, avec les veines méningées et périostiques et les veines cérébrales. Trolard considère ces lacs sanguins comme de véritables ***réservoirs***, annexés au réseau des sinus, et où ceux-ci déversent leur trop-plein, en cas de gêne de la circulation de retour.]

Lorsque l'on a enlevé l'encéphale de la boîte cranienne, on aperçoit les ***nerfs*** qui perforent la dure-mère avant de sortir à travers les trous de la base du crâne; certains traversent la dure-mère à peu près au même niveau que la base du crâne; tels sont le nerf optique, le nerf acoustique, le nerf facial. D'autres possèdent, au contraire, avant de sortir du crâne, un trajet intra ou sous-dure-mérien plus ou moins long.

Ceci est surtout vrai pour les nerfs qui traversent la fosse cérébrale moyenne; ce fait explique pourquoi ils sont plus souvent intéressés lors des fractures de la base.

Le nerf ***moteur oculaire commun*** (III) et le nerf ***oculo-moteur externe*** (abducens, VI), traversent la dure-mère à l'extrémité antérieure de la tente du cervelet, et ne sortent cependant du crâne que plus loin, à travers la fente sphénoïdale; c'est même l'abducens ou oculo-moteur externe qui a le plus long trajet sous-dure-mérien de tous les nerfs craniens. [Panas a insisté sur le passage du nerf de la VIe paire au niveau de la partie la plus antérieure de la pyramide pétreuse; il est appliqué en ce point contre l'os par un petit pont fibreux, ce qui explique bien sa lésion relativement fréquente au cours des fractures du rocher.] De même le tronc du ***trijumeau*** disparaît sous le bord de la tente du cervelet (fig. 9, hors texte), dans la fosse cérébrale postérieure, et cependant son ganglion, le ***ganglion de Gasser*** (***ganglion semilunare Gasseri***), se trouve compris dans un dédoublement de la dure-mère [connu en France sous le nom de ***cavum Meckelii***], à la surface du rocher (***impressio trigemini***), dans la fosse cérébrale moyenne. Lorsque l'on met à nu ce ganglion sur le vivant, pour l'extirper, lors de névralgie trifaciale rebelle, on l'aborde par la région temporale; on soulève prudemment en haut le lobe temporal du cerveau, et laissant en arrière la méningée moyenne [qui peut servir de point de repère] on n'a guère à redouter que le ***sinus caverneux*** et la ***carotide interne*** qui le traverse; ces deux organes sont en dedans et un peu en avant du ganglion. Comme dans l'extirpation du ganglion, on sacrifie également la ***branche motrice*** du trijumeau [qui lui est sous-jacente et simplement accolée], on voit, après l'opération, une paralysie unilatérale des muscles masticateurs (Voy. fig. 10).

Le meilleur moyen de déterminer les rapports précis des ***nerfs*** de la fosse cérébrale moyenne avec le ***sinus caverneux*** et la ***carotide interne***, c'est de faire une coupe frontale du sinus caverneux (Voy. fig. 11). On voit sur cette coupe que le nerf moteur oculaire commun est au contact de la carotide dans le sinus caverneux; au contraire, le nerf moteur oculaire commun, le nerf pathétique, le nerf ophtalmique de Willis et le nerf maxillaire supérieur sont dans la paroi externe du sinus. [Cette coupe permet encore de voir (fig. 11) la structure bien spéciale du sinus caverneux, traversé en tous sens par des lamelles fibreuses recouvertes d'endothélium ; ce fait a son importance chirurgicale, aujourd'hui que l'on intervient sur le ganglion de Gasser ; la blessure de ce sinus, à texture aréolaire, donnera beaucoup moins de sang que ne le ferait la lésion d'un sinus à large calibre comme le sinus longitudinal supérieur ou transverse. Enfin, la présence du nerf ophtalmique de Willis et du nerf maxillaire supérieur dans l'épaisseur même de la paroi sinusienne, montre combien il faudra être prudent lors de la section de ces branches nerveuses, au moment où l'on pratiquera l'ablation définitive du ganglion, préalablement décollé de son cavum.]

Le trajet de ces nerfs craniens à la surface ou dans l'épaisseur de la paroi du crâne nous explique qu'ils soient relativement souvent intéressés dans les ***traumatismes*** (fractures) de la base ou dans les affections ***inflammatoires*** ou néoplasiques des os qui la constituent ; de plus, lorsque les lésions des nerfs existent, elles servent souvent en clinique à déterminer le siège exact d'une fracture ou d'une ostéite.

Lors de carie ou de fracture du rocher, on aura le plus souvent une lésion du ***facial*** ou de l'***acoustique;*** plus rarement, du moteur oculaire externe, du pathétique ou du trijumeau. De plus, comme les nerfs craniens ont, avant de perforer la base du crâne, un trajet intraméningé (sous-arachnoïdien, puis intra-dural), ils peuvent être également comprimés ou détruits par les ***tumeurs cérébrales de la base ;*** naturellement, là encore, l'étude des lésions nerveuses indiquera souvent le siège précis de la tumeur (étage antérieur, paralysie de l'olfactif et de l'optique ; étage moyen, lésion du trijumeau, des nerfs de l'œil ; s'il y a lésion concomitante du trijumeau, du facial, de l'acoustique des nerfs pneumo-gastrique, glosso-pharyngien et spinal, en même temps que des symptômes protubérantiels ou cérébelleux, soit que la tumeur occupe vraisemblablement l'étage postérieur) ; il faut remarquer encore que comme la division du trijumeau en ses trois branches se fait à l'intérieur du crâne, on peut observer une lésion d'une seule des branches du nerf.

La ***méninge molle*** (Voy. fig. 7) se compose de deux couches, l'une plus externe, qui correspond à la face interne de la dure-mère, c'est l'***arachnoïde*** (***arachnoidea***) ; l'autre plus interne, c'est la ***pie-mère*** (pia mater), membrane vasculaire des centres nerveux. Entre ces deux méninges se trouve un espace cloisonné par de nombreuses mailles conjonctives fort délicates, et rempli par le ***liquide céphalo-rachidien***, c'est l'***espace sous-arachnoïdien*** (***cavum subarachnoïdeale***). Tandis que l'arachnoïde, membrane vasculaire, passe en pont par-dessus les sillons,

---

Planche III. — Base de l'encéphale avec les artères et les nerfs, en plan dans le crâne scié horizontalement.

que limitent entre elles les circonvolutions, la membrane vasculaire, c'est-à-dire la pie-mère, s'enfonce dans les sillons, sans quitter la surface du cerveau.

En plusieurs points, notamment à la base de l'encéphale, la pie-mère et l'arachnoïde s'écartent suffisamment l'une de l'autre, pour donner naissance à d'assez grandes cavités remplies de liquide céphalo-rachidien, ce sont les lacs de la base. Nulle part il n'y a de communication entre l'espace sous-arachnoïdien et l'espace sous-dural ; par contre, il y a communication entre l'espace sous-arachnoïdien et les cavités ventriculaires [au niveau du **trou de Magendie** et des **trous de Luschka**, dans le plafond du IVe ventricule], si bien que lorsque l'espace sous-arachnoïdien est ouvert, le liquide céphalo-rachidien des cavités ventriculaires s'écoule au dehors.

[Il nous faut remarquer ici que la conception de la **séreuse arachnoïdienne** est différemment comprise en France et en Allemagne ; d'après ce que l'on vient de lire, on voit que les Allemands n'admettent qu'un seul feuillet à l'arachnoïde ; en France, au contraire, nous décrivons l'arachnoïde comme une véritable séreuse, composée, par conséquent, de deux feuillets : un feuillet viscéral, recouvrant les espaces sous-arachnoïdiens (c'est l'arachnoïde des Allemands), et un feuillet pariétal, simple couche endothéliale mince qui tapisse la face interne de la dure-mère ; entre les deux feuillets de l'arachnoïde ainsi comprise existe un espace virtuel, l'espace arachnoïdien : c'est le cavum subdurale des Allemands. Ajoutons, à propos des cavités sous-arachnoïdiennes de l'encéphale, que, depuis les travaux de DURET, on décrit tout un ensemble de canaux que le liquide céphalo-rachidien suit pour arriver jusqu'aux confluents de la base, ce sont les **rivuli, rivi** et **flumina**, correspondant aux sillons tertiaires, secondaires et primaires de la surface du cerveau ; les flumina qui résument la circulation des rivuli et rivi, et dont les principaux sont les flumina rolandique, sylvien et parallèle, correspondant aux scissures de même nom, se jettent ensuite dans les confluents de la base ou lacs ; se sont le **lac sylvien**, le **lac calleux**, le **lac central**, correspondant à l'espace interpédonculaire, le **lac cérébelleux supérieur**, le **lac cérébelleux inférieur** et enfin le **lac bulbo-spinal** qui occupe toute la hauteur du bulbe et de la moelle et descend jusqu'autour de la queue de cheval. De tous ces lacs, le plus important est le grand lac central ; c'est à son niveau que l'on trouve dans la méningite tuberculeuse le plus de tubercules et d'exsudats fibrino-purulents. Enfin, ajoutons que les espaces sous-arachnoïdiens communiquent avec les **gaines périvasculaires** des artères des centres nerveux ; aussi dans le cas de compression cérébrale, avec hypertension du liquide céphalo-rachidien, peut-il y avoir anémie cérébrale par compression des artérioles dans leur gaine par le liquide céphalo-rachidien.]

De l'arachnoïde se détachent, surtout au niveau du sinus longitudinal supérieur et des lacs sanguins (TROLARD), des villosités plus ou moins confluentes, que l'on aperçoit, saillant à l'intérieur de la lumière du sinus [peut-être ces villosités arachnoïdiennes ont-elles un rôle dans la sécrétion ou l'excrétion du liquide céphalo-rachidien]. Ce sont ces villosités arachnoïdiennes qui forment, lorsqu'elles sont bien développées, les **granulations de Pacchioni**, qui se creusent à la face interne des os de la voûte des fossettes souvent bien visibles (foveolæ granulares).

Les gros troncs des **artères cérébrales** cheminent dans l'espace sous-arachnoïdien ; ce sont de ces artères que proviennent les hémorragies sous-arachnoïdiennes, à moins que le sang ne vienne de la dure-mère, après déchirure de l'arachnoïde. Les rapports des artères cérébrales avec la base de l'encéphale et les nerfs qui en émergent expliquent bien les symptômes de compression nerveuse que l'on observe lors d'anévrysme de ces artères (Voy. pl. III).

Les **artères de l'encéphale** proviennent des vertébrales et des carotides internes : les branches de ces différentes artères forment à la base de l'encéphale le ***cercle artériel de Willis*** (***circulus arteriosus Willisi***). (Voy. pl. III.)

L'***artère vertébrale***, née de la sous-clavière, monte vers le trou transversaire de la 6e cervicale qu'elle traverse, perfore ensuite les apophyses transverses des cinq vertèbres cervicales sus-jacentes, passe en arrière des masses latérales de l'atlas dans des sillons profonds, traverse la membrane occipito-atloïdienne postérieure, puis la dure-mère, passe au-devant du bulbe et se réunit à sa congénère du côté opposé ; le tronc des deux artères vertébrales réunies devient le ***tronc basilaire*** (arteria basilaris). Ce tronc basilaire passe dans la gouttière basilaire de la protubérance et au niveau du bord supérieur de cette protubérance se divise en ses deux branches terminales, les deux artères cérébrales postérieures.

L'***artère carotide interne***, née de la bifurcation de la carotide primitive au niveau du bord supérieur du cartilage thyroïde, suit la paroi latérale du pharynx, séparée de la carotide externe par le styloglosse et le stylo-pharyngien. Elle traverse ensuite le canal carotidien du roche', qui présente une concavité dirigée en avant (on pourra donc voir des hémorragies mortelles dues à la blessure de la carotide lors de carie du rocher). Elle passe ensuite sous le trou déchiré antérieur, puis dans un sillon qu'elle marque sur les flancs du corps du sphénoïde; c'est à ce niveau que l'artère est en plein sinus caverneux; enfin, la carotide arrive au niveau du trou optique, puis elle décrit une courbe à concavité postérieure; de la convexité de la courbe se détache l'artère ophtalmique (seule branche importante de la carotide interne qui ne soit pas destinée aux centres nerveux) qui pénètre dans l'orbite en passant au-dessous du nerf optique dans le trou du même nom. Enfin, l'artère carotide interne arrive jusqu'à l'angle que forment entre eux le nerf optique et la bandelette optique; elle se divise alors en ses deux branches terminales, l'***artère cérébrale antérieure*** et l'***artère cérébrale moyenne*** ou ***sylvienne***.

Les branches principales de l'artère vertébrale ou du tronc basilaire sont :

1° L'***artère cérébelleuse postérieure inférieure*** (a. cerebelli inf. posterior), née de la vertébrale et se rendant à la face inférieure du cervelet.

2° L'***artère cérébelleuse inférieure et antérieure*** (a. cerebelli inf. anterior), née du tronc basilaire, destinée à la face inférieure du cervelet.

3° L'***artère cérébelleuse supérieure*** (a. cerebelli superior), née du tronc basilaire, au niveau du bord antérieur de la protubérance; elle se rend à la face supérieure du cervelet.

4° L'***artère cérébrale postérieure*** (a. cerebri posterior), branche de bifurcation du tronc basilaire, séparée de la précédente (3e) par le nerf moteur oculaire commun (IIIe paire), destinée au lobe occipital et à une partie du lobe temporal. Elle est anastomosée avec la carotide interne par l'artère communicante postérieure (arteria communicans posterior).

5° L'***artère auditive interne*** (a. auditiva interna), qui arrive à l'oreille interne en passant dans le conduit auditif interne, en compagnie du facial (VIIe et VIIIe paire).

Les autres branches de la vertébrale sont des rameaux spinaux pour la moelle épinière, naissant au niveau du cou et passant par les trous de conjugaison, un rameau méningien pour la dure-mère, et enfin une artère spinale antérieure et une postérieure pour la moelle épinière.

De la carotide interne se détachent, pour le cerveau :

1° L'***artère cérébrale antérieure*** (arteria cerebri anterior); elle passe à la face dorsale du nerf optique, le croise, se réunit à celle du côté opposé par une courte anastomose, la communicante antérieure; elle contourne ensuite le genou du corps calleux, pénètre à la face interne des hémisphères, qu'elle irrigue ainsi que la face supérieure du corps calleux.

2° L'**artère cérébrale moyenne** ou **sylvienne**, entre dans la fosse de Sylvius et se rend ensuite à l'insula de Reil, aux lobes frontal, pariétal et temporal.

3° L'**artère choroïdienne**, suit la bandelette optique en arrière, arrive jusqu'à la corne postérieure du ventricule latéral pour finir dans les plexus choroïdes latéraux.

4° L'**artère communicante postérieure.**

TOPOGRAPHIE CRANIO-ENCÉPHALIQUE

La **tente du cervelet** sépare la boîte cranienne en deux compartiments qui ne communiquent l'un avec l'autre qu'au niveau de l'orifice que limite dans sa concavité la tente du cervelet (incisura tentorii). Le compartiment antérieur, le plus grand, correspond aux étages antérieurs et moyens de la base du crâne et renferme le cerveau ; le compartiment postérieur et inférieur, plus petit, est rempli par le cervelet, le pont de Varole et le bulbe ; il répond à l'étage postérieur de la base sur une coupe frontale, passant en arrière de l'orifice de la fente du cervelet (Voy. fig. 12). On voit que l'intérieur du crâne est divisé en quatre loges formées par l'union à angle droit de la faux du cerveau, de la tente du cervelet et de la faux du cervelet; les deux hémisphères du cerveau sont séparés l'un de l'autre par la faux du cerveau, ceux du cervelet par la faux du cervelet.

A l'**étage antérieur de la base du crâne**, correspond le lobe frontal du cerveau ; ce sont les circonvolutions de la face inférieure du lobe frontal qui marquent leurs empreintes sur les minces lamelles osseuses (du frontal) formant à ce niveau le toit de l'orbite. Près de la ligne médiane, le bulbe olfactif (bulbus olfactorius) repose sur la lame criblée de l'ethmoïde, perforée par les filets nerveux qui en émanent.

Dans l'**étage moyen**, nous trouvons le lobe temporal ; sa partie postérieure et externe répond ainsi au toit du tympan (tegmen tympani). Ce rapport explique que ce lobe du cerveau soit le siège d'élection des abcès consécutifs aux otites moyennes ; un peu en avant de la caisse du tympan, on voit que le lobe temporal recouvre complètement le ganglion de Gasser et les trois branches nerveuses qui en sortent. Le bord postérieur des petites ailes du sphénoïde répond au sillon profond (fossa cerebri lateralis Sylvii), scissure de Sylvius qui sépare le lobe frontal du lobe temporal ; sur la ligne médiane, on aperçoit le chiasma des nerfs optiques et les deux nerfs optiques (II) qui lui font suite ; en arrière du chiasma se trouve l'hypophyse ou corps pituitaire, enclavée dans la fosse que lui forme la selle turcique.

Dans l'**échancrure de la tente du cervelet**, se trouve logé l'isthme du cerveau, formé en avant par les pédoncules cérébraux, en arrière par les tubercules quadrijumeaux. Sur la tente du cervelet, reposent les lobes occipitaux du cerveau ; la face inférieure de la tente recouvre la face supérieure du cervelet, dont les hémisphères remplissent les fosses occipitales, correspondant au point le plus déclive de l'étage postérieur de la base du crâne.

Sur la **gouttière basilaire** se trouve le **pont de Varole** ou protubérance (Brücke, Pons) dont le bord supérieur atteint le dos de la selle turcique ; en bas la protubérance recouvre les deux tiers supérieurs de la gouttière basilaire, dont le tiers inférieur, jusqu'au trou occipital, est occupé par la face antérieure du **bulbe** (**medulla oblongata**) ; en bas, le bulbe finit au niveau de l'atlas. La planche IV montre bien la situation presque verticale de la protubérance et du bulbe qui lui fait suite. Cette coupe montre encore que le cerveau, débordant et cachant le cervelet, est beaucoup plus exposé aux traumatismes que ce dernier.

Le chirurgien a besoin de posséder des notions exactes de ***topographie cranio-encéphalique***;

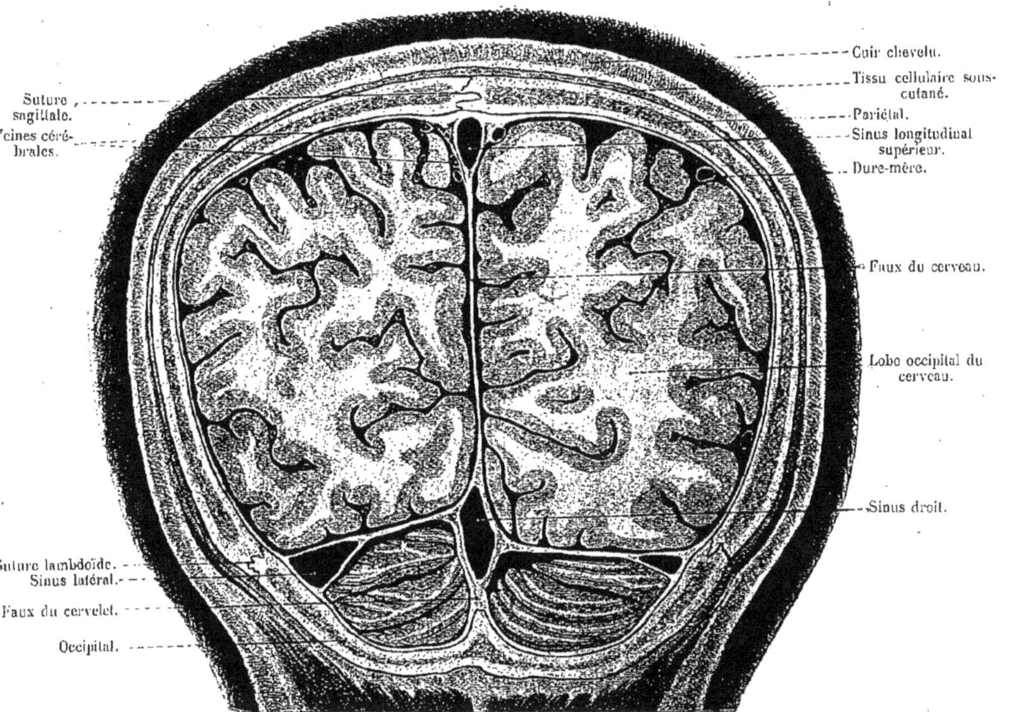

Fig. 12. — Coupe frontale de sujet congelé passant par la partie postérieure de la tête vue de la partie antérieure de la coupe. La coupe intéresse la faux du cerveau, celle du cervelet et la tente du cervelet; on voit bien les quatre compartiments ainsi délimités, avec les hémisphères cérébraux et cérébelleux qu'ils contiennent.

lorsqu'il se propose de trépaner le crâne pour ouvrir un abcès, enlever une tumeur, etc. Les rapports sont relativement très variables d'un sujet à l'autre, mais on doit cependant apprendre à connaître un certain nombre de points de repère assez fixes ; empressons-nous d'ajouter qu'il ne faudra jamais négliger de faire une ouverture large à la boîte cranienne pour être sûr de mieux s'y reconnaître. Voici les points de repère importants d'après Krönlein (Voy. fig. 13).

Traçons :

1° La ***ligne fondamentale***, c'est-à-dire l'horizontale qui passe par la partie inférieure du rebord de l'orbite et la partie supérieure du conduit auditif externe [cette ligne (1 sur la fig. 13) est à peu près parallèle à l'arcade zygomatique].

2° L'***horizontale supérieure*** (2) qui est parallèle à la précédente et part de la partie supérieure du rebord orbitaire.

3° La ***verticale antérieure*** (3), élevée du milieu de l'arcade zygomatique jusqu'à la ligne fondamentale (1).

4° La ***verticale moyenne*** (4), élevée du condyle du maxillaire inférieur jusqu'à la ligne fondamentale (1).

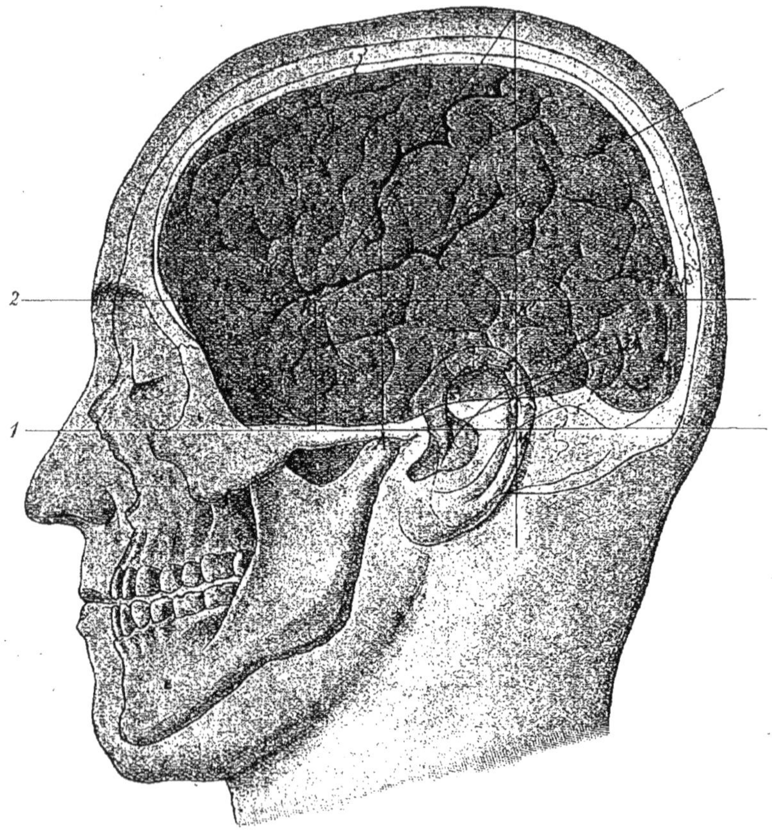

Fig. 13. — Topographie cranio-cérébrale (d'après Krönlein et Froriep). (Explication dans le texte.)

5° La ***verticale postérieure*** (5) de la partie la plus postérieure de la base de l'apophyse mastoïde jusqu'à la ligne fondamentale (1).

En réunissant le point de croisement de la verticale antérieure (3) et de l'horizontale supérieure (2) avec le point où la verticale postérieure (5) atteint le vertex, on obtient la ***ligne Rolandique***, correspondant à la scissure du même nom (6).

En prenant la bissectrice de l'angle formé par la ligne Rolandique et la ligne horizontale supérieure, on obtient la ***ligne Sylvienne*** (7), prolongée jusqu'à la verticale postérieure ; cette ligne correspond à la scissure de Sylvius.

(Sur la figure 13. K = marque le début de la scissure de Sylvius.
S = la fin de la scissure de Sylvius.
R = la partie inférieure de la scissure de Rolando.

Sur la figure 13 également K et K′ correspond en même temps aux deux points de trépanation (Krönlein) pour trouver la branche antérieure et postérieure de l'artère méningée moyenne. Enfin l'angle droit KBK′M désigne l'aire où il faut trépaner, d'après v. Bergmann, pour ouvrir la fosse cérébrale moyenne.

[En France on a décrit un grand nombre de procédés pour déterminer les rapports du cerveau et de la boîte cranienne ; le premier en date est celui de Lucas-Championnière. Mais le plus simple est sans contredit celui de P. Poirier. Les deux lignes importantes à déterminer sont la scissure de Sylvius et celle de Rolando. Pour trouver la ***ligne Rolandique***, Poirier donne le procédé suivant : 1° Tracer la ligne sagittale ; 2° mesurer la distance qui sépare le sillon nasal de l'inion (protubérance occipitale externe) ; 3° prendre à partir du sillon nasal, la moitié de la distance totale, plus 2 centimètres ; on trouve ainsi l'extrémité supérieure de la scissure de Rolando ; on peut d'ailleurs se rappeler que sur la majorité des crânes adultes, ce point se trouve à 18 centimètres du sillon naso-frontal. Pour trouver l'extrémité inférieure de Rolando, Poirier conseille de reconnaître et dessiner au crayon l'arcade zygomatique, d'élever sur cette arcade une perpendiculaire passant juste au-devant du conduit auditif externe, dans la dépression pré-auriculaire et de compter, à partir du trou auditif, 7 centimètres sur cette perpendiculaire. Pour trouver la ***ligne Sylvienne***, Poirier recommande d'utiliser la ligne naso-lambdoïdienne, étendue du sillon naso-frontal au lambda, c'est-à-dire à un point situé à 7 centimètres au-dessus de l'inion ou protubérance occipitale externe ; cette ligne naso-lambdoïdienne, facile à tracer, touche le cap de la troisième frontale et suit ensuite sur une longueur de 4 à 6 centimètres la scissure de Sylvius. Une fois les deux ***lignes Rolandique*** et ***Sylvienne*** déterminées, le chirurgien déterminera facilement la place des principaux centres corticaux. — Empressons-nous d'ajouter que ces notions de topographie cranio-cérébrale sont utiles évidemment, mais qu'il ne faut pas leur attacher trop d'importance, ni surtout se fier aveuglément aux points de repaire déterminés par avance à la surface du crâne. Depuis que, grâce à Doyen, nous possédons un procédé excellent d'hémicraniectomie temporaire, permettant de mettre à nu toute la région rolandique et sylvienne, la détermination mathématique des centres corticaux est presque superflue. En effet, une fois que le large volet de Doyen est taillé et rabattu, on peut explorer à son aise le cerveau, et rechercher la tumeur ou l'abcès ; ceci est d'autant plus nécessaire que parfois on a vu le siège d'une tumeur ne point correspondre exactement au point précis que semblaient indiquer les localisations cérébrales corticales. Il en est de même pour la découverte de l'hématome sus-dural et de l'artère méningée moyenne ; ici encore le volet d'hémicraniectomie temporaire de Doyen est supérieur à tout autre procédé ; il permet l'exploration du cerveau sous-jacent et donne toute facilité pour rechercher l'artère et en assurer l'hémostase.]

PORTION FACIALE DE LA TÊTE

LA FACE

La **peau** de la face, grâce à sa minceur et à sa vascularité, donne au médecin des renseignements importants pour juger de l'état général du malade (pâleur, rougeur, cyanose). Elle est très mobile, à l'encontre du cuir chevelu ; ce fait, joint à sa riche vascularisation, rend la peau de la face très apte à fournir des lambeaux pour les autoplasties. La peau du visage est de plus intimement unie à la musculature sous-jacente, si importante pour la mimique faciale. Au lieu de faire des « bosses » comme au niveau du cuir chevelu, les épanchements sanguins résultant de traumatismes se diffusent dans le tissu cellulaire lâche sous-cutané ; dans l'œdème de la face, on a de même un gonflement général et diffus.

Le **squelette facial** se compose de 14 os : 6 pairs, le maxillaire supérieur (maxilla), le palatin (os palatinum), l'os malaire (os zygomaticum), l'os propre du nez (os nasal), l'unguis ou lacrymal (os lacrymale) et le cornet inférieur (concha inferior); et 2 impairs : le maxillaire inférieur (mandibula) et le vomer (vomer). Il faut revoir ces os dans un traité d'anatomie descriptive et sur un crâne sec ; de même, relire la description des muscles de la face et des masticateurs.

Artères. — En dehors des branches artérielles qui proviennent de la carotide interne, on trouve pour la face quatre artères principales :

1° L'**artère faciale** (a. maxillaris externa), branche de la carotide externe (Voy. pl. II).

2° L'**artère maxillaire interne** (a. maxillaris interna), l'une des deux branches de bifurcation de la carotide externe.

3° L'**artère ophtalmique** (a. ophthalmica), branche de la carotide interne.

4° L'**artère linguale** (a. lingualis), branche de la carotide externe.

La **temporale superficielle** donne deux branches déjà étudiées (Voy. pl. II), la transverse de la face et la branche zygomato-orbitaire.

La **faciale**, au niveau du cou, est contenue dans le triangle sous-maxillaire, enclavée dans la glande sous-maxillaire ; elle passe ensuite par-dessus le maxillaire inférieur, au-devant de l'insertion inférieure du masséter. On peut facilement sentir battre l'artère en ce point et la comprimer, en cas de besoin. L'artère faciale passe ensuite, plus ou moins flexueuse, sur le muscle buccinateur et le muscle canin jusqu'aux côtés du nez ; elle prend alors le nom d'angulaire (a. angularis) et s'anastomose à plein canal avec l'artère dorsale du nez (a. dorsalis nasi) branche de l'ophtalmique. Auparavant, elle s'anastomose avec l'artère buccale (a. buccinatoria) et l'artère sous-orbitaire (a. infra-orbitalis), branches de la maxillaire interne. Au niveau du cou, la **faciale** donne un rameau, la palatine ascendante (a. palatina ascendens) qui passe entre le styloglosse et le stylo-pharyngien, pour se rendre dans la musculature du voile du palais et du pharynx; cette artère donne également un rameau tonsillaire (ramus tonsillaris) à l'amygdale. Plus loin, de la faciale se détache la sous-mentale (a. submentalis) recouverte par la glande sous-maxillaire, elle passe au-dessus du mylo-hyoïdien. De plus, dans la face, la faciale donne encore deux branches importantes, les artères ***coronaires labiales*** inférieures et supérieures (arteriæ labiales superior et inferior); ces artères, destinées à la lèvre supérieure et inférieure, s'anastomosent à plein canal d'un côté à l'autre.

L'***artère maxillaire interne*** passe en arrière du col du condyle et s'enfonce dans la profondeur jusqu'à la région ptérygo-palatine. Parmi ses branches, il faut noter les artères des muscles masticateurs, la ***dentaire inférieure*** (a. alveolaris inferior) qui s'enfonce avec le nerf homonyme dans le canal dentaire du maxillaire inférieur et en ressort par le trou mentonnier ; la ***méningée moyenne***, déjà étudiée (Voy. *supra*), les artères dentaires supérieurs (a. alveolares superiores); la ***sous-orbitaire*** (a. infra-orbitalis) qui parcourt le canal sous-orbitaire ou le nerf homonyme et ressort par le trou sous-orbitaire, les artères palatines descendantes (a. palatinæ major et minor) passant par les trous palatins postérieurs dans le voile du palais; enfin l'***artère sphéno-palatine*** (a. spheno-palatina) passant dans les fosses nasales par le trou sphéno-palatin avec les nerfs homonymes.

La veine principale de la face est la ***veine angulaire*** (vena angularis), née près de la racine du nez des veines frontales et sus-orbitaires (Voy. pl. II); cette veine angulaire prend ensuite le nom de veine faciale (vena facialis anterior); elle suit le trajet de l'artère faciale, un peu plus superficielle qu'elle, bien que située sous le plan du muscle zygomatique; elle arrive dans la région de l'angle de la mâchoire où elle se réunit à la veine faciale postérieure (vena facialis posterior), prend alors le nom de ***veine faciale commune*** et se jette dans la veine jugulaire interne. [En France nous décrivons différemment les veines faciales; la veine faciale antérieure des Allemands se continue pour nous directement jusqu'au tronc thyro-linguo-facial.] La ***veine faciale postérieure*** (v. facialis posterior), contenue dans l'épaisseur de la parotide, représente la continuation de la veine temporale superficielle, grossie en arrière du col du condyle du confluent des plexus ptérygoïdiens [en France, la veine maxillaire interne]. — Pour les ***veines ophtalmiques***, voy. ***infra***. [A propos de l'anastomose à plein canal qui existe entre les veines de l'orbite (domaine des veines ophtalmiques) et la veine faciale, anastomose décrite ci-dessus comme veine angulaire, notons que c'est par cette voie que se fait le plus souvent l'***infection des sinus de la dure-mère*** (sinus caverneux en particulier), dans les cas d'anthrax de la lèvre; on a même proposé de lier préventivement, ou au moins à la moindre menace d'infection, la veine faciale, dans les cas de furoncle grave ou d'anthrax de la lèvre supérieure, pour prévenir dans la mesure du possible l'infection des sinus.]

Les ***nerfs de la face*** proviennent :

1° Pour les nerfs sensitifs : du ***nerf sous-orbitaire*** (n. infra-orbitalis), branche nerveuse volumineuse qui sort du trou sous-orbitaire et représente la terminaison du nerf maxillaire supérieur; ce nerf pénètre par la fente sphéno-maxillaire (fissura orbitalis inferior) dans l'orbite, passe dans le sillon, puis le canal sous-orbitaire, situés tous deux dans le plancher de l'orbite et le toit du sinus maxillaire (Voy. fig. 1 et 16). Lors de névralgies rebelles dans la sphère de ce

Fig. 14. – Situation des vaisseaux et des nerfs dans la parotide incisée verticalement.

nerf, on peut être appelé à en pratiquer la section. Le mieux pour cela est de faire une incision parallèle au rebord inférieur de l'orbite, un peu au-dessous de celui-ci, de pénétrer jusqu'à l'os, et de rechercher le nerf dans le plancher de l'orbite, soit dans son sillon, soit dans son canal osseux ; le nerf trouvé, on le sectionne le plus loin possible en arrière et on l'arrache à sa sortie du trou sous-orbitaire ; on est très sûr ainsi de réséquer tout le nerf et d'arracher en même temps les rameaux dentaires du nerf ; pendant les manœuvres intra-orbitaires, l'ensemble des parties molles de l'orbite sera relevé en haut par un écarteur. On peut aussi rechercher le nerf par la voie intra-buccale, mais la première méthode est bien préférable ; comme le nerf sous-orbitaire est dans le toit du sinus maxillaire, il faut éviter avec soin de blesser ce sinus, car on pourrait avoir de l'emphysème de la face et de l'orbite, d'où exophtalmie, sans parler de l'infection de la plaie.

2° Le **nerf dentaire inférieur** (n. alveolaris inferior), branche du nerf maxillaire inférieur, parcourt le canal dentaire du maxillaire inférieur, se distribue aux dents de la mâchoire inférieure et sort du trou mentonnier au niveau de la deuxième prémolaire pour se rendre à la peau du menton (Voy. fig. 1). On pratique aussi la résection de ce nerf, en passant par la bouche ou en incisant directement sur le trou mentonnier par le dehors ; on peut également découvrir le tronc du nerf dentaire, en trépanant la branche montante du maxillaire inférieur, entre l'angle de la mâchoire et l'apophyse coronoïde.

3° Le **nerf moteur** le plus important que l'on rencontre dans la face et le **nerf facial**, nerf de la 7e paire (nervus facialis) ; nous avons déjà parlé de son trajet intra-pétreux et de sa lésion, assez fréquente lors de la carie ou fracture du rocher ; sorti par le trou stylo-mastoïdien, le nerf facial s'enfonce dans l'épaisseur de la parotide où il se divise en branches nombreuses qui se rendent ensuite aux muscles peaussiers de la face et du cou (Voy. fig. 14, hors texte). Si l'on voulait découvrir chirurgicalement le nerf en dehors du rocher, il faudrait inciser en avant de l'apophyse mastoïde, se diriger sur l'apophyse styloïde et gagner ainsi, en dehors et en arrière d'elle, le trou stylo-mastoïdien.

La **glande parotide** (glandula parotis) recouvre la moitié postérieure du masséter (Voy. fig. 14), ainsi que l'articulation temporo-maxillaire, et s'enfonce dans la profondeur, dans la fosse rétro-maxillaire (fossa retro-mandibularis), limitée en avant par le bord postérieur de la mâchoire, en arrière par le conduit auditif externe et l'apophyse mastoïde. Le **canal de Sténon** (ductus parotideus), souvent accompagné d'une parotide accessoire, croise le muscle masséter, perfore obliquement le muscle buccinateur et débouche dans la cavité buccale à la hauteur de la deuxième molaire supérieure. On peut donc pratiquer le cathétérisme du canal de Sténon par la bouche en écartant fortement la joue en dehors. Lors des tuméfactions inflammatoires de la parotide (oreillons, parotidites), il existe toujours une gêne considérable de la mastication, ce que les rapports expliquent suffisamment. De même les rapports profonds de la parotide qui arrive presque jusqu'au contact de la paroi latérale du pharynx, expliquent qu'une **tumeur volumineuse** développée dans la parotide puisse déterminer des troubles de la déglutition. Enfin, les abcès parotidiens peuvent quelquefois s'ouvrir dans le conduit auditif externe, avec lequel la glande est en rapport intime.

Dans les interventions pratiquées sur la parotide il arrive quelquefois que l'on blesse des rameaux du facial, ce qui occasionne des **paralysies** le plus souvent passagères. Il faut se rappeler que le **tronc du facial** pénètre dans la parotide de haut en bas et d'arrière en avant ; son point d'entrée dans la glande correspond à peu près au lobule de l'oreille (Voy. fig. 14).

Dans les extirpations totales de la glande la blessure du facial est pour ainsi dire inévitable; on se rappellera également que la **carotide externe** est souvent incluse dans la parotide à sa partie profonde et que la glande contient toujours dans son épaisseur des veines importantes, la **veine faciale postérieure** et l'origine de la jugulaire externe. Enfin, tout à fait dans la profondeur, la parotide touche aux gros vaisseaux profonds (carotide interne et jugulaire interne).

[La description de la loge parotidienne gagne beaucoup en simplicité si l'on admet avec POIRIER et CUNÉO, ce que l'embryologie confirme d'ailleurs, que la soi-disant aponévrose parotidienne n'est que la capsule de la glande, qui vient adhérer aux parois de la loge; l'adhérence est plus ou moins considérable suivant les points considérés; au niveau du bord postérieur de la mâchoire inférieure par exemple, l'adhérence est nulle et la glande se laisse décoller avec la plus grande facilité de l'os. — En bas, au niveau de l'angle de la mâchoire, il faut se rappeler qu'il existe une bandelette fibreuse généralement forte et bien développée qui sépare très nettement la loge parotidienne de la loge sous-maxillaire : c'est la **bandelette d'insertion faciale** du sterno-cléido-mastoïdien; elle est généralement suffisante pour que les tumeurs ou les abcès, nés dans l'une ou l'autre loge, ne passent pas de l'une à l'autre. A propos de la blessure du facial dans les opérations portant sur la parotide, ajoutons qu'il sera prudent, en cas de parotidite suppurée, de faire des **incisions parallèles à la direction des filets du facial**; dans les ablations de tumeurs mixtes de la glande, heureusement les plus fréquentes, il faudra autant que possible faire une énucléation intra-capsulaire de la tumeur; on évitera ainsi le plus souvent facilement toute lésion des filets nerveux.]

L'ORBITE

Le **squelette de l'orbite** peut être comparé assez exactement à une pyramide quadrangulaire (Voy. fig. 15) dont la base correspond à l'orifice antérieur et le sommet au trou optique (foramen opticum). Il faut étudier cette paroi osseuse sur un crâne sec. La **paroi supérieure** est formée par la partie orbitaire du frontal, très mince en ce point, et tout à fait en arrière, par la petite aile du sphénoïde. Sur cette paroi supérieure, on trouve en avant et en dehors la fossette lacrymale qui loge la **glande lacrymale** (fossa glandulæ lacrymalis); en avant et en dedans la petite fossette trochléaire (fossa trochlearis) qui correspond au point d'attache de la poulie du muscle grand oblique. En avant, sur le rebord de l'orbite, on trouve l'échancrure ou le trou sus-orbitaire donnant passage aux vaisseaux et au nerf homonymes.

La **paroi interne** est formée en avant par l'unguis (os lacrymale) très mince, en arrière par la lame papyracée de l'ethmoïde, et tout à fait en arrière par une partie du corps du sphénoïde. En avant, on rencontre, limitée par la crête lacrymale antérieure (du maxillaire supérieur) et la crête lacrymale postérieure (de l'unguis), la fosse lacrymale (fossa sacci-lacrymalis) qui contient le **sac lacrymal**; en pénétrant par l'orifice dont est percée cette fosse lacrymale, on cathétérise le canal nasal (canalis naso-lacrymalis) qui débouche dans les fosses nasales, dans le méat inférieur. Plus loin, sur la même paroi, on rencontre les canaux ethmoïdaux antérieur et postérieur; le premier conduit dans le crâne (et donne passage au nasal interne), le second conduit dans les cellules ethmoïdales postérieures.

La ***paroi inférieure*** ou ***plancher*** est formée par la face orbitaire du maxillaire supérieur (Voy. fig. 15) qui est creusé à ce niveau du sillon, puis du canal sous-orbitaire donnant passage aux vaisseaux et nerf homonymes, et débouchant au ***trou sous-orbitaire*** (foramen infra-orbitale). En avant l'os malaire (os zygomaticum) prend part aussi à la formation du plancher orbitaire, ainsi que le palatin tout à fait en arrière (Voy. fig. 15).

La ***paroi externe*** est formée par le malaire, puis par la grande aile du sphénoïde, enfin par le frontal. On y trouve lès petits trous zygomato-orbitaires pour les nerfs du même nom (branches du nerf maxillaire supérieur).

En dehors du trou optique qui livre passage au ***nerf optique*** et à l'***artère ophtalmique***, la

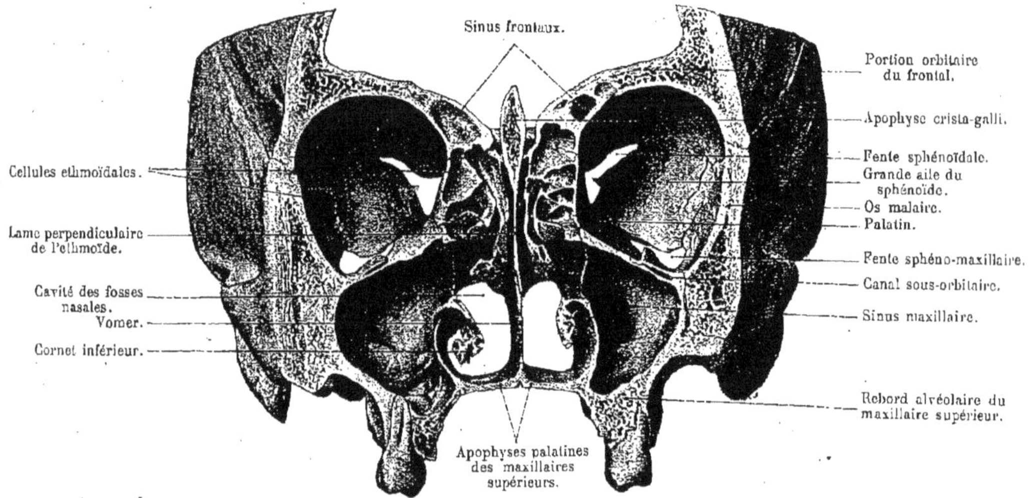

Fig. 15. — Coupe frontale de la paroi osseuse des fosses nasales, de l'orbite et du sinus maxillaire.

communication de la cavité cranienne avec l'orbite est assurée par la ***fente sphénoïdale*** (fissura orbitalis superior) qui contient le nerf moteur oculaire commun, le nerf pathétique, le nerf ophtalmique de Willis, le nerf moteur oculaire externe et la veine ophtalmique. Quant à la fente sphéno-maxillaire (fissura orbitalis inferior), elle fait communiquer l'orbite avec la fosse temporale en avant, la fosse ptérygo-palatine en arrière.

Des parois de l'orbite, la plus solide est la paroi externe, les autres parois sont beaucoup plus faibles et plus exposées aux traumatismes.

Comme le plancher de l'orbite répond au ***sinus maxillaire*** et que la paroi orbitaire interne n'est s'éparée des cellules ethmoïdales que par la mince lame papyracée, on comprend que lors de perforation de l'une ou l'autre de ces parois, l'air des fosses nasales puisse pénétrer dans l'orbite et y provoquer de l'emphysème et de l'exophtalmie. L'emphysème peut même s'observer encore lors de perforation de la paroi supérieure, car le sinus frontal s'étend souvent fort loin en arrière (Voy. fig. 15). Enfin, les rapports intimes de l'orbite avec la fosse cérébrale antérieure, les cellules ethmoïdales, les sinus maxillaires et frontaux, expliquent bien que les tumeurs développées en ces différents points puissent pénétrer dans l'orbite, refouler le globe oculaire et léser les organes intra-orbitaires.

Le **périoste** qui tapissse la cavité orbitaire porte le nom de « **periorbita** ». [Il faut noter, au point de vue chirurgical, que ce périoste orbitaire se décolle très facilement et permet, par exemple, d'enlever la glande lacrymale ou de réséquer fort loin en arrière le nerf sous-orbitaire, sans ouvrir le contenu orbitaire, en le refoulant simplement.]

Les **paupières** se développent aux dépens de replis cutanés, qui recouvrent pendant la vie embryonnaire le globe oculaire, d'abord découvert, et même se fusionnent entre eux au niveau de la future fente palpébrale. Au niveau du rebord palpébral, la peau se continue avec la muqueuse de la **conjonctive**; cette membrane recouvre la face interne de la paupière, sous le nom de conjonctive palpébrale, puis se réfléchit, en formant un cul-de-sac, appelé **cul-de-sac conjonctival** (fornix palpebrarum), sur le globe oculaire et sous le nom de conjonctive bulbaire arrive jusqu'à la cornée; le cul-de-sac conjonctival est un lieu d'élection pour les corps étrangers. Sous la peau de la paupière dépourvue de graisse, on trouve les fibres du **muscle orbiculaire des paupières**; ce muscle, qui s'étend jusqu'au rebord orbitaire, est formé d'une portion orbitaire, d'une portion palpébrale et d'un petit faisceau lacrymal qui passe en arrière du sac lacrymal [décrit en France comme **muscle de Horner**]. Les paupières présentent une certaine rigidité, grâce à deux trousseaux de tissu conjonctif dense (appelés à tort cartilages), les pseudo-cartilages tarses, au nombre de deux, l'un supérieur plus résistant, l'autre inférieur. — Le **pseudo-cartilage tarse** supérieur contient dans son épaisseur de trente à quarante, l'inférieur de vingt à trente glandes, appelées **glandes de Meibomius**; ces glandes sont très voisines des glandes sébacées et débouchent sur le rebord palpébral; elles peuvent être le siège de kystes par rétention et d'abcès. Au-devant des orifices glandulaires, s'implantent les **cils**, sur deux ou trois rangées. La croissance anormale des cils vers le globe oculaire amène des troubles, connus sous le nom de trichiasis. Le pseudo-cartilage tarse est rattaché en haut au périoste orbitaire par une lame de tissu conjonctif dense, tendue dans le sens frontal. Cette lame fibreuse sépare la paupière du contenu de l'orbite et empêche dans une certaine mesure le passage des inflammations de l'une de ces parties à l'autre. Les vaisseaux et nerfs qui sortent de l'orbite pour gagner la région frontale perforent cette lame fibreuse à laquelle on donne le nom de **septum orbitale**.

La **conjonctive palpébrale**, la **conjonctive bulbaire** et la face antérieure de la cornée limitent le sac conjonctival, qui a la forme d'une fente et est complètement fermé lors de l'occlusion des paupières; ce sac conjonctival se prolonge en haut et en bas dans les culs-de-sac conjonctivaux; la projection des culs-de-sac conjonctivaux sur la paupière correspondrait à peu près à une circonférence dont le diamètre serait représenté par la distance qui sépare la commissure palpébrale externe de l'interne.

La **conjonctive palpébrale** est toujours plus ou moins infiltrée de leucocytes et on y rencontre même des petits nodules lymphatiques, qui dans le trachome sont le siège des lésions; la conjonctive palpébrale est intimement unie aux pseudo-cartilages tarses et jamais les épanchements pathologiques ne la soulèvent; au contraire, la conjonctive bulbaire est lâchement unie à la sclérotique; on peut la soulever facilement avec une pince et les tuméfactions inflammatoires ou les hématomes la soulèvent en un bourrelet saillant autour de la cornée (chémosis).

Fig. 16. — Coupe frontale de la tête à travers les cavités orbitaires et les fosses nasales, sur un sujet congelé.

[Les ***lymphatiques*** des paupières et de la conjonctive se rendent en partie aux ganglions sous-maxillaires du côté correspondant en partie aux ganglions parotidiens.]

La ***glande lacrymale***, logée dans la fossette lacrymale du frontal, se compose de deux parties, l'une supérieure plus volumineuse (***portion orbitaire***), l'autre inférieure moins grosse (***portion palpébrale***) ; ces deux parties de la glande ne sont pas toujours très nettement séparées l'une de l'autre ; [lorsque la séparation est nette, c'est le tendon d'insertion palpébrale du releveur de la paupière qui la produit]. On peut mettre à découvert la ***glande lacrymale***, il suffit d'inciser le long du rebord supérieur de l'orbite, dans sa moitié externe, de couper la peau, le muscle orbiculaire des paupières et le septum orbitale ; on pourrait aussi mettre à nu la glande par le cul-de-sac conjonctival sans faire d'incisions cutanées. Les ***canaux excréteurs*** de la glande lacrymale s'ouvrent, au nombre d'une dizaine, à la partie externe du cul-de-sac conjonctival supérieur. Les ***deux canaux lacrymaux*** présentent un calibre d'environ 5 millimètres ; l'inférieur est un peu plus court et plus large que le supérieur ; par la dilatation, on peut tripler à peu près leur diamètre. Ces canaux commencent au niveau des points lacrymaux, situés à l'angle interne des paupières, sur une petite saillie appelée papille lacrymale. Les ***points lacrymaux*** plongent dans le ***lac lacrymal*** toujours rempli de larmes et conduisent celles-ci, par l'intermédiaire des canaux lacrymaux, dans le sac lacrymal, situé dans la fossette lacrymale. Ce ***sac lacrymal*** se trouve à sa partie supérieure plus ou moins en rapport avec l'extrémité inférieure du sinus frontal, ce qui explique la propagation possible d'une sinusite frontale au sac lacrymal (dacryocystite). Du sac lacrymal se détache le ***canal lacrymo-nasal***, qui, logé dans le canal osseux homonyme, descend en arrière et en bas jusque dans le méat inférieur des fosses nasales à sa partie antérieure. Le canal lacrymal nasal n'a pas une direction absolument verticale ; il est un peu oblique en arrière et en dedans, avec quelques variantes.

Le ***globe oculaire***, le plus important des organes contenus dans l'orbite, est loin de remplir complètement la cavité orbitaire. Il se trouve situé dans la partie antérieure, la plus large ; lorsque l'œil regarde directement en avant, la saillie cornéenne correspond à peu près à la ligne verticale qui unit le milieu du bord supérieur et du bord inférieur de l'orbite. Le ***nerf optique***, pénétrant par le trou optique, suit à peu près l'axe de la pyramide orbitaire et atteint l'œil au niveau de son pôle postérieur, à quelques millimètres en dedans de celui-ci. Pendant son trajet intra-orbitaire, le nerf optique entouré de ses gaines piale et durale, ne suit pas un trajet exactement rectiligne ; mais les trois légères courbures du nerf, bien qu'elles puissent avoir un certain intérêt physiologique, sont sans importance en pratique (Voy. fig. 17). Une coupe horizontale, sur un sujet congelé, atteint le nerf optique dans toute son étendue et montre que son trajet est presque rectiligne.

L'espace compris entre le globe oculaire, le nerf optique et le périoste orbitaire est rempli par la graisse orbitaire, les muscles moteurs du globe de l'œil, les vaisseaux et les nerfs.

La ***graisse orbitaire*** est nettement séparée du globe oculaire par l'***aponévrose de Tenon*** (fascia bulbi), qui forme en ce point une véritable cupule dans laquelle tourne le globe oculaire pendant ses mouvements. Entre l'aponévrose de Tenon et le globe oculaire se trouve un espace lymphatique en forme de fente, ***espace de Tenon*** (***spatium interfasciale***). L'aponévrose de Tenon se perd en avant dans le tissu conjonctif qui entoure la sclérotique. Aussi les muscles qui viennent s'insérer sur le globe oculaire doivent-ils perforer l'aponévrose de Tenon, ainsi que les vaisseaux et nerfs qui pénètrent l'œil dans son segment postérieur.

Ces ***muscles de l'œil*** (Voy. fig. 16 et 17), à l'exception du petit oblique (obliquus inferior) qui naît en avant du plancher de l'orbite, s'insèrent sous la périphérie du talon optique. Les muscles forment, depuis leur insertion postérieure jusqu'au globe oculaire, une ***pyramide creuse*** dont la base correspond à l'équateur de l'œil.

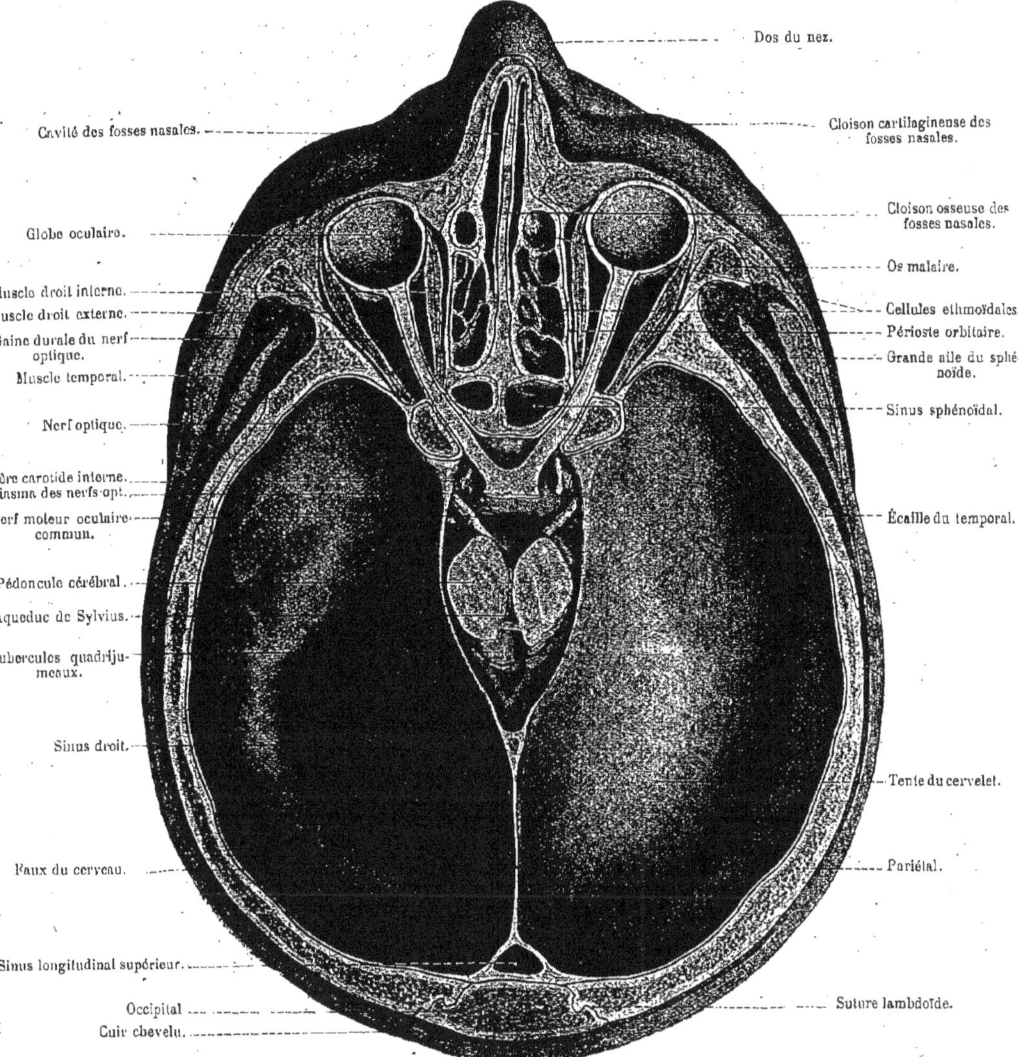

Fig. 17. — Coupe horizontale de la tête sur un sujet congelé, passant par la fente palpébrale. Les deux cavités orbitaires sont intéressées, de telle sorte que les nerfs optiques sont coupés jusqu'au chiasma. Le cervelet est encore contenu dans l'étage postérieur de la base du crâne, au-dessous de la tente du cervelet intacte. Dans l'échancrure de cette tente, on aperçoit les deux pédoncules cérébraux coupés en travers ; le cerveau a été enlevé en entier.

Les ***muscles droits, supérieur, externe, inférieur et interne*** (m. recti superior, lateralis, inferior et medialis) s'insèrent sur la sclérotique tout autour du globe oculaire par des tendons plats et nacrés ; les insertions sclérales des muscles décrivent sur le globe une spirale, car le droit interne s'insère à $5^{mm},5$ du bord de la cornée, le droit inférieur à $6^{mm},5$, le droit externe à $6^{mm},9$, le droit supérieur à $7^{mm},7$. [Tillaux donne comme distances entre l'insertion sclérale des muscles et le limbe scléro-cornéen, 5, 6, 7, 8 millimètres en commençant par le droit interne et en finissant par le droit supérieur ; ces chiffres sont suffisamment exacts et très faciles à retenir.] Le ***muscle grand oblique*** (m. obliquus superior) dont le long tendon, fixé à la poulie qui s'attache à la fossette trochléenne, passe sous le muscle droit supérieur et vient s'insérer en arrière de l'équateur du globe de l'œil, à la partie postéro-externe de celui-ci, entre l'insertion du muscle droit externe et le point d'entrée du nerf optique. Le ***muscle petit oblique*** se dirige en dehors et en arrière, passe sous le muscle droit inférieur et va s'insérer en arrière de l'équateur de l'œil, en dehors, entre l'insertion du droit externe et l'entrée du nerf optique dans l'œil.

Le ***muscle releveur de la paupière*** (musculus levator palpebræ superioris) recouvre le droit supérieur et s'insère au pseudo-cartilage tarse de la paupière supérieure. Les tendons des muscles moteurs du globe oculaire perforent la capsule de Tenon et au point de perforation la gaine du muscle adhère à la capsule de Tenon, si bien que lorsque l'on fait des ténotomies des muscles (en cas de strabisme) il n'y a jamais rétraction complète du muscle.

[Il faut noter de plus que les muscles moteurs de l'œil, en dehors de leur insertion sclérale, possèdent des insertions accessoires au périoste orbitaire : c'est ce que l'on appelle les ***tendons d'arrêt des muscles***, ainsi appelés parce que physiologiquement, ils jouent le rôle de bande d'arrêt lors des contractions musculaires ; l'expansion externe du tendon d'arrêt du muscle droit externe est particulièrement nette ; enfin, le droit supérieur et le droit inférieur envoient chacun une expansion tendineuse, véritable insertion secondaire, dans la paupière correspondante ; ce fait anatomique explique la solidarité fonctionnelle qui existe entre l'élévation du globe oculaire et celle de la paupière.]

L'***artère ophtalmique*** est la seule branche de la carotide interne qui n'irrigue pas l'encéphale ; elle se détache de la carotide au moment où celle-ci décrit une courbe à convexité antérieure, immédiatement en arrière du trou optique ; l'artère ophtalmique pénètre dans le trou optique, au-dessous et en dehors du nerf optique. Elle chemine ensuite dans l'orbite en dehors, puis au-dessus du nerf, entre celui-ci et le muscle droit supérieur ; elle accompagne ensuite le grand oblique. Au-dessous de la poulie du grand oblique, elle sort de l'orbite et se divise en ses branches terminales, l'***artère dorsale du nez*** (a. dorsalis nasi) et l'***artère frontale*** (a. frontalis) ; la première s'anastomose avec la terminaison de la faciale.

Les branches de l'ophtalmique sont : l'***artère lacrymale*** pour la glande lacrymale et les paupières ; l'***artère sus-orbitaire***, la branche la plus forte, placée sous le plafond de l'orbite, au-dessus du releveur de la paupière, et sortant de l'orbite par le trou sus-orbitaire avec le nerf homonyme ; les ***artères ethmoïdales antérieure et postérieure*** qui passent par les trous correspondants ; des ***artères musculaires*** pour les muscles moteurs de l'œil, et enfin les artères destinées au globe de l'œil, les ***ciliaires courtes*** et les ***ciliaires longues***, enfin la petite ***artère centrale*** de la rétine, contenue dans l'épaisseur du nerf optique.

Les ***veines de l'orbite***, dont la dilatation donne lieu à l'exophtalmos, se réunissent en deux troncs :

La ***veine ophtalmique supérieure*** (v. ophthalmica superior), la plus volumineuse des deux, est d'abord interne, puis passe entre le nerf optique et le droit supérieur, devient externe et, traversant la fente sphénoïdale, se jette dans le sinus caverneux. Elle s'anastomose largement à l'angle interne de l'œil avec la veine angulaire, branche de la veine faciale, et la veine frontale. La ***veine ophtalmique inférieure*** est placée sur le plancher de l'orbite, à sa partie interne ; elle se jette en partie dans le sinus caverneux par la fente sphénoïdale, en partie par la fente sphéno-maxillaire, dans des veines tributaires de la veine faciale. Toutes ces veines sont dépourvues de valvules [ce qui explique qu'elles puissent servir de voie de circulation collatérale au sang du sinus caverneux en cas d'oblitération des sinus pétreux et latéraux].

Les ***nerfs de l'orbite*** sont, en dehors du nerf sensoriel, le nerf optique, un nerf sensitif, le ***nerf ophtalmique de Willis***, branche du trijumeau et les trois nerfs moteurs des muscles du globe, ***le moteur oculaire commun***, le ***moteur oculaire externe***, le ***pathétique*** (trochlearis). Tous ces nerfs pénètrent dans l'orbite par la fente sphénoïdale. Le plus superficiel de tous, c'est le ***frontal***, branche de l'ophtalmique de Willis, visible aussitôt que l'on a enlevé le plafond de l'orbite, immédiatement au-dessous du périoste, au-dessus du muscle releveur palpébral.

La deuxième branche de l'ophtalmique de Willis, le ***lacrymal*** est également superficiel, un peu en dehors du précédent ; au contraire, la troisième branche de l'ophtalmique, le ***nerf naso-ciliaire*** est profond ; placé d'abord en dehors du nerf optique, il passe entre celui-ci et le muscle droit supérieur, donne les nerfs ciliaires longs pour le globe oculaire, et se divise en nerf nasal interne (n. ethmoïdalis anterior) et nerf nasal externe (n. infratrochlearis). Le ***nerf pathétique*** (IV) est à la partie interne de l'orbite, à la surface du muscle grand oblique auquel il est destiné. Le ***nerf moteur oculaire externe*** (n. abducens VI) est d'abord en dehors du nerf optique, avec le naso-ciliaire, puis il vient s'accoler à la face interne du muscle droit externe qu'il innerve.

Tous les autres muscles de l'œil sont innervés par le ***nerf moteur oculaire commun*** (III) généralement divisé en deux rameaux, un supérieur, un inférieur, avant son entrée dans l'orbite. Le rameau supérieur fournit au releveur de la paupière supérieure, au droit supérieur ; le rameau inférieur innerve le droit interne, le droit inférieur et le petit oblique.

Le ***petit ganglion ophtalmique*** (ganglion ciliare) est placé à la partie postérieure de l'orbite, à la face externe du nerf optique. On doit le rapporter à la portion cranienne du grand sympathique [il possède trois racines, une sympathique venant des filets sympathiques péricarotidiens, une sensitive provenant du naso-ciliaire, une motrice que lui fournit la branche inférieure du moteur oculaire commun ; du ganglion ophtalmique se détachent de nombreux nerfs ciliaires]. On trouve encore dans l'orbite, mais en dehors du périoste orbitaire, deux rameaux nerveux appartenant au nerf maxillaire supérieur : ce sont le nerf zygomato-orbitaire et le sous-orbitaire.

LES FOSSES NASALES

Le ***squelette*** des fosses nasales (Voy. fig. 15), qui représentent deux couloirs antéro-postérieurs, s'ouvre en avant par l'ouverture piriforme et en arrière finit au niveau des choanes.

L'ouverture piriforme est formée en haut par le bord inférieur des os propres du nez, latéralement par la branche montante du maxillaire supérieur. Les ***choanes*** sont limitées par le vomer en haut, les apophyses ptérygoïdes du sphénoïde sur les côtés et la lame horizontale du palatin en bas.

Le ***toit des fosses nasales*** est constitué, sur le squelette, en avant par les os propres du nez, puis par la lame criblée de l'ethmoïde, perforée par les filets de l'olfactif et répondant par sa face supérieure à l'étage antérieur de la base du crâne et en arrière enfin par le corps du sphénoïde, creusé des sinus sphénoïdaux. Le toit des fosses nasales peut être facilement perforé, au niveau surtout de la lame criblée de l'ethmoïde, par un instrument piquant qui pourra aller blesser ensuite le cerveau.

Le ***plancher des fosses nasales*** est constitué par l'apophyse palatine du maxillaire supérieur et par la lame horizontale du palatin ; les deux segments osseux s'unissent au niveau de la suture palatine transverse ; lorsque le regard est dirigé exactement en avant, la direction du plancher des fosses nasales est légèrement oblique en bas et en arrière, et de plus ce plancher est légèrement excavé en gouttière.

La ***paroi interne ou cloison des fosses nasales*** (septum) est toujours plus ou moins déviée d'un côté ou de l'autre ; lorsque la déviation de la cloison est considérable, il peut y avoir rétrécissement très marqué ou même oblitération complète de la fosse nasale correspondante. Ces déviations de la cloison doivent être considérées comme dues à un trouble dans le développement et sont à distinguer des déviations secondaires dues par exemple à ce fait qu'une tumeur remplissant une fosse nasale dévie la cloison du côté de la fosse nasale opposée.

La ***cloison osseuse*** est formée en haut et en arrière par le vomer, en haut et en avant par la lame perpendiculaire de l'ethmoïde, en bas dans toute son étendue par le vomer ; le vomer présente également en arrière un bord tranchant qui sépare les deux choanes l'une de l'autre ; en avant la lame perpendiculaire et le vomer forment un angle aigu ouvert en avant, qui reçoit le ***cartilage de la cloison*** (cartilago quadrangularis).

La ***paroi externe des fosses nasales*** est très compliquée dans sa structure par la présence des cornets et des orifices des nombreuses cavités accessoires. En avant et en haut on aperçoit l'os propre du nez, l'unguis, la branche montante du maxillaire supérieur ; plus loin en arrière, le corps du maxillaire avec l'orifice du sinus maxillaire, très large sur le squelette, les masses latérales de l'ethmoïde (labyrinthe) avec les cornets (Nasenmuscheln) supérieurs et moyens [plus rarement un quatrième cornet, dit de Santorini, sus-jacent au cornet supérieur], puis la lame perpendiculaire du palatin et l'apophyse ptérygoïde du sphénoïde en arrière. Le cornet inférieur, accroché à la crête de l'orifice du sinus maxillaire, que complète en arrière le palatin, est un os indépendant, l'un des six os pairs du squelette facial.

Entre le plancher des fosses nasales et le cornet inférieur, on trouve le ***méat inférieur*** ; entre le cornet inférieur et le cornet moyen, le ***méat moyen*** ; entre le cornet moyen et le cornet supérieur, le ***méat supérieur***. Au-dessous du bord inférieur libre du cornet correspondant, les différents méats communiquent avec la cavité générale des fosses nasales ; les méats sont naturellement dirigés dans le sens antéro-postérieur et décroissent de *calibre de bas en haut.*

Les fosses nasales communiquent avec la cavité buccale par le ***canal incisif***, qui s'ouvre en avant par un orifice spécial de chaque côté de la cloison des fosses nasales et au contraire par un orifice unique du côté de la voûte palatine. Le ***canal lacrymo-nasal***, que nous avons décrit, vient s'ouvrir dans le méat inférieur ; les fosses nasales communiquent avec la cavité cranienne par les trous nombreux de la lame criblée de l'ethmoïde, et enfin le trou sphéno-palatin avec la fosse ptérygo-maxillaire.

L'***orifice du sinus maxillaire*** (Voy. fig. 18), ou ***antre d'Highmore***, très large sur un os maxillaire isolé, est rétréci, sur le crâne entier, par des avancées des os voisins. Ce sont, en arrière, la lame perpendiculaire du palatin, le cornet inférieur avec son apophyse maxillaire, l'apophyse ethmoïdale du cornet inférieur et l'apophyse unciforme de l'ethmoïde.

La ***peau du nez*** est mobile, là où elle recouvre des parties osseuses; au contraire, elle est

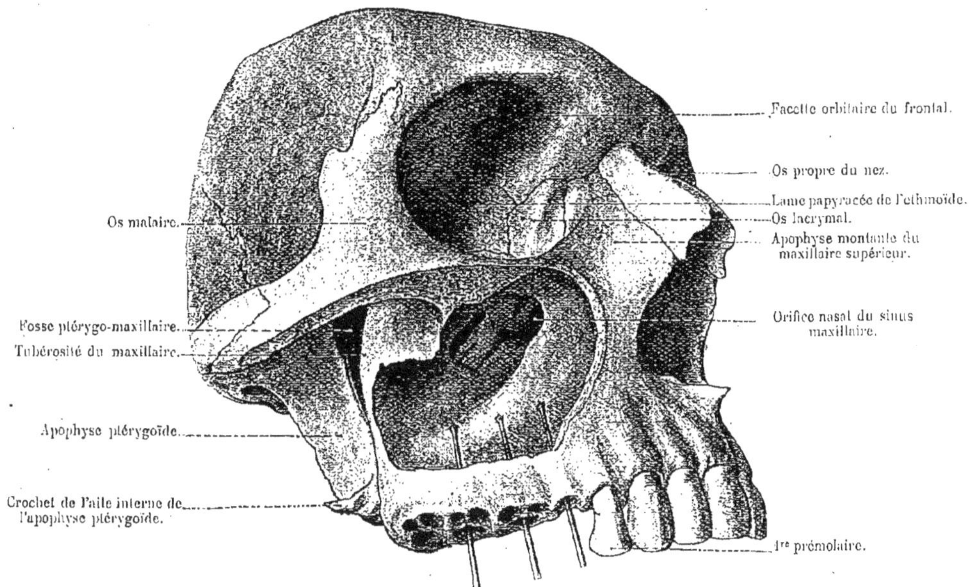

Fig. 18. — Crâne sur lequel on a fait une large trépanation du sinus maxillaire, pour montrer son orifice dans les fosses nasales et ses rapports avec les alvéoles des dents de la mâchoire supérieure. Ces alvéoles sont perforés par des fraises.

intimement unie au squelette cartilagineux, si bien qu'en ces points, une plaie amenant une perte de substance ne peut être suturée et que néanmoins il n'y a pas trop de rétraction cicatricielle. La peau est très riche en ***glandes sébacées*** au niveau de l'aile du nez; ces glandes sébacées sont parfois atteintes de rétraction et forment alors les comédons à l'intérieur desquels il n'est pas rare de trouver le parasite nommé « Demodex folliculorum ». Au niveau de l'orifice de la narine, la peau pénètre à l'intérieur du nez, revêtue de poils appelés ***vibrisses***, et abondamment pourvue de glandes sébacées; peu à peu la peau perd ses poils et glandes et enfin se continue avec la muqueuse pituitaire au niveau de l'ouverture piriforme; la portion des narines recouverte de peau s'appelle ***le vestibule du nez*** (vestibulum nasi).

La ***muqueuse pituitaire*** qui tapisse l'intérieur des fosses nasales peut être divisée en deux zones distinctes : l'une, qui correspond à la partie supérieure de la cloison et à certaines parties des cornets moyen et supérieur, représente la ***région olfactive***; elle est recouverte par l'épithélium olfactif. L'autre zone, bien plus considérable, est ***dite respiratoire***; la muqueuse, non différenciée, ne possède pas de sous-muqueuse, elle repose directement sur le périoste; elle est très sujette aux congestions, surtout grâce à l'existence d'un véritable tissu caverneux, bien développé sur le cornet inférieur et le cornet moyen. Au niveau des orifices de communication des cavités accessoires des fosses nasales, la pituitaire perd la majeure partie de ses glandes, s'amincit et tapisse l'intérieur des sinus ou cellules.

Il n'y a guère, à l'intérieur des fosses nasales, d'artères chirurgicalement importantes ; aussi les hémorragies nasales, généralement d'origine capillaire ou veineuse, s'arrêtent-elles bien par le tamponnement. La branche artérielle la plus importante est l'**artère sphéno-palatine**, branche de l'artère maxillaire interne qui pénètre par le trou sphéno-palatin, venant de la région ptérygo-maxillaire ; cette artère donne à la paroi interne et externe des fosses nasales. Il faut ajouter les petites artères ethmoïdales, branches de l'ophtalmique, des anastomoses avec la faciale au niveau des narines et avec les artères palatines en arrière et en avant (par le canal incisif).

Les **veines des fosses nasales** sont très développées et forment des réseaux superficiels et profonds, ainsi que le tissu caverneux, déjà signalé sur les cornets. Ces veines possèdent, par l'intermédiaire des veines ethmoïdales, un débouché vers le sinus longitudinal supérieur; de même quelques veinules traversent les trous de la lame criblée; [l'émissaire du trou borgne (veine de Blandin et Sabatier) n'existe guère que chez l'enfant.] La communication des veines nasales avec la circulation encéphalique explique que les **épistaxis**, survenant au cours de certaines migraines, amènent parfois une sédation de la douleur.

[Les **vaisseaux lymphatiques des téguments du nez** se rendent, d'après Küttner, pour une part minime aux ganglions lymphatiques parotidiens, et pour la plupart dans les ganglions sous-maxillaires du côté correspondant. Les lymphatiques de la muqueuse pituitaire sont plus intéressants; en effet, A. Key et Retzius auraient remarqué sur certaines injections, des communications entre l'espace sous-arachnoïdien et les lymphatiques des fosses nasales par l'intermédiaire des gaines qui entourent les filets de l'olfactif à leur passage au travers de la lame criblée. Ce fait explique bien la propagation fréquente des méningites aiguës et tuberculeuses des fosses nasales aux méninges; les ganglions qui reçoivent les lymphatiques de la pituitaire sont surtout les ganglions rétro-pharyngiens (d'où la fréquence relative des adéno-phlegmons rétro-pharyngiens consécutifs aux infections nasales) et accessoirement les ganglions satellites de la jugulaire interne à sa partie supérieure.]

Les **nerfs des fosses nasales**, mis à part les filets du nerf olfactif, nerf sensoriel, proviennent des deux premières branches du trijumeau. Le **nerf ophtalmique de Willis** (Ire branche du V) donne le nasal interne, qui, sorti de l'orbite par le trou ethmoïdal antérieur, passe ensuite dans l'étage antérieur de la base du crâne, sous la dure-mère, pénètre dans les fosses nasales par la lame criblée et se distribue, partie à la muqueuse du vestibule, partie à la peau du dos du nez jusque vers la pointe (par le nerf naso-lobaire, qui passe entre l'union de l'os propre du nez et du cartilage). Les autres branches nerveuses proviennent du **nerf maxillaire supérieur** (IIme branche du V), abandonnent ce nerf au niveau du ganglion sphéno-palatin, pénètrent dans les fosses nasales par le trou sphéno-palatin et se distribuent, sous le nom de nerfs naso-palatins, à la paroi externe et à la cloison. Le long de la cloison, on peut suivre un filet, dit grand **nerf naso-palatin de Scarpa**, jusqu'au canal incisif. Ces nerfs ne présentent d'ailleurs aucun intérêt chirurgical direct.

Parmi les cavités accessoires des fosses nasales, le **sinus maxillaire**, ou **antre d'Highmore** (Voy. fig. 18), occupe la première place; c'est la plus étendue de ces cavités. Il est séparé de l'orbite par la face orbitaire du maxillaire supérieur, s'étend fort loin en arrière et remplit le corps du maxillaire. Sur le plancher du sinus, les alvéoles dentaires des molaires forment souvent des saillies fort nettes; quelquefois même, l'alvéole est perforé et la racine de la dent n'est séparée de la cavité du sinus que par la muqueuse. On comprend facilement que la carie et l'infection des molaires puisse donner ainsi naissance à une ***sinusite suppurée***. Comme l'orifice nasal du sinus maxillaire n'est pas au point déclive, lorsque le sinus contient du pus, celui-ci ne peut complètement s'écouler au dehors; il est alors nécessaire d'ouvrir le sinus en un point déclive; on peut perforer le sinus par le fond d'un alvéole dentaire dont la dent a été préalablement extraite. On voit, d'après la figure 18, que l'alvéole, correspondant à la racine de la 1re ou de la 2me molaire, est le mieux placé pour faire cette trépanation du sinus.

Il existe une autre voie pour ouvrir le ***sinus maxillaire*** : c'est sa paroi interne ou nasale, si mince et si facile à perforer, au-dessous du cornet inférieur, dans le méat inférieur. Naturellement on peut encore trépaner le sinus maxillaire en passant par le sillon gingivo-labial supérieur, puis en perforant sa paroi antérieure au-dessus des alvéoles dentaires. [Cette dernière trépanation est la plus anciennement connue, puisqu'elle date de DESAULT; actuellement, en France, on combine l'opération de DESAULT à la perforation de la paroi nasale du sinus, au-dessous du cornet inférieur; on referme la plaie de la muqueuse buccale et l'on draine par le nez; c'est la ***méthode de Luc***.] L'***orifice du sinus maxillaire*** se trouve au-dessous du cornet moyen dans la région de l'infundibulum (Voy. fig. 19); on ne peut bien apercevoir cet orifice qu'après ablation du cornet moyen; on essaie bien sur le vivant d'atteindre cet orifice si bien caché, mais il est très douteux qu'on réussisse. Il n'est pas rare de trouver (comme sur la fig. 19) un orifice accessoire de l'antre d'Highmore, situé en arrière du précédent au-dessous du bord inférieur du cornet moyen. Comme la paroi interne ou nasale du sinus maxillaire est formée par une très mince lamelle osseuse, quelquefois même par la muqueuse pituitaire seule, on comprend facilement que les tumeurs nées dans l'intérieur du sinus (carcinome, par exemple) aient tendance à perforer cette paroi et à pénétrer dans les fosses nasales. La ***paroi supérieure ou orbitaire*** est également très mince et peut être refoulée ou perforée par les tumeurs du sinus qui arrivent ainsi à soulever le globe oculaire et même à le luxer; dans les affections inflammatoires ou néoplasiques du sinus, on peut aussi observer des névralgies du nerf sous-orbitaire contenu dans la paroi supérieure (Voy. *supra*). Enfin, en cas de fracture du maxillaire supérieur, on peut observer de l'emphysème de la joue, et de l'orbite, avec exophtalmie. Lorsque les ***tumeurs du sinus*** bombent en avant, elles déforment la joue; si elles tendent à pénétrer en arrière, elles gagnent la région ptérygo-palatine, quelquefois même le pharynx ou bien perforent la base du crâne et envahissent la cavité cranienne.

Les ***sinus frontaux*** sont aussi très importants à bien connaître en pratique. — Nous en avons déjà parlé plus haut (Voy. p. 4). La figure 4 montre le sinus frontal droit ouvert; on aperçoit dans la profondeur l'orifice de communication sur les fosses nasales. Lorsque l'on a ouvert ainsi le sinus frontal par une trépanation, on peut facilement déboucher l'orifice nasal, si par hasard il est oblitéré par une inflammation.

L'orifice nasal du sinus frontal se trouve situé exactement au-dessous du cornet moyen, dans

Fig. 19. — Paroi externe de la fosse nasale gauche; le cornet moyen est presque entièrement réséqué pour montrer les orifices sous-jacents. La partie antérieure du cornet inférieur est réséquée; le cornet supérieur est intact; des flèches sont introduites dans l'orifice des sinus frontal et sphénoïdal.

Fig. 20. — Région du plancher buccal, vue par l'intérieur de la bouche; la langue est attirée en bas et à droite.

le méat moyen par conséquent, à la partie la plus élevée de l'infundibulum. [Il faut noter que l'***infundibulum***, gouttière formée par l'apophyse unciforme de l'ethmoïde et la pituitaire qui la recouvre, est toujours plus ou moins remplie, sur le crâne frais, par une sorte d'ampoule osseuse recouverte de muqueuse, la bulla ethmoïdal de Zuckerkandl (Voy. fig. 19); la présence de la ***bulla ethmoïdalis*** en ce point ne contribue pas peu à rendre difficilement abordable l'orifice du sinus maxillaire et du sinus frontal sur le vivant.]

Dans la partie la plus reculée des fosses nasales s'ouvrent les ***deux sinus sphénoïdaux***, qui sont creusés dans le corps du sphénoïde, os qui entre dans la composition de la base du crâne. La paroi supérieure du sinus sphénoïdal répond au fond de la ***selle turcique***; elle est très mince et peut être perforée soit par une tumeur provenant du sinus sphénoïdal, soit par un néoplasme développé dans la glande pituitaire ou hypophyse. Nous avons déjà signalé les rapports du sinus sphénoïdal avec la carotide interne (Voy. p. 17). — L'***orifice nasal du sinus sphénoïdal*** se trouve dans le recessus spheno-ethmoïdalis, en arrière et au-dessus du cornet supérieur (Voy. fig. 19). L'orifice, comme celui du sinus maxillaire, n'est pas au point déclive de la cavité.

Les ***cellules ethmoïdales*** remplissent le labyrinthe ethmoïdal, qui limite, comme nous l'avons vu, les fosses nasales du côté de l'orbite; on comprend donc que les tumeurs nées dans les fosses nasales ou les cellules ethmoïdales elles-mêmes puissent pénétrer avec la plus grande facilité dans la cavité orbitaire. Les orifices des cellules ethmoïdales sont tous sur la paroi latérale des fosses nasales (Voy. fig. 19). Sur cette figure, on a réséqué en grande partie le cornet moyen et l'on aperçoit bien la gouttière oblique en avant et en haut de l'infundibulum; on voit une flèche qui y pénètre, introduite par le sinus frontal. Au-dessus de l'orifice de l'infundibulum, appelé quelquefois hiatus semilunaris, on aperçoit l'orifice des cellules ethmoïdales antérieures, séparé de l'infundibulum par la bulla ethmoïdalis. Les cellules ***ethmoïdales moyennes et postérieures*** s'ouvrent dans le méat supérieur, au-dessous du cornet homonyme. Lorsqu'il existe un quatrième cornet, dit de Santorini, il arrive que les cellules ethmoïdales postérieures s'ouvrent au-dessous de lui, par conséquent au-dessus du méat supérieur. [On voit par l'étude de ces rapports combien la ***voie d'accès*** chirurgical sur l'ethmoïde et les cellules ethmoïdales est difficile; la meilleure, semble-t-il, à l'heure actuelle, est celle qui consiste en une incision parallèle au bord interne de l'orifice antérieur de l'orbite qui mène jusqu'à la paroi externe des cellules, c'est-à-dire la paroi interne de l'orbite; on peut arriver ainsi en refoulant en dehors le globe oculaire à pénétrer jusqu'aux cellules ethmoïdales postérieures.]

Sur la figure 19 on aperçoit encore l'orifice du ***canal lacrymo-nasal***, rendu visible par une résection de la partie antérieure du cornet inférieur. On peut atteindre cet orifice par la narine, sur le vivant; mais en général le cathétérisme du canal lacrymo-nasal se fait par le point lacrymal inférieur. En pratique, la possibilité d'atteindre par la narine, l'***orifice pharyngien de la trompe d'Eustache*** est plus important (Voy. fig. 19 et pl. IV). Cet orifice pharyngien est situé à 5 millimètres en arrière de la queue du cornet inférieur, et se trouve limité en arrière par un repli saillant (torus tubarius) point de repère important pour le cathétérisme. L'orifice est à 6 ou 7 centimètres de la narine; à environ 1 centimètre, en arrière de l'orifice tubaire, on trouve la ***fossette de Rosenmüller*** (recessus infundibuliformis) dans laquelle on peut, par erreur, introduire le bec de la sonde à la recherche de l'orifice de la trompe d'Eustache.

En regardant les figures 15 et 19 et la planche IV, on voit clairement que le coryza chronique peut se propager à la trompe, aux sinus frontaux et maxillaires et en arrière au pharynx. De même les ***tumeurs***, nées dans les fosses nasales, peuvent se propager aux cavités accessoires (sinus maxillaire, cellules ethmoïdales), au pharynx par les choanes, à l'orbite, à la région ptérygo-palatine par le trou sphéno-palatin, et de là à la région temporale, ou même dans l'orbite par la fente sphéno-maxillaire. Enfin les tumeurs ou les inflammations de la paroi externe des fosses nasales peuvent amener des troubles de compression du ***canal lacrymo-nasal***.

LA CAVITÉ BUCCALE

La ***cavité buccale*** ayant pour fonction principale de recevoir des aliments, on comprend que ses parois, au lieu d'être partout limitées par un squelette comme les fosses nasales, soient constituées surtout par des parties molles, extensibles. Comme ***squelette***, on ne trouve que la voûte palatine en haut et le maxillaire inférieur en avant et sur les côtés. La limite entre la cavité buccale et le pharynx est marquée en bas sur la langue par le trou borgne et le sulcus terminalis (qui divisent la langue en deux portions, l'une antérieure et l'autre postérieure), latéralement par le pilier postérieur du voile du palais (arcus palato-pharyngeus) et la luette. On appelle cet endroit rétréci, l'isthme du gosier (isthmus faucium). La paroi supérieure de la cavité buccale est formée par la ***voûte palatine*** osseuse et le voile du palais (palais dur et mou), revêtus tous deux d'une muqueuse épaisse, riche en glandes et en pelotons adipeux, solidement unie au périoste et par conséquent fort peu mobile. Comme limite inférieure (plancher de la bouche) nous trouvons en avant le ***muscle mylo-hyoïdien***, tandis qu'en arrière les organes du plancher de la bouche se confondent plus ou moins insensiblement avec ceux du cou.

On distingue à la cavité buccale deux parties : 1° en avant, le ***vestibule buccal*** (***vestibulum oris***) ; 2° en arrière, la ***cavité buccale*** (***cavum oris***).

Le ***vestibule*** est un espace en forme de fer à cheval, limité en dehors par la face interne des lèvres et des joues, en dedans par les arcades dentaires (Voy. fig. 16). Si l'on introduit l'index dans le vestibule buccal, les arcades dentaires étant rapprochées, on tombe en arrière sur le bord antérieur de la branche montante du maxillaire inférieur au-devant de laquelle se trouve un orifice situé en arrière de la dernière molaire supérieure. C'est par ce petit orifice qu'existe la seule communication entre le vestibule buccal et la cavité buccale, lorsque les dents sont serrées ; aussi peut-on utiliser cet orifice pour l'introduction de nourriture liquide, en cas de constriction des mâchoires, s'il n'existe pas déjà d'orifice provenant de la chute d'une ou plusieurs dents. Si l'on applique la pulpe de l'index sur la branche montante du maxillaire, en passant par le vestibule buccal et que l'on recommande au malade de serrer les dents, on sent nettement la corde tendue que forme le bord antérieur du masséter contracté. Un peu plus en avant, au niveau du collet de la deuxième molaire supérieure, on voit le très fin orifice du canal de Sténon, dont le cathétérisme est possible sur le vivant.

La ***paroi externe du vestibule buccal***, composée uniquement de parties molles, est très extensible, si bien que l'on peut facilement palper toutes les dents et les rebords alvéolaires correspondants, en écartant convenablement les commissures labiales ; on peut également sentir avec le doigt

PLANCHE IV. — Coupe médiane de la tête sur un sujet congelé.

le déplacement du maxillaire inférieur lorsqu'il est luxé en avant. Nous avons vu plus haut (Voy. p. 38) que l'on peut ouvrir le sinus maxillaire par le vestibule buccal (procédé de Desault).

L'étude des organes contenus dans la cavité buccale peut être facilement faite sur soi-même, dans un miroir à main. En soulevant la pointe de la langue on aperçoit sur la ligne médiane, le **frein de la langue** (frenulum linguæ), repli muqueux médian et de chaque côté de lui les deux **bourrelets sublinguaux** (plicæ sublinguales) plus ou moins saillants. Ces bourrelets sont produits par la saillie sous-muqueuse des glandes sublinguales; en dedans de la saillie glandulaire, on trouve le **canal de Wharton**, conduit excréteur de la sous-maxillaire (ductus submaxillaris); on peut donc facilement découvrir, en incisant le plancher buccal, soit le canal de Wharton, soit les glandes sublinguales, pour en extraire des calculs, par exemple. La **glande sublinguale** repose en bas sur le muscle mylo-hyoïdien, en avant elle creuse sur le maxillaire inférieur une empreinte très nette, la fossette sublinguale. Au niveau du bourrelet sublingual, se trouvent de nombreux petits orifices des glandes sublinguales (**canaux de Rivinus ou de Bartholin**). On aperçoit toujours nettement à la partie supérieure du bourrelet sublingual, la saillie formée par l'orifice buccal du canal de Wharton; on l'appelle caruncula sublingualis ou ostium umbilicale.

La **langue**, l'organe le plus important de la cavité buccale, est appliquée contre le palais lorsque la bouche est fermée. La base de la langue atteint en arrière l'épiglotte. La coupe médiane sagittale (planche IV) montre nettement que lorsque la langue est très augmentée de volume (glossite aiguë), l'épiglotte abaissée peut arriver à obstruer l'orifice du larynx, ce qui rendra la trachéotomie nécessaire. On comprend également que lorsque la musculature linguale est paralysée (au cours de l'anesthésie générale par exemple), la langue tombe en arrière sur l'épiglotte qui bascule sur la glotte et rend ainsi la respiration très difficile.

Les **artères de la langue** proviennent de l'**artère linguale** (a. lingualis). Cette artère naît de la carotide externe (Voy. p. 49) au niveau de la région sus-hyoïdienne latérale, passe ensuite au-dessus de l'os hyoïde, sous le muscle hyo-glosse et atteint la langue entre le muscle lingual inférieur et le génio-glosse; elle est très flexueuse en ce point où on l'appelle quelquefois **artère ranine**. Elle donne une branche destinée surtout à la muqueuse de la région des papilles caliciformes, c'est l'**artère dorsale de la langue**; en avant, la linguale donne l'artère **sublinguale**, artère du plancher buccal, qui se distribue aux glandes sublinguales et aux gencives, au niveau des incisives. De chaque côté du frein de la langue, l'artère ranine est assez superficielle et lors d'hémorragie, on peut en faire l'hémostase par des fils profonds passés avec une aiguille courbe. Il n'y a pas d'anastomoses volumineuses entre les deux artères. A la partie postérieure de la langue, l'artère linguale est enclavée dans la musculature profonde de l'organe, si bien que lorsqu'elle est coupée en ce point, il peut être difficile de la pincer et que l'on est alors obligé de recourir à la ligature au-dessus de la grande corne de l'os hyoïde, dans la région cervicale (Voy. p. 49).

[Les **veines linguales** suivent en partie l'artère linguale (c'est le groupe le moins important), en partie le nerf grand hypoglosse; elles aboutissent toutes au tronc veineux thyro-linguo-facial de Farabeuf, affluent de la veine jugulaire interne; en avant quelques veines perforent le plancher de la bouche et contribuent à former la veine jugulaire antérieure.]

Parmi les **nerfs de la langue**, les branches linguales du nerf **glosso-pharyngien** (IX) qui se distribuent surtout aux papilles caliciformes du (V) lingual, ne sont pas très importantes pour le chirurgien. Par contre, le nerf de sensibilité générale de la langue, le **nerf lingual** (**nervus lingualis**), branche du nerf maxillaire inférieur du trijumeau (V) qui contient aussi des fibres de sensibilité gustative grâce à son anastomose avec la corde du tympan, peut être découvert par une incision intra-buccale ; ce nerf est placé immédiatement sous la muqueuse du plancher de la bouche, sur les côtés de la langue, en un point correspondant à la deuxième grosse molaire (Voy. fig. 20). Le ***nerf lingual*** passe au-dessous, puis en dedans du canal de Wharton ; on pourrait aussi découvrir le nerf lingual à la partie supérieure du triangle sous-maxillaire, en incisant dans la région sus-hyoïdienne latérale. Le nerf moteur de la langue, le ***nerf grand hypoglosse*** (XII) est placé plus profondément que le précédent, sous la glande sous-maxillaire. On peut aussi découvrir par une incision intra-buccale le nerf dentaire inférieur, branche du nerf maxillaire inférieur ; il faut inciser en un point correspondant à la face interne du maxillaire inférieur, au-dessus de l'entrée du canal dentaire ; on peut aussi pénétrer jusqu'au nerf en trépanant la face externe de la branche montante du maxillaire inférieur, après incision cutanée et décollement du muscle masséter.

Les nombreux ***vaisseaux lymphatiques de la langue*** aboutissent aux ganglions sous-mentaux et sous-maxillaires, qui sont par conséquent souvent envahis dans les affections de la langue, particulièrement le cancer de cet organe.

[La connaissance exacte de la topographie des ***ganglions*** auxquels aboutissent les vaisseaux lymphatiques de la langue est très importante au point de vue chirurgical, puisque l'on cherche toujours aujourd'hui à faire, en même temps que l'ablation d'un cancer, l'excision de tous les groupes ganglionnaires qui peuvent être envahis. Les travaux de Küttner et Most en Allemagne, Poirier et Cunéo en France, ont montré que les vaisseaux lymphatiques de la langue, peuvent être divisés en plusieurs groupes : 1° un groupe antérieur ou apical, correspondant à la pointe de la langue et à la région du frein, dont les lymphatiques aboutissent aux ***ganglions sous-mentaux*** (Poirier) et aussi aux ganglions de la chaîne de la jugulaire interne à la partie moyenne du cou ; 2° un groupe latéral ou marginal, dont les collecteurs aboutissent en partie aux ganglions ***sous-maxillaires***, en partie aux ***ganglions de la chaîne*** de la ***jugulaire interne*** et en particulier à un gros ganglion placé au-dessous du ventre postérieur du digastrique (Küttner) ; 3° un groupe postérieur ou nasal, dont les troncs aboutissent aux ganglions de la chaîne jugulaire cités plus haut, et en particulier à ce ganglion constant, situé au-dessous du digastrique et que Küttner a appelé avec raison ***Hauptganglion*** (***ganglion princeps***) ; 4° un groupe médian ou central qui aboutit aux ganglions de la chaîne jugulaire interne. On voit donc que si les lymphatiques de la langue aboutissent en partie aux ganglions sous-mentaux et aux ganglions sous-maxillaires, la plus grande partie des troncs collecteurs se déverse dans les ganglions de la chaîne jugulaire interne, depuis le ventre postérieur du digastrique jusqu'au muscle omo-hyoïdien. Il sera donc nécessaire de faire une exérèse totale de ces groupes ganglionnaires, si l'on veut faire une opération complète et non se contenter, comme on le faisait presque jusqu'à ce jour, de vider la région sous-maxillaire.]

A la partie postérieure de la cavité buccale, on aperçoit le ***voile du palais*** avec la ***luette*** (***uvula***), les deux piliers du voile, ***pilier antérieur*** (arcus palato-glossus), ***pilier postérieur*** (arcus palato-pharyngien) ; entre les deux piliers, déborde plus ou moins l'***amygdale palatine*** (tonsilla), siège fréquent des angines et de la diphtérie.

Le voile du palais et la voûte palatine reçoivent leur sang des artères palatines. Ce sont des

Fig. 21. — Pharynx, dont la paroi postérieure a été incisée verticalement ; on voit les rapports du pharynx avec les fosses nasales, la cavité buccale et le larynx.

branches de la maxillaire interne nées dans la région ptérygo-maxillaire qui descendent dans les canaux palatins (can. pterygo-palatinus) et sortent de ces canaux au niveau des trous palatins postérieurs.

Les nerfs palatins postérieurs, au nombre de trois, antérieur, moyen et postérieur, branches du nerf maxillaire supérieur, accompagnent les artères dans les canaux palatins.

L'**amygdale palatine** (Voy. fig. 20 et pl. IV) ne fait pas, à l'état normal, une saillie très considérable à la surface de la muqueuse : elle présente une surface criblée d'orifices correspondants aux cryptes amygdaliennes. En raison de la fréquence de ses inflammations, il est nécessaire de bien connaître sa situation. L'inflammation de l'amygdale s'accompagne toujours de gêne de la déglutition qui peut aller jusqu'à la dysphagie absolue, si les deux amygdales sont enflammées et obstruent l'isthme du gosier. Il est évident que l'infection de l'amygdale peut gagner le voile du palais, les choanes et les trompes d'Eustache, le pharynx et même le larynx. Lorsque l'on enlève l'amygdale, ce qui se fait souvent chez les enfants, il peut survenir des **hémorragies** graves. Elles proviennent en général de l'artère tonsillaire, branche de la faciale, plus rarement du tronc de l'artère palatine descendante. Quelquefois même on a vu des hémorragies formidables ; c'est qu'alors un opérateur maladroit a attiré non seulement l'amygdale mais encore les muscles stylo-glosses et stylo-pharyngiens et coupé soit le tronc de la **faciale**, soit même la carotide externe [qui peut, anormalement sinueuse, venir toucher la face externe de la loge amygdalienne (RIEFFEL)]. La **carotide interne** est trop éloignée pour pouvoir être blessée; cependant on a pu la voir ulcérée par un phlegmon péri-amygdalien. [Dans le cas où l'on voudrait pratiquer l'ablation de l'amygdale cancéreuse, la voie intra-buccale est insuffisante; il faut alors aborder l'organe par la voie sus-hyoïdienne latérale en s'aidant de la résection temporaire ou définitive de l'angle du maxillaire inférieur; notons qu'au point de vue topographique, l'amygdale répond extérieurement au gonion ou angle de la mâchoire.]

Le **pharynx**, qui continue directement en arrière la cavité buccale, se prolonge, sans démarcation nette, dans la région du cou. Comme on peut s'en rendre facilement compte sur un pharynx ouvert par derrière (Voy. fig. 21), le pharynx est relié en avant à trois régions différentes. En haut, la portion du pharynx attenante à la base du crâne, s'ouvre dans les fosses nasales par les choanes ; c'est la **portion nasale du pharynx** (pars nasalis pharyngis). La limite inférieure est formée par le **voile du palais**, qui, lors de la déglutition, vient s'appliquer contre la paroi postérieure du pharynx et sépare ainsi complètement la portion nasale de la portion buccale. Dans la partie nasale du pharynx nous trouvons, exactement dans le prolongement de la queue du cornet inférieur, l'**orifice de la trompe d'Eustache** (Voy. *supra*). Du bourrelet qui limite en arrière l'orifice tubaire (torus tubarius) et qui est formé par la saillie sous-muqueuse du cartilage de la trompe, se détache un repli qui descend vers la face supérieure du voile du palais, c'est le **repli salpingo-palatin** (Voy. fig. 19). [Il est formé par la saillie sous-muqueuse du faisceau d'insertion tubaire du muscle palato-pharyngien.] En arrière de l'orifice tubaire on aperçoit la **fossette de Rosenmüller**. Sur la ligne médiane postérieure se trouve l'**amygdale pharyngienne de Luschka** (tonsilla pharyngea, pl. IV), plus ou moins développée suivant les sujets. Cette amygdale pharyngienne repose sur le plan solide que forme l'union de l'occipital et des premières vertèbres cervicales, circonstance favorable à son extirpation. Les affections de cette amygdale pharyngienne (**les végétations adénoïdes**), si fréquentes dans l'enfance, peuvent facilement se propager à la trompe d'Eustache et de là à l'oreille moyenne.

La ***portion buccale du pharynx*** se continue directement par l'isthme du gosier avec la cavité buccale. En regardant la coupe médiane (pl. IV), on voit que l'on peut, sur le vivant, par le très désagréable toucher pharyngien, passer le doigt en arrière et au-dessus du voile du palais, et toucher les choanes et la face postérieure du pharynx nasal (***polypes naso-pharyngiens***, végétations adénoïdes). — On peut, plus commodément, en introduisant un miroir dans l'isthme du gosier, voir l'image réfléchie des choanes et du pharynx nasal; c'est la rhinoscopie postérieure. [On peut également remarquer, sur la planche IV, que le toucher pharyngien permet d'atteindre avec le doigt la face antérieure des trois premières vertèbres cervicales, souvent atteintes de tuberculose (mal sous-occipital)].

Au-dessous de la portion buccale du pharynx, on aperçoit la ***portion laryngienne***. Elle s'étend en bas jusqu'à la sixième vertèbre cervicale, point auquel le pharynx se continue avec l'œsophage. L'entrée du larynx est limitée en avant et en haut par l'épiglotte, latéralement par les replis ary-épiglottiques, où les cartilages cunéiformes et corniculés de Santorini font toujours une saillie nette, visible sur l'image laryngoscopique. En arrière l'entrée du larynx est fermée par l'***échancrure inter-aryténoïdienne*** (***incisura inter-arytenoidea***) qui est le lieu d'élection des ulcérations tuberculeuses. Des bords de l'épiglotte naissent les replis pharyngo-épiglottiques. Latéralement, de chaque côté des flancs du cartilage thyroïde, on aperçoit les gouttières ***pharyngo-laryngées*** (recessus piriformes) à la partie supérieure desquelles se trouve le repli du nerf laryngé supérieur (Hyrtl), ***plica nervi laryngei***.

La ***paroi postérieure du pharynx*** est rattachée à l'aponévrose prévertébrale par un tissu cellulaire lâche (Voy. fig. 26) riche en vaisseaux lymphatiques, renfermant même quelques nodules ganglionnaires à la hauteur des premières vertèbres cervicales; l'aponévrose prévertébrale recouvre les muscles prévertébraux, c'est-à-dire le long du cou et le grand droit antérieur de la tête à ce niveau.

Le pharynx se mobilise dans la déglutition sur ce tissu cellulaire lâche; c'est dans son épaisseur que se développent les abcès rétro-pharyngiens; ceux-ci [presque toujours des adéno-phlegmons développés dans les ***ganglions lymphatiques*** préaxoïdiens et légèrement latéraux, décrits par Gilette] amènent des troubles de compression du côté du pharynx, des choanes, du voile du palais, du larynx et de la trachée; ils bombent presque toujours vers la lumière du pharynx et peuvent être ouverts par la voie intrabuccale.

Comme le ***tissu cellulaire rétro-pharyngien*** se continue sans interruption derrière l'œsophage, il peut être progressivement infiltré de pus dans les abcès rétro-pharyngiens, qui peuvent ainsi descendre jusque dans le thorax et s'ouvrir soit dans la plèvre, soit même dans le péricarde (Voy. pl. VIII et fig. 51). La situation des ***vertèbres cervicales*** par rapport au pharynx permet également de constater par le toucher intrapharyngien le déplacement des vertèbres dans les fractures ou les luxations (Voy. pl. IV); la luxation de l'atlas en avant permettra, par exemple, au doigt explorateur de sentir un corps dur (l'arc antérieur de cette vertèbre) saillant sous la paroi postérieure du pharynx. Certains abcès rétro-pharyngiens à évolution torpide, bien différents des adéno-phlegmons cités plus haut, proviennent de la tuberculose des vertèbres cervicales, mal sous-occipital; lorsque ces abcès s'ouvrent dans le pharynx, on peut quelquefois trouver,

---

Fig. 22. — Coupe sagittale passant par l'apophyse mastoïde, le conduit auditif externe et la cavité glénoïde du temporal.
Fig. 23. — Le rocher avec la caisse du tympan découverte; on voit également l'antre et les cellules mastoïdiennes. Les rapports du facial, de la veine jugulaire et de la carotide interne sont rendus visibles par des teintes différentes (nerf, jaune; veine, bleue; artère, rouge).

mêlés au pus, des séquestres osseux. De même les tumeurs nées de la face antérieure des vertèbres cervicales, du corps de l'occipital et du sphénoïde, se développent de préférence en avant, viennent obstruer les fosses nasales et le pharynx, refoulant le voile du palais et peuvent même pénétrer ensuite dans la cavité cranienne par une voie détournée, par exemple en passant par la lame criblée de l'ethmoïde ou les cavités accessoires des fosses nasales.

ORGANE DE L'OUIE

La **glande parotide** entre en rapport intime avec le **conduit auditif externe** (meatus acusticus externus) dans sa portion cartilagineuse; aussi les tumeurs parotidiennes peuvent-elles obstruer le conduit. — La paroi antéro-inférieure du conduit auditif externe osseux est formée par l'**os tympanal** du temporal (os tympani). Cette paroi osseuse sépare l'articulation temporo-maxillaire du conduit auditif; ce qui explique que les affections de l'articulation temporo-maxillaire puissent se propager au conduit auditif (Voy. fig. 22). La paroi postérieure osseuse du conduit auditif est très inégalement développée suivant les sujets; parfois elle est réduite à une très mince lamelle, et dans ce cas les cellules mastoïdiennes arrivent au contact du conduit (Voy. fig. 22). On comprend que s'il y a du pus dans les cellules mastoïdiennes et qu'on ne lui donne pas issue par une incision opportune, il puisse s'écouler par le conduit auditif après perforation de sa paroi postérieure.

L'étendue de la **caisse du tympan** dans le sens transversal est très minime; on ne compte que 2 millimètres environ entre la membrane tympanique et la paroi interne de la caisse, c'est-à-dire le promontoire. Aussi n'est-il pas très rare de voir, après des otites aiguës, le promontoire et la membrane tympanique contracter des adhérences.

Le **toit de la caisse du tympan**, appelé encore tegmen tympani, correspond à l'étage moyen de la base du crâne ; il est toujours très mince [dans la première enfance, on peut même voir un trousseau dure-mérien et quelques veinules pénétrer presque dans la caisse ; c'est à ces faits que l'on a donné le nom de « déhiscence spontanée du tympan » (Hyrtl). Le toit du tympan sert aussi, en arrière, de paroi supérieure à l'**antre pétreux** (antrum tympanicum), cavité accessoire constante de la caisse du tympan d'où rayonnent, dans une plus ou moins grande étendue, suivant les cas, les **cellules mastoïdiennes** (Voy. fig. 22 et 23). — C'est par l'antre que se propage aux cellules mastoïdiennes l'infection partie de la caisse du tympan [consécutive elle-même, dans l'immense majorité des cas, à une infection ascendante provenant du pharynx et venue par la trompe d'Eustache]. Aussi, dans le cas d'infection des cellules mastoïdiennes, faut-il trépaner celles-ci, en perforant la paroi externe de l'apophyse mastoïde; dans quelques cas, le pus peut trépaner spontanément l'os et donner lieu à des abcès sus-mastoïdiens qui fusent alors dans le cou le long du sterno-cléido-mastoïdien; [quelquefois même, si la trépanation spontanée de l'os par le pus a lieu non plus sur la face externe de l'os, mais en dedans vers la gouttière profonde que l'on trouve à la face interne de l'apophyse mastoïde et que l'on appelle rainure digastrique, il peut se développer un abcès profond du cou, fusant soit le long de la face profonde du sterno-cléido-mastoïdien, soit le long des muscles styliens ; ce sont des abcès profonds du cou, consécutifs aux mastoïdites, qu'a décrits Bezold]. La minceur du toit du tympan (Voy. fig. 23) explique la possibilité de la destruction de cette paroi osseuse et de la **propagation d'une infection**

otitique à la ***dure-mère*** (abcès extra-dural) et aux méninges (méningites purulentes otitiques). Si le cerveau lui-même est envahi, c'est généralement dans le lobe temporo-sphénoïdal, immédiatement sus-jacent à la caisse et à l'antre que l'on trouvera un abcès. La figure 22 montre encore un rapport important de l'antre et des cellules mastoïdiennes ; c'est la proximité du ***sinus latéral***, qui se creuse, à la face interne de la portion mastoïdienne du rocher, un sillon profond (sulcus transversus). Ce voisinage du sinus explique bien la possibilité de son infection par une otite suppurée (thrombo-phlébite du sinus latéral avec pyohémie). Par l'intermédiaire de l'infection du sinus (ou même directement en avant de lui par perforation de la face interne de l'antre, ou par propagation le long de l'***aqueduc du vestibule*** qui vient s'ouvrir sur la face interne du rocher), on peut observer un abcès du cervelet d'origine otitique. On se rendra facilement compte de tous ces détails anatomiques, si importants en pathologie et en médecine opératoire, en regardant une base du crâne.

La figure 23 montre encore quelques détails importants des rapports anatomiques de l'oreille moyenne.

1° Au niveau du point marqué en jaune, on aperçoit la saillie de l'***aqueduc de Fallope***, contenant dans son intérieur le ***nerf facial*** (prominentia canalis facialis).

La paroi de l'aqueduc de Fallope est souvent très mince en ce point ; parfois même la paroi osseuse fait défaut et le nerf est alors simplement recouvert par la muqueuse de la caisse. Ce rapport explique qu'une otite moyenne et *a fortiori* une carie du rocher en ce point puisse donner une paralysie faciale.

2° On a observé quelquefois au cours d'une carie du rocher, des hémorragies foudroyantes provenant de la ***carotide interne***. — Ce vaisseau est contenu à l'intérieur du rocher dans le ***canal carotidien*** (canalis caroticus) (Voy. p. 19) : or ce canal, au niveau du point marqué en rouge sur la figure 23, n'est séparé que par une mince lamelle osseuse de la caisse du tympan. Si cette paroi osseuse est perforée, le sang artériel peut inonder la caisse et s'écouler au dehors par le conduit auditif externe, après rupture du tympan, ou par la bouche et le nez, en suivant la trompe d'Eustache.

3° Enfin, il n'est pas très rare de voir la ***fosse jugulaire*** (fossa jugularis), qui contient la dilatation initiale ou ***golfe de la veine jugulaire***, venir faire une saillie marquée sur la paroi interne et inférieure de la caisse du tympan ; la lamelle osseuse qui sépare la veine de l'oreille moyenne est alors très mince ou peut même manquer complètement. C'était le cas sur le crâne qui a servi à dessiner la figure 23 où cette saillie du golfe de la jugulaire est marquée en bleu. [L'opérateur qui pratique la ***paracentèse du tympan*** devra se souvenir de ce détail anatomique et évitera de perforer la membrane tympanique trop près du plancher de la caisse ; car en agissant ainsi, l'instrument piquant pourrait blesser le golfe de la veine jugulaire faisant une saillie anormale dans la caisse.]

LE COU

Intermédiare à la tête et au tronc, le cou représente surtout une région de passage pour des organes importants entre ces deux parties du corps ; le nombre des organes importants compris

---

PLANCHE V. — Coupe transversale du cou sur un sujet congelé, à la hauteur du cartilage thyroïde.

dans un très petit espace à la partie antérieure et latérale du cou, fait de cette région anatomique, l'une des plus utiles à connaître pour le praticien.

La ***limite supérieure du cou*** est formée en avant par le bord inférieur du maxillaire inférieur, latéralement par les apophyses mastoïdes et la ligne occipitale supérieure (linea nuchæ superior). La ***limite inférieure*** est marquée par la fourchette sternale (incisura jugularis sterni), l'articulation sterno-claviculaire, les clavicules, l'acromion et une ligne tirée de cette apophyse de l'omoplate jusqu'à l'apophyse épineuse de la 7e cervicale. Toutes ces limites sont facilement perceptibles par la palpation à travers les téguments. D'autres points de repère importants sont également faciles à sentir : le ***bord antérieur du sterno-cléido-mastoïdien***, le ***bord antérieur du trapèze***, la ***fosse sus-claviculaire***, plus ou moins profonde suivant les cas, la la ***fosse sus-sternale***, l'échancrure qui sépare les deux chefs d'insertion inférieure du sterno-cléido-mastoïdien au-dessus de l'articulation sterno-claviculaire. En ce point on a pratiqué autrefois la ligature de la carotide primitive (Zang); on y ausculte souvent les ***veines jugulaires*** (pour y entendre les souffles anémiques par exemple). La veine jugulaire externe est facile à voir à travers la peau lorsqu'elle est distendue, par exemple, lorsqu'on la comprime à sa partie inférieure en dehors de l'insertion inférieure du sterno-mastoïdien.

La palpation des points saillants de l'appareil respiratoire, à la partie antérieure du cou, a une grande importance pratique. On peut palper facilement l'***os hyoïde***, en le prenant entre deux doigts, jusqu'au niveau de ses grandes cornes ; on distingue aisément l'os hyoïde du ***cartilage thyroïde***, en reconnaissant la saillie médiane de ce dernier, connu vulgairement sous le nom de ***pomme d'Adam***, en pénétrant dans l'échancrure thyroïdienne supérieure sus-jacente à la pomme d'Adam; on peut alors facilement introduire deux doigts entre le bord supérieur de l'échancrure thyroïdienne et l'os hyoïde, en déprimant la membrane thyro-hyoïdienne. En suivant en bas la saillie de la pomme d'Adam, on arrive jusqu'au tubercule antérieur du ***cartilage cricoïde***, séparé par la membrane crico-thyroïdienne toujours tendue, mais néanmoins facilement reconnaissable. Au cricoïde succèdent en bas les anneaux cartilagineux de la trachée que recouvre bientôt l'***isthme du corps thyroïde***, aisément perceptible lorsque la thyroïde est bien développée, sous forme d'une saillie médiane. — On sent facilement en dedans du bord antérieur du sterno-cléido-mastoïdien les pulsations de l'artère carotide primitive; celles de l'artère sous-clavière, passant par-dessus la première côte, sont moins aisées à percevoir, surtout chez les sujets gras ; c'est également dans la fosse sus-claviculaire que l'on comprimerait l'artère sous-clavière, en prenant point d'appui sur la première côte.

Les ***parties molles du cou*** sont disposées tout autour de la colonne cervicale, comme le montre très bien la planche V ; ce sont d'abord les muscles qui entourent les vertèbres cervicales; en arrière les ***muscles de la nuque*** formant une masse volumineuse; au contraire, en avant les muscles prévertébraux et scalènes constituent une couche musculaire beaucoup moins épaisse. En avant les vertèbres et les muscles prévertébraux recouverts de l'aponévrose prévertébrale sont reliés par un tissu cellulaire lâche au paquet vasculo-nerveux et à la gaine viscérale, presque complètement cachés en avant par les muscles antérieurs du cou, les sterno-mastoïdiens et les muscles sous-hyoïdiens. — Les ***viscères*** impairs, c'est-à-dire le tube digestif, pharynx et œsophage, et le tube respiratoire, larynx rattaché à l'os hyoïde et trachée, sont flanqués latéralement par la ***paquet vasculo-nerveux***, carotide primitive, veine jugulaire interne et nerf pneumatique. Cette disposition des parties molles est d'une importance capitale pour la compréhension de l'anatomie du cou. Le ***paquet viscéral médian*** est facile à mobiliser sur le plan vertébral sous-jacent, comme on peut s'en rendre compte sur soi-même; aussi les tumeurs nées sur les parties latérales du cou refoulent-elles souvent le larynx, la trachée et l'œsophage du côté opposé; et réciproquement les tumeurs développées dans les viscères cervicaux peuvent déterminer des troubles de compression du paquet vasculo-nerveux.

La ***peau*** de la région cervicale antérieure est solidement unie au ***muscle peaussier*** sous-jacent (platysma) comme le cuir chevelu à l'aponévrose épicranienne. Aussi la peau suit-elle tous les mouvements du muscle peaussier, et il est facile de la soulever en plis verticaux correspondants à la direction des fibres du muscle. La mobilité de la peau du cou permet de l'utiliser avec avantage dans les autoplasties. La disposition de la musculature à la partie antérieure et latérale du cou permet de l'utiliser pour diviser la région cervicale en segments topographiques dont les limites sont faciles à trouver sur le vivant. — Le bord inférieur du maxillaire inférieur et la saillie symétrique des deux sterno-mastoïdiens, tendus depuis l'apophyse mastoïde jusqu'au sternum, délimite la ***région cervicale antérieure*** (regio colli anterior, Voy. fig. 24). — Le bord externe du sterno-mastoïdien, le bord antérieur du trapèze et le bord supérieur de la clavicule forment les limites de la ***région cervicale latérale*** (regio colli lateralis), qui a la forme d'un triangle à base claviculaire. L'os hyoïde et le bord postérieur des muscles digastriques (Voy. fig. 24) permettent d'établir dans la région cervicale antérieure une division secondaire, ***région sus-hyoïdienne***, de petite étendue et région sous-hyoïdienne descendant jusqu'à la partie inférieure du cou. Dans chacune de ces régions on peut distinguer une région moyenne impaire et deux régions latérales paires. — Sur la ligne médiane, au-dessus de l'os hyoïde, limitée latéralement par le ventre antérieur du digastrique, se trouve la ***région sous-mentale*** (regio sub-mentalis); en dehors d'elle, bordée en haut par le bord du maxillaire inférieur, latéralement par les deux ventres, antérieur et postérieur, du digastrique, se trouve la ***région sous-maxillaire*** (regio sub-maxillaris), de forme triangulaire, contenant la glande du même nom. Sur la ligne médiane, dans la région sous-hyoïdienne, on distingue la ***région cervicale médiane*** (regio colli mediana), qui a la forme d'un losange très allongé, compris entre l'os hyoïde et le bord supérieur du sternum et dont les côtés sont formés par les muscles sterno-cléido-hyoïdien et sterno-thyroïdiens. Les parties latérales de la région sous-hyoïdienne sont importantes, surtout à cause de la présence du paquet vasculo-nerveux à ce niveau. On les appelle ***fosse carotidienne*** ou ***triangle carotidien*** (trigonum caroticum), délimité en haut par le ventre postérieur du digastrique, en arrière par le bord antérieur du sterno-mastoïdien, en bas par le ventre supérieur de l'omo-hyoïdien.

Dans le ***triangle carotidien*** (Voy. fig. 24 et 25), on sent facilement le pouls de la carotide primitive, en avant du bord antérieur du sterno-mastoïdien, à la hauteur du larynx. C'est en ce point que l'on incise, parallèlement à la direction du bord antérieur du sterno pour découvrir la carotide primitive et la lier (Cooper). Ce point où la ligature est facile correspond au tubercule antérieur de l'apophyse transverse de la 6e vertèbre cervicale [appelé en France ***tubercule de Chassaignac***; ce point de repère vertébral correspond en avant à la saillie du tubercule antérieur du cartilage cricoïde]. La ***carotide primitive*** (a. carotis communis) monte verticalement depuis l'angle inférieur du triangle carotidien, le plus souvent cachée par la saillie du bord antérieur du sterno-mastoïdien, et se divise à la hauteur du bord supérieur du cartilage thyroïde en artères carotide externe et carotide interne. A l'état normal, avant toute dissection, la carotide interne est recouverte par la carotide externe. En dehors de l'artère carotide primitive, on trouve la grosse ***veine jugulaire interne***, qui lorsqu'elle est pleine de sang cache l'artère, qui lui est par conséquent sous-jacente. Entre les deux gros vaisseaux, compris dans la même gaine conjonctive et situé un peu en arrière d'eux, on rencontre le ***nerf pneumogastrique*** qui descend vers l'orifice supérieur du thorax (Voy. fig. 25 et 27 et pl. V). Lors de blessure des gros vaisseaux du cou, on comprend que le nerf vague puisse être facilement atteint et en tous cas, si on pratique la ligature de la carotide ou de la veine jugulaire, il faudra isoler avec soin le nerf.

On devrait aussi épargner le mince filet nerveux appelé ***branche descendante de l'hypoglosse***, qui est sous-jacent à l'artère; mais la section de ce nerf n'amène pas de troubles sérieux. Cette branche descendante de l'hypoglosse forme avec les filets des 2e et 3e paires cervicales une anse nerveuse dont les branches innervent les muscles sous-hyoïdiens [excepté le thyro-hyoïdien qui reçoit un rameau direct du grand hypoglosse]. [En arrière du paquet vasculo-nerveux se trouve le ***tronc du sympathique*** cervical appliqué contre l'aponévrose prévertébrale; le sympathique se renfle en un ganglion volumineux au-devant de la 3e vertèbre cervicale : c'est le ganglion sympathique cervical supérieur; il en existe parfois un autre, moins gros, au-devant de l'apophyse transverse de la 6e cervicale, c'est le ganglion sympathique cervical moyen. Si l'on voulait aborder le tronc du sympathique pour le réséquer au niveau du cou, le mieux serait de faire une incision verticale parallèle au bord postérieur du sterno-mastoïdien; une fois le muscle dégagé, un écarteur entraînant en avant le paquet vasculo-nerveux, on découvre facilement le tronc du sympathique qui reste accolé, par ses rami communicants, à l'aponévrose prévertébrale.] On peut rencontrer aussi à ce niveau des veines thyroïdiennes moyennes qui passent par-dessus l'artère carotide pour aller se jeter dans la veine jugulaire et peuvent être gênantes dans la ligature de la carotide. — Sous le bord externe de l'omo-hyoïdien, on aperçoit le ***lobe latéral du corps thyroïde***, plus ou moins saillant et volumineux suivant les sujets. L'artère ***thyroïdienne supérieure***, branche de la carotide externe, descend vers ce lobe, flexueuse (et relativement très superficielle; plus superficielle que la carotide, ce qui fait que dans les tentatives de suicide, elle est plus souvent intéressée que le tronc de l'artère carotide primitive). La thyroïdienne supérieure, avant d'atteindre le lobe thyroïdien, donne une petite branche, l'artère ***laryngée supérieure***, qui accompagne le nerf laryngé supérieur et perfore avec lui la partie latérale de la membrane thyro-hyoïdienne. Au-dessus de l'artère thyroïdienne supérieure naît, de la carotide externe, l'***artère linguale*** qui pénètre bientôt à la face profonde de l'hypoglosse pour gagner la langue. On peut en faire la ligature sur le vivant, soit en cas d'hémorragie linguale, soit avant d'enlever un cancer de la langue; il faut inciser immédiatement au-dessus de la grande corne de l'os hyoïde, couper le peaussier, l'aponévrose moyenne et entamer l'hyoglosse entre le ventre postérieur du digastrique et la grande corne hyoïdienne; on pourrait aussi lier l'artère linguale, plus en avant, dans le triangle sous-maxillaire. [Il est préférable de lier sur le vivant l'artère linguale dans le triangle postérieur, décrit plus haut (que l'on appelle en France ***triangle de Béclard***), parce que la linguale donne presque aussitôt après la dorsale de la langue dont l'hémostase ne serait pas assurée si on liait la linguale plus en avant, dans le ***triangle de Pirogoff***, compris entre les deux ventres du digastrique et le nerf grand hypoglosse, à la face profonde dans la glande sous-maxillaire.] Immédiatement au-dessus de l'artère linguale, naissant souvent avec elle par un court tronc commun, on trouve l'***artère faciale*** (a. maxillaris externa), troisième branche de la carotide externe. La faciale s'enfonce sous le ventre postérieur du digastrique et le stylo-hyoïdien pour pénétrer dans la région sous-maxillaire (Voy. *infra*). Les autres branches que donne la carotide externe dans le triangle carotidien sont l'***artère pharyngienne ascendante***, naissant de la face interne de l'artère et montant verticalement vers la base du crâne, et l'***artère occipitale***, naissant sur le bord postérieur de la carotide externe (Voy. pl. II). Le long de la carotide, on trouve les ***ganglions lymphatiques profonds du cou*** qui sont souvent enflammés ou dégénérés. Les artères qui y prennent naissance peuvent descendre le long des vaisseaux du cou jusque dans le médiastin.

A la partie supérieure du ***triangle carotidien***, on rencontre le nerf moteur de la langue, le ***grand hypoglosse*** (XII) qui décrit une courbe à concavité antérieure, embrassant l'artère carotide externe et la faciale qui naît à ce niveau. Le nerf hypoglosse, accompagné des veines linguales, pénètre ensuite dans la région sous-maxillaire. [Le nerf grand hypoglosse, grâce à son rapport intime et relativement constant avec l'artère carotide externe, est un bon point de repère pour la ligature de cette artère. Notons que parfois le nerf hypoglosse croise l'artère plus bas que normalement, lorsqu'il est abaissé par une ***branche sterno-mastoïdienne née de l'artère occipitale*** (comme sur le côté gauche de la figure 24)]. — En passant par le triangle carotidien on peut également atteindre l'œsophage et la partie inférieure du pharynx (Voy. *infra*). [A propos de cette description du triangle, insistons sur les rapports de la ***veine jugulaire interne avec les ganglions lymphatiques*** qui l'entourent; ces ganglions, dont l'infection tuberculeuse est si fréquente, sont irrigués par de petites artères nées des branches de la carotide externe et déversent leur sang dans la veine jugulaire interne par de petits rameaux courts; lors de l'extirpation des ganglions tuberculeux de la chaîne jugulaire, il faudra se souvenir de ce fait anatomique pour ne pas couper trop près de la veine jugulaire, les courtes veines dont nous venons de parler; on ferait ainsi une plaie latérale à la veine jugulaire, accident évidemment réparable, mais au moins inutile.]

En suivant en avant le nerf grand hypoglosse et l'artère faciale, on arrive dans la ***région sous-maxillaire***, comprise entre le bord inférieur du maxillaire inférieur et les deux ventres du muscle digastrique. Après avoir enlevé la peau, le muscle peaussier et l'aponévrose sous-jacente, on tombe sur la ***glande sous-maxillaire*** (fig. 24 et 25), que l'on peut même apercevoir à travers la peau chez les sujets amaigris. En anatomie chirurgicale, on décrit une véritable loge à la glande; l'aponévrose qui limite cette loge en dehors est assez forte et peut, dans une certaine limite, arrêter la marche des abcès. Le long de la face externe de la glande et le long du bord du maxillaire, on rencontre un certain nombre de ***ganglions lymphatiques***, appelés sous-maxillaires; quelques ganglions sont même souvent ***inclus dans la glande sous-maxillaire*** (d'où la nécessité absolue en pratique chirurgicale, d'enlever la glande sous-maxillaire, lorsque l'on veut pratiquer le curage complet des ganglions de la loge sous-maxillaire). Ces ganglions ainsi que les ganglions sous-mentaux, reçoivent surtout les lymphatiques du visage et peuvent être trouvés dégénérés dans les néoplasmes de la face (en particulier le cancer de la lèvre). La glande sous-maxillaire reçoit de nombreuses branches de l'***artère faciale*** qui pénètre dans la loge sous-maxillaire, à la partie postéro-supérieure, émergeant de la face profonde du ventre postérieur du digastrique et du stylo-hyoïdien; l'artère se creuse un sillon dans la glande, à sa face profonde, puis réapparaît tout à fait superficielle au niveau du rebord inférieur du maxillaire, en avant de l'insertion du muscle masséter.

La branche principale de la faciale est l'***artère sous-mentale***, qui, recouverte d'abord par la glande sous-maxillaire, passe ensuite au-dessus du mylo-hyoïdien, accompagnée un instant par le nerf moteur du mylo-hyoïdien [et du ventre antérieur du digastrique, branche du nerf dentaire inférieur]. Au niveau de l'angle du maxillaire inférieur, à la partie postérieure de la région sous-maxillaire, on trouve un confluent veineux important formé par la rencontre de la ***veine faciale antérieure et de la veine faciale postérieure*** (Voy. fig. 24). [En France, nous décrivons différemment les veines de la région : la veine faciale antérieure des Allemands est notre ***veine faciale*** ; quant à la veine faciale postérieure des Allemands, c'est en partie le ***tronc temporo-maxillaire***, origine intra-parotidienne de la jugulaire externe, en partie l'***anastomose de la jugulaire externe et de la jugulaire interne, également intra-parotidienne***. Ajoutons que, en général, la veine faciale, les veines linguales et les veines thyroïdiennes supérieures se réunissent en un tronc commun, dit tronc thyro-linguo-facial (Farabeuf) qui débouche dans la jugulaire interne au niveau de la grande corne de l'os hyoïde ; ce tronc veineux thyro-linguo-facial est, avec le nerf grand hypoglosse, le point de repère le plus important pour découvrir l'artère carotide externe.]

A la partie profonde de la région sous-maxillaire, après avoir fortement soulevé en haut la glande sous-maxillaire (qui descend parfois très bas dans le cou, jusqu'au-dessous de l'os hyoïde), on aperçoit en avant le ***canal de Wharton***, conduit excréteur de la glande sous-maxillaire, souvent accompagné par un prolongement de la glande, qui s'enfonce sous le muscle mylo-hyoïdien pour entrer dans le plancher de la bouche.

Plus profondément encore, au-dessus du ***canal de Wharton***, on peut apercevoir le ***nerf lingual***, branche du maxillaire inférieur, avec le ganglion sous-maxillaire qui lui est appendu et d'où se détachent des filets nerveux destinés à la glande. Le nerf glosso-pharyngien, assez grêle comparé au précédent, est plus profondément situé encore, entre le muscle styloglosse et le muscle stylo-pharyngien ; il passe au-dessous de l'amygdale, lui abandonne quelques filets et se termine dans la muqueuse de la langue, au niveau du V lingual. [A la face profonde de la ***glande sous-maxillaire***, on aperçoit encore une petite région importante en médecine opératoire, car on peut y pratiquer la ligature de l'artère linguale ; c'est le triangle dit de Pirogoff, et limité en haut par le nerf grand hypoglosse, en bas par les deux ventres du digastrique ; le fond est formé par le muscle hyoglosse ; immédiatement en arrière de ce muscle, on peut trouver l'artère linguale (Voy. fig. 25)].

La ***région médiane*** du cou a la forme d'un losange allongé, s'étendant de l'os hyoïde à la fourchette sternale. En haut les deux côtés du losange sont formés par les deux muscles sterno-cléido-hyoïdiens, divergeant en dehors, en bas par les deux muscles sterno-thyroïdiens convergeant en dedans vers le sternum (Voy. fig. 24). La plus grande largeur de cette région se trouve à peu près à égale distance du sternum et de l'os hyoïde : elle atteint 2 centimètres. A ce niveau, le ***conduit laryngo-trachéal*** n'est séparé de la peau que par une mince couche aponévrotique ; aussi les plaies des voies aériennes sont-elles fréquentes en ce point, surtout dans les tentatives de suicide. C'est également dans cette région que l'on pratique la trachéotomie. Des points de repère facilement perceptibles à travers les téguments permettent de subdiviser la région médiane du cou en plusieurs régions secondaires : région hyoïdienne, correspondant à l'os hyoïde ; région sous-hyoïdienne correspondant à la ***membrane thyro-hyoïdienne***, région à laquelle répond l'isthme de la glande thyroïde ; cette dernière région se continue en bas directement dans la région sus-sternale.

En passant par la ***région sous-hyoïdienne***, on pénètre directement dans les voies aériennes, après avoir coupé la membrane thyro-hyoïdienne. En arrière de cette membrane on rencontre ***une couche de graisse notable***, épaisse d'environ 1 centimètre, à l'intérieur de laquelle se trouve le ligament hyo-épiglottique et le pédicule de l'épiglotte. Cette masse graisseuse forme un bourrelet visible dans le vestibule laryngé, en avant de l'épiglotte. En raison de cette boule adipeuse, la région sous-hyoïdienne ne semble pas très favorable aux interventions chirurgicales. On voit parfois, à la suite des laryngites, des abcès s'y former ; on peut les ouvrir en incisant directement à travers la membrane thyro-hyoïdienne. On trouve quelquefois, au-devant de la membrane thyro-hyoïdienne, une bourse séreuse, sous-jacente aux muscles sterno-thyroïdiens ; on dit qu'elle peut donner naissance à des hygromas. [En réalité, on sait aujourd'hui que la plupart des hygromas sous-hyoïdiens ne sont que des ***kystes thyro-hyoïdiens***, développés aux dépens du ***tractus thyréoglosse de His***, qui représente le pédicule de tissu thyroïdien qui au cours de l'évolution embryonnaire rattacha un moment l'ébauche médiane du corps thyroïde à la base de la langue (région du foramen cæcum ou trou borgne). On trouve aussi quelquefois une bourse séreuse sous-cutanée en avant de la partie médiane saillante du cartilage thyroïde (pomme d'Adam).]

Le ***cartilage thyroïde*** occupe en avant la plus grande partie de la région laryngée ; il forme une saillie médiane, surtout marquée chez l'homme adulte et connue vulgairement sous le nom de pomme d'Adam. Au-dessous du cartilage thyroïde on rencontre le ligament crico-thyroïdien qui rattache le cricoïde au cartilage précédent. C'est en ce point que l'on peut le plus facilement ouvrir le larynx, au-dessous des cordes vocales (laryngotomie ***intercrico-thyroïdienne***). En incisant plus haut on peut faire la ***thyrotomie médiane*** (appelée laryngo-fissure) qui permet l'exploration endolaryngée. La petite artère crico-thyroïdienne, branche de la laryngée supérieure, qui passe au-devant de la membrane crico-thyroïdienne, n'a pas une grande importance pratique. La coupe médiane représentée figure 26 montre un certain nombre de détails importants : les abcès consécutifs à l'inflammation du périchondre des cartilages du larynx (surtout les aryténoïdes et le cricoïde) peuvent se développer soit sur la lumière du canal laryngien, soit en arrière vers l'intérieur du pharynx ; ils provoquent dans le premier cas de la dyspnée, dans le second de la dysphagie. Enfin, les abcès périchondritiques développés aux dépens du cartilage thyroïde ou du cricoïde, peuvent perforer la peau et former des fistules dans la région médiane du cou.

A la région laryngée succède en bas la ***région thyroïdienne*** ; elle répond à l'***isthme du corps thyroïde*** qui recouvre les premiers anneaux de la trachée et même parfois le cartilage cricoïde. Chez l'enfant, l'isthme du corps thyroïde est toujours plus haut situé que chez l'adulte ; cependant il ne dépasse jamais en haut le cartilage cricoïde. [Chez l'enfant, la crico-trachéotomie, faite par ponction de la membrane crico-thyroïdienne, est l'opération de choix.] De plus, chez l'enfant, le corps thyroïde est plus intimement uni à la trachée que chez l'adulte. Lorsque l'on pratique la ***trachéotomie supérieure***, c'est-à-dire au niveau des premiers anneaux de la trachée, on peut, après l'incision de la peau et de l'aponévrose, refouler en bas, avec le doigt, l'isthme du corps thyroïde, pour éviter de le blesser. On peut, dans quelques cas, rencontrer un lobe moyen du corps thyroïde, appelé aussi ***pyramide de Lalouette***, mais ce lobe moyen est rarement exactement médian ; il part généralement à gauche de la ligne médiane, du bord supérieur de l'isthme.

Latéralement le corps thyroïde, recouvert du muscle sterno-thyroïdien et sterno-cléido-hyoïdien, s'étend jusqu'à la région carotidienne ; il repose à ce niveau sur la partie inférieure du pharynx et le commencement de l'œsophage. — Les rapports du corps thyroïde montrent que les ***tumeurs du***

corps thyroïde peuvent provoquer des troubles de compression du côté de la trachée [aplatissement de la trachée en lame de sabre, ramollissement et même destruction des cartilages trachéaux dans les goitres] ainsi que du côté des gros vaisseaux du cou et des nerfs pneumogastrique, sympathique et ***laryngé inférieur ou récurrent.*** En effet, ce dernier nerf monte en arrière des lobes latéraux du corps thyroïde, entre la trachée et l'œsophage; sa blessure doit être soigneusement évitée au cours de l'ablation d'un lobe thyroïdien, car sa lésion amènerait une paralysie de la musculature laryngée du côté correspondant. [Il faut signaler encore le rapport intime que contracte l'***artère thyroïdienne inférieure***, branche de la sous-clavière, avec le ***nerf récurrent***; les dispositions sont variables, suivant les sujets, mais il faut se rappeler que l'artère passe tantôt en avant du nerf, tantôt en arrière de lui; quelquefois même le nerf est compris au milieu des branches de l'artère.] Au-dessous de l'isthme du corps thyroïde on trouve la trachée qui devient de plus en plus profonde à mesure que l'on approche de la fourchette sternale. C'est une des raisons pour lesquelles la trachéotomie basse est aujourd'hui abandonnée; de plus, la face antérieure de la trachée est recouverte à ce niveau par les ***veines thyroïdiennes inférieures***, volumineuses et débouchant un peu au-dessous de la fourchette sternale dans le gros tronc brachio-céphalique veineux gauche. Enfin, on peut quelquefois rencontrer à ce niveau une artère thyroïdienne médiane (dite de Neubauer), qui naît directement de la crosse de l'aorte.

La ***trachée*** commence au niveau du bord inférieur du cartilage cricoïde, au même point où l'œsophage continue le pharynx. Ce point correspond à la 6e ***vertèbre cervicale*** (par conséquent à la hauteur du ***tubercule de Chassaignac***). La bifurcation de la trachée en branches se fait à la hauteur de la 4e vertèbre dorsale, par conséquent en plein médiastin (Voy. p. 103). On peut par conséquent décrire à la trachée une portion cervicale et une autre thoracique ou médiastinale; la séparation des deux portions se trouve au niveau de la 1re vertèbre dorsale. Au niveau du cou, les rapports de la trachée et du corps thyroïde permettent de décrire à la trachée : 1° une petite portion au-dessus de l'isthme; 2° une portion située en arrière de l'isthme; 3° une portion un peu plus longue, sous-jacente à l'isthme. A mesure que la trachée descend vers le thorax, elle s'éloigne de la peau; elle est donc non point verticale, mais bien ***oblique en bas et en arrière.*** Le point où elle est le plus superficiellement placée se trouve au-dessus du corps thyroïde; au niveau de la fourchette sternale, elle est cachée par la graisse sus-sternale plus ou moins abondante et par le plexus des veines thyroïdiennes inférieures. Enfin chez l'enfant la partie la plus inférieure de la portion cervicale de la trachée est recouverte par l'extrémité supérieure du ***thymus.***

L'***œsophage*** est situé immédiatement en arrière de la trachée; son point d'origine correspond au cartilage cricoïde en avant, à la sixième cervicale en arrière; il est à 15 centimètres des arcades dentaires chez l'adulte. L'œsophage se dévie légèrement à gauche de la ligne médiane, et déborde par conséquent de ce côté la trachée, exactement médiane. Si l'on veut pratiquer l'incision de l'œsophage (***œsophagotomie externe***) pour enlever par exemple un corps étranger dégluti, il faudra donc passer de préférence du côté gauche, en avant du bord antérieur du sterno-cléido-mastoïdien. Il faut couper successivement la peau, le peaussier, l'aponévrose superficielle, dégager le bord antérieur du sterno-mastoïdien, récliner ce muscle en dehors, reconnaître le lobe gauche du corps thyroïde et le récliner en dedans, ainsi que la trachée et le larynx. Dans certains cas, il faut lier l'***artère thyroïdienne inférieure*** qui croise le flanc gauche de l'œsophage, et toujours éviter soigneusement le nerf récurrent gauche. On pourrait utiliser cette voie d'accès pour ouvrir un abcès rétro-pharyngien, inaccessible par la voie intra-buccale; on peut naturellement aussi se servir de cette incision pour lier l'artère thyroïdienne inférieure. L'œsophage est séparé de la trachée par un tissu cellulaire lâche (Voy. fig. 26); c'est l'**espace rétro-viscéral de Henke**, qui se laisse infiltrer facilement par les suppurations rétro-pharyngo-œsophagiennes qui peuvent ainsi fuser dans le médiastin.

Les **ganglions lymphatiques profonds** qui entourent l'œsophage peuvent provoquer des compressions de cet organe ou même le perforer, s'ils sont suppurés. La face antérieure de l'œsophage est rattachée à la trachée par un tissu cellulaire lâche, et de chaque côté de l'espace trachéo-œsophagien se trouve le nerf récurrent, montant vers le larynx (le nerf récurrent est à gauche dans un petit angle dièdre formé en arrière par l'œsophage débordant légèrement et en avant par la trachée).

Sur la **ligne médiane antérieure** du cou, on trouve parfois une veine dite veine médiane du cou. Plus fréquemment on trouve, de chaque côté de la ligne médiane antérieure, une **veine jugulaire antérieure**, de calibre très variable. Ces veines jugulaires antérieures naissent dans la région du menton; elles sont situées en avant des muscles sous-hyoïdiens et, arrivées à la partie inférieure du cou, elles passent à la face profonde de l'insertion inférieure du sterno-mastoïdien, rejoignent la veine jugulaire externe et se jettent avec elle dans la veine sous-clavière sur la ligne médiane, au-dessus de la fourchette sternale, les deux veines jugulaires antérieures sont réunies par une **anastomose** transversale (arcus venosus juguli), qui peut être intéressée dans la trachéotomie basse. Le **tronc brachio-céphalique veineux gauche** ne dépasse que rarement le bord supérieur du sternum; il faudra cependant se souvenir de sa présence à ce niveau en opérant. Sur les parties latérales du cou, on voit souvent à travers les téguments, la **veine jugulaire externe** qui croise en X la face externe du sterno-mastoïdien. Cette veine naît, au-dessous de l'oreille, dans la région parotidienne, s'anastomose avec la veine faciale postérieure (Voy. *supra*), reçoit le sang des veines occipitales et auriculaires postérieures, et au-dessus de la clavicule, en dehors de l'insertion inférieure du sterno-mastoïdien, perfore l'aponévrose superficielle et se jette dans la veine sous-clavière. Lorsque l'on pratique la ténotomie du sterno-mastoïdien, dans les cas de torticolis, il faut éviter la blessure de cette veine (ce qui est d'ailleurs facile aujourd'hui où la **ténotomie à ciel ouvert** est préférée à la ténotomie sous-cutanée). L'insertion inférieure du sterno-mastoïdien: représentée par son chef claviculaire et son tendon sternal, recouvre également les gros vaisseaux du cou; en passant entre les deux faisceaux d'insertion sternale et claviculaire, on arrive d'abord sur la grosse veine jugulaire interne, puis refoulant en dedans les muscles sous-hyoïdien, on peut, bien que très difficilement, arriver sur la carotide primitive; on utilisa autrefois ce procédé de ligature aujourd'hui abandonné en faveur du **procédé de Cooper** (ligature à la hauteur du cartilage thyroïde).

Dans la région latérale du cou, on rencontre, à ce niveau du bord postérieur du sterno-mastoïdien, des branches nerveuses de **plexus cervical superficiel**; le plexus cervical profond formé par les quatre premières racines cervicales antérieures est profondément situé sous le sterno-mastoïdien.

Les branches du plexus cervical superficiel sont toutes sensitives; ce sont :

Fig. 27. — Fosse sus-claviculaire; le muscle sterno-cléido-mastoïdien et les muscles sous-hyoïdiens sont enlevés.
Fig. 28. — Fosse sous-claviculaire.

1° La ***branche mastoïdienne*** (***nervus occipitalis minor***), parallèle au bord postérieur du muscle, plus ou moins grosse suivant les sujets, destinée à la peau de la région mastoïdienne et souvent anastomosée avec le grand nerf occipital (Voy. p. 13).

2° La ***branche auriculaire*** (***nervus auricularis magnus***), plus volumineuse que la précédente et passant à la face externe du sterno-mastoïdien. Elle monte verticalement vers l'oreille et se distribue à la peau du pavillon de l'oreille, à celle du conduit auditif (en partie seulement, le reste du conduit auditif externe étant innervé par la branche anastomotique du pneumogastrique et du facial). Le nerf auriculaire postérieur est parfois nettement divisé en une branche antérieure et une postérieure.

Ce nerf donne aussi des filets à la glande parotide et à la peau de la joue; il possède une anastomose intraparotidienne avec le ***facial***.

3° La ***branche transversale*** (n. cutaneus colli) qui passe transversalement à la partie moyenne de la face externe du muscle sterno-mastoïdien de la région cervicale antérieure, après avoir perforé le peaussier. Les filets supérieurs de cette branche cervicale transverse s'anastomosent avec le rameau du facial qui va au peaussier du cou.

4° Les ***branches sus-claviculaires*** et ***sus-acromiales*** (***nervi supra-claviculares***) qui passent par-dessus la fosse sus-claviculaire et se distribuent en avant à la peau de la région sous-claviculaire, en arrière, à la peau qui recouvre l'acromion et le moignon de l'épaule.

Au niveau du bord postérieur du sterno-mastoïdien on rencontre encore le ***nerf spinal*** (nervus accessorius) qui a perforé le faisceau profond du sterno-mastoïdien, et gagne alors le trapèze, en passant obliquement par-dessus les splénius et l'angulaire de l'omoplate. Le muscle trapèze, comme le sterno-mastoïdien d'ailleurs, n'est que partiellement innervé par le spinal; il reçoit encore des filets venus du plexus cervical profond.

Au niveau de la fosse sus-claviculaire, on aperçoit, au-dessous du bord postérieur du sterno-mastoïdien, le ventre postérieur de l'***omo-hyoïdien***, qui, oblique en bas et en arrière, disparaît derrière la clavicule. Ce muscle délimite avec la clavicule le petit triangle omo-claviculaire. Chez les individus très maigres, on peut voir nettement ce muscle se dessiner sous la peau dans les mouvements de déglutition.

A la partie profonde de la région cervicale latérale (Voy. fig. 27), on rencontre, formant le fond de la région, les ***muscles scalènes***. Le scalène antérieur, étendu des apophyses transverses des 3e, 4e, 5e et 6e vertèbres cervicales jusqu'au tubercule du scalène de la 1re côte (dit en France tubercule de Lisfranc), forme avec le scalène moyen inséré en haut à toutes les apophyses transverses des vertèbres cervicales et en bas à la face externe de la 1re côte, l'***espace interscalénique*** de forme triangulaire, à sommet supérieur, à base inférieure claviculaire. En arrière du scalène moyen, on trouve le scalène postérieur étendu des apophyses transverses des 5e, 6e et 7e vertèbres cervicales à la face externe de la 2e côte. En arrière du groupe des scalènes, on rencontre l'***angulaire de l'omoplate*** (levator scapulæ), inséré en haut aux apophyses transverses des quatre premières cervicales, en bas à l'angle supéro-interne de l'omoplate; et les muscles ***splénius de la tête et du cou*** (splenius capitis et cervicis), étendus du ligament nuchal et des apophyses épineuses des six premières vertèbres cervicales à l'apophyse mastoïde d'une part (splenius capitis) et aux apophyses transverses des trois premières cervicales d'autre part (splenius cervicis).

Au-dessus de la clavicule, on trouve le groupe des ***ganglions sus-claviculaires***; ils reçoivent la lymphe de la région latérale du cou jusqu'à l'oreille et sont souvent atteints de dégénérescence tuberculeuse. [Au niveau de la fosse sus-claviculaire gauche, les ganglions sus-claviculaires peuvent être atteints de cancer, secondairement à un cancer du canal thoracique; aussi lorsque au cours de l'évolution d'un néoplasme abdominal (estomac, foie, intestins) on rencontre des ganglions sus-claviculaires gauches, engorgés, c'est qu'en général la généralisation cancéreuse est déjà très étendue; c'est ce qui fait la valeur diagnostique et surtout pronostique de cette **adénopathie sus-claviculaire gauche** (TROISIER).]

En enlevant le sterno-cléido-mastoïdien, nous rencontrons le prolongement vers le thorax du paquet vasculo-nerveux du cou; si maintenant on résèque la clavicule, surtout son extrémité interne (Voy. fig. 27), on aperçoit très bien la **première côte** et la région limitrophe du cou et du thorax, puisque le **dôme pleural et le sommet du poumon** dépassent toujours en haut la première côte. A droite, on arrive facilement jusqu'à la division en sous-clavière et carotide du tronc brachio-céphalique artériel, qui se fait un peu au-dessous et en arrière de la fourchette sternale. A gauche la carotide et la sous-clavière, qui sont nées isolément de la crosse de l'aorte, sont situées en arrière de l'insertion sternale du premier cartilage costal. Ces gros vaisseaux sont donc cachés par l'insertion inférieure du sterno-mastoïdien, l'articulation sterno-claviculaire et les insertions inférieures des muscles sous-hyoïdiens (sterno-thyroïdien et sterno-cléido-thyroïdiens). — L'**artère carotide primitive** ne donne aucune branche à ce niveau, elle passe ensuite sous le muscle omo-hyoïdien et entre dans le triangle carotidien, déjà décrit. L'**artère sous-clavière** monte en dedans du dôme pleural et du sommet du poumon sous-jacent, passe par-dessus le dôme pleural en décrivant une courbe à convexité supérieure, s'enfonce en arrière du scalène antérieur dans la fente inter-scalénique, puis glisse au-dessus de la première côte où elle marque un **sillon** (**sulcus subclaviæ**) plus ou moins profond. L'artère arrive ainsi dans la fosse sus-claviculaire, où on peut la sentir battre, et vient enfin passer sur la clavicule et le muscle sous-clavier, en un point correspondant exactement au milieu de l'os, elle prend alors le nom d'axillaire. [Notons que l'artère sous-clavière gauche entre en rapport par sa face antérieure avec le canal thoracique, qui décrit, en ce point, une crosse à concavité inférieure, avant de se jeter dans la veine sous-clavière gauche, en arrière du confluent veineux de la jugulaire interne et de la sous-clavière.] A l'exception d'une seule branche, l'**artère scapulaire postérieure** (arteria transversa colli, fig. 27), toutes les autres branches de la sous-clavière naissent en dedans des scalènes, en un point de l'artère où celle-ci est profondément cachée par la veine sous-clavière et le confluent veineux de la jugulaire interne et de la veine sous-clavière. Ces branches sont :

1° L'**artère vertébrale**, déjà étudiée page 19.

2° L'**artère mammaire interne** (Voy. p. 81).

3° Le **tronc thyro-bicervico-scapulaire** (**Farabeuf**) (truncus thyreo-cervicalis) qui peu après sa naissance se divise en :

a. **Artère thyroïdienne inférieure** (a. thyreoidea inferior); en général la branche la plus volumineuse, qui est d'abord verticalement ascendante, passe derrière la carotide primitive, et se recourbe en dedans pour gagner le pôle inférieur des lobes latéraux de la glande thyroïde. Elle se distribue au pharynx, à l'œsophage, à la trachée, au larynx (artère laryngée inférieure) et au corps thyroïde.

b. L'**artère cervicale ascendante** superficielle (a. cervicalis ascendens) souvent très faible, qui monte verticalement sur la face antérieure du scalène antérieur (en dedans du nerf phrénique).

c. L'***artère cervicale transverse superficielle*** (*a. cervicalis superficialis*) qui passe horizontalement au-devant du plexus brachial et se distribue au muscle trapèze.

d. L'***artère sus-scapulaire*** (rétro-claviculaire de Farabeuf, arteria transversa scapulæ), qui naît parfois isolément du tronc de la sous-clavière. Après sa naissance, elle s'incline un peu en bas, et, cachée derrière la clavicule, atteint le bord supérieur de l'omoplate, passe par-dessus le ligament qui surplombe l'échancrure coracoïdienne [remplie par le ***nerf sus-scapulaire*** et un petit plexus veineux], arrive ainsi dans la fosse sus-épineuse, puis passant au-dessous de l'arcade de l'épine de l'omoplate, en arrière du col de cet os, parvient dans la fosse sous-épineuse, où elle se termine en s'anastomosant avec l'artère sous-scapulaire, branche de l'axillaire; elle se distribue aux muscles sus et sous-épineux ainsi qu'à l'omoplate (Voy. fig. 30).

4° Le ***tronc cervico-intercostal*** (truncus cervico-costalis), peu volumineux et se divisant, après un court trajet (au-dessus et en arrière du dôme pleural), en :

a. ***Artère intercostale supérieure*** (a. intercostalis suprema), destinée aux deux premiers espaces intercostaux.

b. ***Artère cervicale ascendante profonde*** (a. cervicalis profunda) qui passe au-dessus du col de la première côte et se rend aux muscles profonds de la nuque.

Quand la sous-clavière est sortie de la fente interscalénique ou même quelquefois un peu après, elle donne :

L'***artère scapulaire postérieure*** (a. transversa colli) qui passe au travers des troncs d'origine du plexus brachial, parallèle comme direction à l'artère cervicale transverse superficielle (qu'elle peut d'ailleurs suppléer) et arrive ainsi à la face profonde du muscle angulaire de l'omoplate ; à ce niveau elle se divise en deux branches, une ascendante, une descendante (qui suit le bord interne de l'omoplate et se distribue aux muscles qui s'insèrent en ce point).

Cette dernière artère doit être respectée lorsque l'on fait la ***ligature de la sous-clavière*** en dehors des scalènes ; au cours de cette opération, il faut également prendre garde à la ***veine jugulaire externe*** plus superficielle, que l'on divisera au besoin entre deux ligatures, et enfin, au moment de la dénudation de l'artère, se souvenir de la présence dans la profondeur du cul-de-sac pleural, qui dépasse toujours la première côte.

En dehors de la carotide primitive, on retrouve, comme dans le triangle carotidien, la ***grosse veine jugulaire*** qui, en arrière de l'articulation sterno-claviculaire, se confond avec la ***veine sous-clavière*** pour former le ***tronc brachio-céphalique veineux***; un peu avant son confluent, la veine jugulaire se dilate en une saillie toujours marquée, c'est le ***bulbe de la jugulaire*** (***bulbus venæ jugularis***). La veine sous-clavière est située en avant et un peu au-dessous de l'artère homonyme; elle en est séparée par l'insertion du scalène inférieur au ***tubercule de la première côte*** (***tubercule de Lisfranc***). La veine sous-clavière reçoit la veine jugulaire externe, généralement grossie peu avant son confluent de la veine jugulaire antérieure, les veines scapulaires supérieures et les veines cervicales transverses profondes ou scapulaires postérieures.

Le ***plexus cervical profond***, formé par les racines antérieures des quatre premiers nerfs cervicaux, se trouve placé au-devant des insertions des muscles latéraux du cou, caché par toute l'épaisseur du sterno-mastoïdien.

La ***1re racine cervicale antérieure*** est petite ; elle s'anastomose avec le ganglion sympathique cervical supérieur et forme avec la 2e racine cervicale une anse nerveuse grêle d'où naissent des branches pour les muscles du cou. La ***2e racine*** cervicale donne des filets aux muscles de la nuque, en particulier à l'angulaire de l'omoplate. Cette racine donne encore, ainsi que la 3e, des filets qui forment une anse descendante anastomosée plus bas avec la branche descendante de l'hypoglosse. De l'anastomose entre la 2e et la 3e racine cervicale naît généralement la branche mastoïdienne du plexus cervical superficiel. De la ***3e racine*** ou de l'anse qui la réunit à la 4e, naît en général la branche auriculaire du plexus cervical superficiel et la branche tranversale, les rameaux sus-claviculaire et sus-acromiaux. Le ***nerf phrénique*** (Voy. p. 87) naît en général de la 4e racine; cette dernière s'anastomose avec le plexus brachial par une anse nerveuse. Les ***rameaux d'origine du plexus brachial***, toujours volumineux, sont situés au-dessus de l'artère sous-clavière dans la fente interscalénique. Le nerf phrénique, au contraire, est en avant du scalène antérieur et pénètre dans le thorax entre la veine sous-clavière en avant et l'artère en arrière.

LE MEMBRE SUPÉRIEUR

L'ÉPAULE

Les ***limites de l'épaule*** du côté du cou sont marquées par la clavicule, l'acromion, et la ligne menée de l'acromion à la 7e vertèbre cervicale (proéminente). Du côté du bras la limite de l'épaule est indiquée par les insertions du grand pectoral (pectoralis major) et du grand dorsal. Le ***grand pectoral*** naît par un chef claviculaire de l'extrémité sternale de la clavicule, par un chef sterno-costal de la face antérieure du sternum et des six premiers cartilages costaux, et enfin par un chef abdominal inconstant de la partie antérieure de la gaine du grand droit; il s'insère à l'humérus au niveau de la lèvre externe de la coulisse bicipitale; le ***grand dorsal*** (latissimus dorsi) s'insère en bas aux apophyses épineuses des vertèbres depuis la 7e vertèbre dorsale jusqu'au sacrum, à la crête iliaque, au feuillet superficiel de l'aponévrose lombo-dorsale; aux trois dernières côtes; en haut il vient se fixer au fond de la coulisse bicipitale. La voussure particulière à la région de l'épaule est produite par la saillie du ***muscle deltoïde***, qui recouvre l'articulation scapulo-humérale; le deltoïde s'insère en haut à l'extrémité acromiale de la clavicule, à l'acromion, à l'épine de l'omoplate et à l'aponévrose sous-épineuse; en bas, il se fixe au V deltoïdien de la face externe de l'humérus. A travers l'épaisseur du deltoïde, on sent plus ou moins distinctement la tête humérale avec la grosse tubérosité, la petite tubérosité et le ***sillon bicipital*** (sulcus intertubercularis) qui contient le tendon de la longue portion du biceps; c'est en suivant le sillon bicipital qu'il faut inciser lorsque l'on fait la ***résection de l'épaule*** par le procédé de Langenbeck. Plus en dedans, recouverte encore par le deltoïde, on sent l'***apophyse coracoïde de l'omoplate***; cette apophyse se trouve en dehors du sillon delto-pectoral qui contient la veine céphalique; en haut ce sillon s'élargit en forme de triangle à base claviculaire, correspondant au point où la clavicule est dépourvue d'insertions musculaires. La peau se déprime à ce niveau en une fossette sous-claviculaire qui répond au point où se lie l'***artère axillaire*** sous la clavicule; chez les sujets maigres on peut quelquefois arriver à sentir une corde tendue entre l'apophyse coracoïde et la clavicule : c'est le ***ligament coraco-claviculaire antérieur***. [Il est bon de le sectionner lorsqu'on pratique la ligature de l'artère axillaire sous la clavicule.] Au niveau de l'extrémité externe de la clavicule, on sent une petite fossette qui correspond à l'interligne de l'articulation acromio-claviculaire. Il est important de s'habituer à reconnaître tous ces points de repère sur un sujet normal, car c'est grâce à eux que l'on peut faire le diagnostic des luxations.

Après avoir incisé la peau de la région scapulaire antérieure, on tombe sur le muscle peaussier, les nerfs sus-claviculaires du plexus cervical superficiel, l'aponévrose mince qui recouvre le ***sillon delto-pectoral***; dans ces sillons, on rencontre la ***veine céphalique***, qui monte, accompagnée par un rameau descendant de l'***artère acromio-thoracique***; arrivée dans la fossette sous-claviculaire, la veine céphalique se jette dans la veine axillaire, après avoir perforé l'aponévrose clavi-coraco-axillaire, passant par-dessus le bord supérieur du ***muscle petit pectoral***; ce muscle s'insère en dehors à l'apophyse coracoïde, en dedans aux 2e, 3e, 4e et 5e côtes. En enlevant l'aponévrose qui tapisse le fond de la fossette sous-claviculaire, on arrive facilement sur la veine axillaire qui est interne, sur le plexus brachial qui est externe et l'artère axillaire qui est entre les deux. Tous ces organes sortent de dessous la clavicule, entre le ***muscle sous-clavier*** (inséré au cartilage de la 1re côte et à la clavicule) en haut et le bord supérieur du petit pectoral en bas. C'est le point où l'on pratique en général la ***ligature de l'artère axillaire***; il faudra donc refouler le plexus branchial en dehors et la veine axillaire en dedans; c'est en ce point que l'artère acromio-thoracique naît de la face antérieure de l'artère axillaire et se divise en rameaux deltoïdiens, rameaux acromiaux et rameaux pectoraux; sur la face antérieure de l'artère axillaire, on trouve constamment un filet nerveux très important (car il peut servir de guide pour trouver l'artère), ***c'est le nerf du grand pectoral*** (nervus thoracalis anterior), figure 28; (en arrière de l'artère se trouve le nerf du petit pectoral, les deux nerfs des pectoraux viennent s'anastomoser en arcade au-dessous de l'artère et forment ainsi le plexus thoracique antérieur de Bourgery). — Rappelons que l'***artère axillaire*** correspond en ce point exactement au ***milieu de la clavicule;*** — les rapports intimes entre la clavicule et les vaisseaux et les nerfs sous-jacents expliquent que dans certains cas de fractures, on puisse observer des lésions vasculaires ou des compressions nerveuses; les premières sont beaucoup plus rares que les dernières. De plus, au niveau de l'aisselle, le ***plexus brachial*** se trouve appliqué presque immédiatement contre la tête humérale; aussi dans les luxations de l'épaule, dites sous-coracoïdiennes, le plexus brachial peut être comprimé entre la tête humérale luxée et la paroi costale. Quant au ***nerf circonflexe*** (***nervus axillaris***) qui est en contact immédiat du col chirurgical, il est encore exposé aux contusions ou aux tiraillements dans les lésions de l'épaule (fig. 30). Lors de fracture du col chirurgical de l'humérus, il peut y avoir encore compression du plexus brachial si le fragment inférieur se déplace en dedans et l'extrémité supérieure de l'humérus en dehors; les compressions vasculaires sont infiniment plus rares.

Au niveau du bord inférieur du muscle sous-clavier les vaisseaux et nerfs du membre supérieur entrent dans une cavité appelée cavité axillaire. La ***cavité axillaire*** a la forme d'une pyramide quadrangulaire limitée en haut par l'apophyse coracoïde, en bas par la peau qui se déprime et s'enfonce dans le creux axillaire, et possédant quatre faces ou parois. A l'intérieur de la pyramide axillaire se trouvent des vaisseaux artériels et veineux, des nerfs, des ganglions lymphatiques et de la graisse toujours abondante. La ***paroi antérieure*** est formée par les deux ***muscles grand et petit pectoral***; la ***paroi interne*** est constituée par la ***paroi costale*** recouverte du muscle grand dentelé (m. serratus anterior); le muscle inséré au bord spinal de l'omoplate vient se fixer à la face externe des 8 ou 9 premières côtes par autant de digitations. Sur cette ***paroi interne ou thoracique***, on rencontre une série de 10 à 12 ***ganglions lymphatiques*** (Voy. fig. 29) entre la 2e et la 4e côte; ces ganglions reçoivent leurs affluents du bras et du thorax. Ces ganglions lymphatiques sont assez voisins des gros vaisseaux et lorsqu'ils sont dégénérés on doit en pratiquer l'ablation, qui sera toujours faite avec prudence à cause du voisinage dangereux

Fig. 29. — Creux axillaire et paroi thoracique latérale.

de la veine. C'est surtout dans le ***cancer du sein*** que les ganglions axillaires se trouvent dégénérés (Voy. *infra*, p. 82).

La ***paroi postérieure de l'aisselle*** est formée par la face antérieure de l'omoplate recouverte du ***muscle sous-scapulaire*** (m. subscapularis) qui, né dans toute la fosse sous-scapulaire, va se fixer en dehors à la petite tubérosité de l'humérus, et par le muscle grand rond (m. teres major) qui s'insère au bord spinal de l'omoplate, à l'aponévrose sous-épineuse et à la lèvre interne de la coulisse bicipitale ; [le grand dorsal, qui, au niveau de la paroi postérieure de l'aisselle, vient passer au-devant du muscle grand rond, en le contournant, mérite aussi d'être cité]. Enfin, la ***paroi externe de l'aisselle*** est constituée par l'articulation scapulo-humérale, le col chirurgical de l'humérus recouverts par le muscle coraco-brachial et la courte portion du biceps.

L'***artère axillaire*** répond d'abord à la paroi postérieure du creux axillaire, puis à la paroi externe ; on sent facilement les pulsations de l'artère en dedans de la saillie formée par le muscle coraco-brachial. Pour lier l'artère, ce muscle sert de point de repère, le bras étant placé fortement en abduction. La proximité de l'artère et de l'articulation de l'épaule explique que le vaisseau puisse être déchiré au cours des manœuvres violentes de réduction d'une luxation de l'épaule.

Les branches de l'artère axillaire sont :

1° L'***artère acromio-thoracique***, déjà signalée (Voy. *supra*).

2° L'***artère sous-scapulaire*** (a. subscapularis) ; elle naît à égale distance à peu près de la clavicule et du bord inférieur du grand pectoral, point au niveau duquel l'artère axillaire devient l'artère humérale. L'artère sous-scapulaire se divise en deux branches : 1° la ***branche scapulaire*** (a. circumflexa scapulæ) qui contourne le bord axillaire de l'omoplate (où elle laisse sur l'os une empreinte visible) ; elle arrive ainsi dans la fosse sous-épineuse, se distribue aux muscles et donne une très forte anastomose à l'artère subscapulaire, branche de la sous-clavière ; c'est là, la voie principale de circulation collatérale en cas d'oblitération ou de ligature de l'artère axillaire ; 2° la ***branche thoracico-dorsale*** (a. thoracico-dorsalis) qui descend en arrière de la saillie du muscle grand dorsal et se distribue aux muscles grands ronds, grands dentelés et grand dorsal.

3° L'***artère thoracique longue*** (a. thoracica lateralis) ou mammaire externe, de volume très variable et naissant au-dessus de la sous-scapulaire.

4° L'***artère circonflexe antérieure***, de petit calibre, passant en avant du col de l'humérus.

5° L'***artère circonflexe postérieure***, beaucoup plus grosse ; elle naît à côté de la précédente, passe par le trou quadrilatère (Voy. *infra*), appliquée contre la face postérieure du col chirurgical, accompagnée par le nerf circonflexe et se distribue surtout, comme ce dernier, au muscle deltoïde. Lorsque l'on a soin de raser l'os dans une ***désarticulation*** de l'épaule, on évite cette artère.

La ***veine axillaire*** est située, comme la veine sous-clavière, en dedans de l'artère correspondante ; il est très rare de la trouver double dans l'aisselle. [Elle reçoit les veines correspondant aux artères, citées plus haut ; le ***tronc commun des veines circonflexes***, souvent fort volumineux, passe en avant de l'artère axillaire et peut être gênant dans la ligature de cette artère à la partie inférieure de l'aisselle.]

Les ***nerfs du plexus brachial*** qui au-dessous de la clavicule étaient tous en dehors de l'artère, se groupent dans le creux axillaire en trois troncs principaux, au-dessous du petit pectoral ; on peut distinguer un tronc nerveux externe, un interne, et un postérieur. Les deux premiers se distribuent à la musculature du côté de la flexion, le dernier aux muscles de l'extension. Du tronc interne se dégage la racine interne du **nerf médian**, du tronc externe, la racine externe du même nerf ; ces deux racines forment au-devant de l'artère axillaire une sorte de **fourche** (Voy. fig. 29) ; de la racine externe du médian naît le **nerf musculo-cutané** ; de la racine interne du même nerf se dégagent le **cubital** (n. ulnaris) et le **brachial cutané interne** (nervus cutaneus antibrachii medialis) et son accessoire (nervus cutaneus brachii medialis). Du tronc postérieur naissent le **nerf radial** (n. radialis), le **nerf circonflexe** (n. axillaris) et les **nerfs sous-scapulaires** (nervi subscapulares).

Parmi les autres branches collatérales du plexus brachial on trouve, comme rameaux importants dans l'aisselle, le **nerf du grand dentelé** (**nervus thoracicus longus**) qui descend sur la paroi interne du thoracique du creux axillaire (Voy. fig. 29). Sa situation relativement profonde ne l'expose pas beaucoup au cours des opérations pratiquées dans l'aisselle. Au contraire, le **nerf du grand dorsal** (**nervus thoracico-dorsalis**) est plus superficiel et plus souvent coupé ; sa section, entraînant la paralysie du muscle grand dorsal, doit être évitée. Les deux autres nerfs sous-scapulaires, nerf du grand rond et du sous-scapulaire, sont plus profondément situés. Le **nerf sus-scapulaire** (n. suprascapularis) passe par l'échancrure coracoïdienne et se distribue à la musculature de l'omoplate (muscle sus-épineux et sous-épineux) ; ce nerf n'est pour ainsi dire jamais mis à nu sur le vivant, pas plus que les nerfs du rhomboïde et de l'angulaire de l'omoplate.

A la **région scapulaire postérieure**, la disposition de la musculature donne un certain nombre de points de repère précis, qui facilitent la recherche des vaisseaux et des nerfs. Outre le deltoïde et le grand rond dont on a déjà rappelé les insertions plus haut, signalons le **muscle sus-épineux** (m. supraspinatus) qui s'insère sur la face sus-épineuse et, passant sous l'acromion, va se fixer à la facette supérieure de la grosse tubérosité (tuberculum majus), le **muscle sous-épineux** (m. infraspinatus), inséré à la fosse sous-épineuse et à la facette moyenne de la grosse tubérosité ; le muscle petit rond partant du bord axillaire de l'omoplate, en dehors du précédent et s'insérant à la facette postérieure de la grosse tubérosité. Le bord inférieur du petit rond est sensiblement parallèle au bord supérieur du grand rond. Entre les deux muscles, on aperçoit la **longue portion du triceps** (caput longum musculi tricipitis) qui se fixe en haut, au-dessous de la cavité glénoïde de l'homoplate ; [la longue portion du triceps, vue d'en arrière, est sous-jacente au petit rond et sus-jacente au grand rond (Voy. fig. 30) ; les différents muscles délimitent ainsi deux orifices :

1° Le **trou quadrilatère** (**de Velpeau**), limité par le col de l'humérus en dehors, le grand rond en bas, le petit rond en haut, et la longue portion du triceps en dedans ; à travers cet orifice, on peut arriver jusqu'au tronc de l'artère axillaire ; de plus, on y rencontre les vaisseaux circonflexes postérieurs et le nerf circonflexe, recouverts par le deltoïde auquel ils se distribuent. [A la partie supérieure de ce trou quadrilatère, la capsule de l'articulation de l'épaule présente un point faible (marqué sur la fig. 30 ; Schwache Stelle d. caps. articularis).]

2° Le **trou triangulaire**, formé par la longue portion du triceps en dehors, le petit rond en haut et le grand rond en bas. On y trouve l'artère scapulaire inférieure ou du moins sa branche destinée à l'omoplate (a. circonflexa scapulæ). Cette branche se recourbe le long du bord axillaire de l'omoplate, passe au-dessous du muscle sous-épineux et va plus haut, au-dessous de l'acro-

---

Fig. 30. — Rapports postérieurs de l'articulation scapulo-humérale avec les deux trous de Velpeau.

mion, s'anastomoser avec l'artère sus-scapulaire (a. transversa scapulæ, Voy. fig. 30). C'est une voie collatérale importante, si l'artère axillaire est liée.

Lorsque l'artère axillaire, appliquée contre la face interne de l'humérus, a passé au-dessous du bord inférieur du grand pectoral et qu'elle est devenue **artère humérale**, elle passe au-devant des tendons réunis du grand dorsal et du grand rond qui la séparent de la longue portion du triceps; en arrière, à ce niveau, l'artère humérale donne l'artère humérale profonde qui descend en arrière, accompagnant le nerf radial.

L'**articulation scapulo-humérale** (Voy. fig. 31), la plus mobile de toutes les articulations du corps humain, est formée par la tête humérale et la cavité glénoïde de l'omoplate. Cette dernière est très agrandie par la présence d'un bourrelet glénoïdien fibro-cartilagineux; vu la disproportion considérable qui existe néanmoins entre les deux surfaces articulaires, la tête humérale dépasse toujours de beaucoup le bourrelet glénoïdien.

La **capsule articulaire**, très lâche, s'insère au bourrelet glénoïdien et vient se fixer en avant au niveau du col anatomique de l'humérus, en bas au-dessous du col anatomique. Elle passe en pont par-dessus la coulisse bicipitale et contribue à fixer le tendon de la longue portion du biceps. La cavité articulaire se prolonge autour du tendon bicipital en lui formant une **gaine synoviale** (vagina mucosa intertubercularis). Lorsque le sujet est debout, ce prolongement synovial représente le point déclive de l'articulation et il n'est pas rare de le trouver distendu par un épanchement intra-articulaire. La **petite et la grosse tubérosité restent** extra-articulaires. La synoviale articulaire vient former autour du tendon sous-scapulaire un **second prolongement** (**bursa mucosa subscapularis**). C'est là le point le plus faible de la capsule articulaire et c'est par là que sort le plus souvent la tête humérale en cas de luxation sous-coracoïdienne. Un autre point faible de la capsule articulaire se rencontre entre le muscle sous-scapulaire et le muscle petit rond (on l'aperçoit par le trou quadrilatère) (Voy. fig. 30); c'est par là que se produit la **luxation sous-glénoïdienne**.

Une seconde bourse séreuse importante, indépendante le plus souvent, et sans communication articulaire, est située au-dessous du deltoïde (**bourse sous-deltoïdienne**); elle s'enfonce quelquefois sous l'acromion, formant alors une bourse sous-acromiale. Les affections de cette bourse sous-deltoïdienne peuvent parfois simuler les arthrites scapulo-humérales. [Cette bourse séreuse est en particulier le siège de la **périarthrite scapulo-humérale de Duplay**, affection qui ressemble assez à une arthrite de l'épaule, mais peut cependant en être distinguée grâce à certains signes tels que la possibilité, chez un malade atteint de périarthrite, de mettre le bras en adduction complète, ce qui est toujours impossible en cas d'arthrite.] La capsule n'a guère qu'un seul ligament de renforcement, c'est le **ligament coraco-huméral** qui part du bord externe de l'apophyse coracoïde et se confond avec la capsule irradiant dans la direction de la grosse tubérosité. L'articulation scapulo-humérale se trouve encore puissamment protégée en haut par la **voûte acromio-coracoïdienne** (lig. acromio-coracoïdale) tendue entre l'acromion et le bord postérieur de l'apophyse coracoïde. Il empêche tout déplacement de la tête humérale en haut, si du moins l'acromion n'est pas brisé.

[En France, on décrit à la capsule articulaire de l'articulation de l'épaule, d'autres renforcements ligamenteux; ils sont tous situés à la partie antérieure de la capsule et demandent, pour être bien mis en vue, une préparation spéciale consistant à réséquer la tête humérale par une boutonnière faite en arrière à la capsule (Schlemm). On peut donner à ces ligaments les noms suivants, très heureusement choisis par **Farabeuf**: le premier est le ligament ***sus-gléno-sus-huméral***, le second le ***sus-gléno-préhuméral***, le troisième est le ***pré-gléno-sous-huméral***; entre le premier et le second de ces ligaments, on rencontre le foramen ovale de Weitbrecht, correspondant à la pénétration sous la synoviale articulaire du tendon du muscle sous-scapulaire. Notons enfin que dans la statique de l'articulation de l'épaule, les ***muscles rotateurs de l'humérus*** jouent un rôle prépondérant; en effet, les tendons des muscles sus épineux, sous-épineux et petit rond sont intimement appliqués à la partie postéro-supérieure de la capsule articulaire et jouent là le rôle de ligaments actifs rendant inutile tout renforcement ligamenteux à ce niveau.]

LE BRAS

A la ***face antérieure du bras*** qui correspond au côté de la flexion, on peut facilement déterminer les deux sillons bicipitaux internes et externes. Dans le sillon bicipital interne on sent les pulsations de l'artère humérale. Du côté de l'aisselle, le muscle biceps s'effile en pointe et disparaît sous le bord inférieur du grand pectoral; cette partie effilée qui s'enfonce dans l'aisselle correspond au coraco-brachial et à la courte portion du biceps; c'est le long du ***bord interne*** de cette masse musculaire que l'on peut facilement sentir battre ou même voir l'artère axillaire; il est facile d'en faire la ligature à ce niveau. Accompagnant l'artère humérale, on trouve, dans ce sillon bicipital interne, les grosses branches terminales du plexus brachial qui descendent sur le bras.

L'***aponévrose brachiale***, relativement assez faible, est renforcée en dedans et en dehors par les cloisons intermusculaires internes et externes qui viennent se fixer en bas sur les crêtes humérales situées au-dessus de l'épicondyle et de l'épitrochlée. Ces cloisons séparent le bras en deux loges, l'une antérieure contenant les muscles biceps, brachial antérieur et coraco-brachial et l'autre postérieure renfermant le triceps brachial. Le ***biceps*** s'insère par sa longue portion au tubercule sus-glénoïdien, passant à l'intérieur de l'articulation scapulo-humérale, par sa courte portion à l'apophyse coracoïde et, en bas, en arrière de la tubérosité bicipitale du radius; le ***brachial antérieur***, sous-jacent au biceps, s'insère à l'humérus au-dessous de l'insertion du deltoïde (Voy. Deltoïdien), aux cloisons intermusculaires internes et externes et se fixe en bas à la face antérieure de l'apophyse coronoïde du cubitus. L'insertion du ***coraco-brachial*** en haut, se fait par un tendon commun avec la courte portion du biceps, à l'apophyse coracoïde; il vient s'attacher au bord interne de l'humérus, vers sa partie moyenne. Le ***triceps*** se compose de trois faisceaux insérés, en haut, la longue portion au-dessous de la cavité glénoïde de l'omoplate, le vaste externe (caput laterale) à l'humérus au-dessus du sillon du nerf radial, au-dessus duquel il passe en pont, à la cloison intermusculaire externe; le vaste interne (caput mediale) à toute la face postérieure de l'humérus au-dessous de la gouttière du nerf radial; en bas les trois portions réunies viennent s'attacher à l'olécrâne.

L'aponévrose brachiale présente au niveau du sillon bicipital interne un point faible correspondant au point où la ***veine basilique*** la perfore (hiatus basilicus) pour se jeter dans la veine humérale et où le nerf brachial cutané interne (nervus cutaneus antibrachis) la traverse pour

---

Fig. 31. — Préparation de l'épaule avec les bourses séreuses. Les deux bourses qui communiquent avec l'articulation sont en bleu; celles qui ne communiquent pas, en rouge.

Fig. 32. — Coupe transversale à travers le milieu du bras sur un sujet durci au formol.

s'épanouir à sa surface. Dans le sillon bicipital externe, on rencontre la veine céphalique.

Au-dessous de l'aponévrose brachiale, on rencontre, dans le sillon bicipital interne, l'***artère humérale*** (a. brachialis) accompagnée des ***deux veines humérales ;*** la veine humérale interne reçoit en général la veine basilique. Plus haut les deux veines humérales se réunissent en un seul tronc qui sera la veine axillaire. Les branches de l'artère humérale sont :

1° Une ***artère nourricière du biceps*** assez volumineuse.

2° L'***humérale profonde (a. profunda brachii)*** qui passe avec le nerf radial à la face externe de l'humérus dans la gouttière du nerf radial, entre les insertions du vaste externe et du vaste interne. Elle se termine au côté externe de l'humérus en donnant une branche qui accompagne le nerf cutané brachial externe du radial et descend en arrière de la cloison intermusculaire externe jusqu'au réseau artériel péri-olécranien ; une autre branche de l'humérale profonde se perd dans l'épaisseur du muscle vaste interne.

3° L'***artère collatérale cubitale supérieure*** qui accompagne le nerf cubital jusqu'au réseau artériel du coude,

4° L'***artère collatérale cubitale inférieure*** qui naît immédiatement au-dessus du pli du coude, descend au-devant du brachial antérieur et se rend au réseau artériel du coude.

Le ***nerf médian*** est au niveau du bras le plus superficiel de trois gros troncs nerveux. Il est d'abord en dehors de l'artère, puis passe au-devant d'elle et vient au pli du coude se placer en dedans d'elle. Il croise donc en X l'artère humérale et chez les sujets maigres on peut facilement le sentir avec la partie supérieure du bras, en dehors de l'artère. Il n'est pas très rare cependant de trouver le nerf médian en arrière de l'artère humérale, surtout dans les cas de ***division prématurée de cette artère***; on voit alors l'artère humérale se diviser très haut, à la sortie de l'aisselle, en deux branches, dont l'une est en avant du nerf, l'autre en arrière de lui. Lorsque l'on rencontre une artère généralement assez grêle en avant du nerf médian, il faut toujours penser à la division prématurée et chercher l'artère plus volumineuse qui est derrière le nerf. Le nerf médian ne donne aucun filet au niveau du bras.

Il en est de même pour le ***nerf cubital***. Celui-ci est d'abord placé en dedans de l'artère humérale, mais s'en éloigne bientôt, perfore la cloison intermusculaire interne et pénètre dans la loge postérieure du bras jusqu'à la gouttière épitrochléo-olécranienne.

Le ***nerf radial,*** nerf de l'extension, est situé en haut du bras, en arrière de l'artère; il contourne l'humérus, intimement appliqué contre l'os, dans une gouttière osseuse (sulcus radialis humeri), entre le vaste externe et le vaste interne, puis reparaît dans la loge antérieure du bras entre le brachial antérieur et le long supinateur (brachio-radialis). Le ***rapport intime de ce nerf avec la diaphyse humérale,*** explique qu'il soit fréquemment intéressé directement dans les fractures de l'humérus, ou plus tard au moment de la formation du cal. Dans toutes les interventions pratiquées sur la diaphyse humérale, il doit être soigneusement respecté. Sa paralysie amène des troubles graves consistant en suppression de l'extension de l'avant-bras sur le bras et de la main sur l'avant-bras, ainsi qu'en une perte de la sensibilité sur la face postéro-externe de l'avant-bras et de la main [au bras le nerf radial donne ***trois filets moteurs*** destinés aux trois portions du triceps et deux filets cutanés sensitifs].

RÉGION DU COUDE

Lorsque l'avant-bras est fléchi sur le bras, on sent facilement sur le vivant, la corde que forme, au niveau du pli du coude, le **tendon du biceps**, que prolonge vers le côté interne de l'avant-bras une **expansion aponévrotique** (lacertus fibrosus, fig. 33). On peut palper dans cette région un certain nombre de repères osseux : en dehors l'**épicondyle** et l'**épitrochlée**, en dedans les crêtes humérales qui les surmontent ; en arrière l'olécrâne ; lorsque l'avant-bras est étendu, on aperçoit de chaque côté de l'olécrâne deux petites fossettes, qui correspondent à la capsule articulaire ; il est facile d'y faire une ponction de l'articulation ; en cas d'épanchement intra-articulaire, ces fossettes sont converties en saillies plus ou moins accentuées. Lorsque l'avant-bras est en extension sur le bras, l'épicondyle, l'olécrâne et l'épitrochlée sont sur **une même ligne horizontale** ; lorsque l'avant-bras est fléchi, l'olécrâne est environ à un centimètre au-dessous d'une ligne unissant l'épicondyle et l'épitrochlée; [on obtient ainsi une **figure triangulaire** à base supérieure représentée par la ligne épitrochléo-épicondylienne, et à sommet inférieur correspondant à l'olécrâne]. Il est très important de s'habituer à bien reconnaître ces saillies et les lignes qui les unissent, car ce sont des éléments de diagnostic de première importance dans les luxations et fractures de cette région. Entre l'olécrâne et la peau, on rencontre la **bourse sous-cutanée rétro-olécranienne** (Voy. fig. 34) qui peut être le siège d'hygromas, surtout chez les gens qui ont souvent les coudes appuyés. Un peu plus haut, dans l'épaisseur du tendon du triceps, on rencontre une bourse séreuse intratendineuse. Au-dessous de l'épicondyle, on peut palper l'articulation huméro-radiale, l'avant-bras étant légèrement fléchi : on sent bien la **cupule radiale** qui roule sous le doigt lorsque l'on imprime à l'avant-bras des mouvements de pronation et de supination. En dedans, dans la gouttière épitrochléo-olécranienne, il est facile de sentir le **nerf cubital** qui roule sous le doigt ; on sait que si l'on comprime brusquement ce nerf en ce point, on détermine une vive douleur jusque dans la partie interne de la main. Au niveau du **pli du coude**, du côté correspondant à la flexion, on rencontre une série de veines superficielles, généralement faciles à voir : **veine céphalique en dehors, veine basilique** en dedans et la veine médiane ; ces veines servent à la saignée et aux injections intraveineuses. Lorsqu'il existe une veine médiane bien nette qui est réunie à la céphalique et à la basilique par deux veines communicantes (appelées, dans ce cas, médiane céphalique et médiane basilique), on parle d'un **M veineux du pli du coude.** Le pli de flexion qui existe au niveau de la face antérieure du coude correspond à la ligne épicondylo-épitrochléenne ; il est à 2 centimètres au-dessus de l'interligne articulaire.

Au-dessous de la peau très fine du pli du coude, on rencontre deux nerfs sensitifs, sus-jacents à l'expansion aponévrotique et à l'aponévrose antibrachiale. Du côté interne ou cubital, on trouve le **nerf brachial cutané interne** (nervus cutaneus antibrachii medialis) qui perfore l'aponévrose, généralement divisé en deux rameaux : le rameau dorsal ou cubital, passe en arrière de l'épitrochlée, le rameau ventral ou antérieur est accolé à la veine médiane basilique et innerve la face antérieure de l'avant-bras, partie interne jusqu'au niveau du poignet. Le **musculo-cutané** (nervus

Fig. 33. – Région du pli du coude. (Le nerf radial est attiré en avant et en dehors.)

cutaneus antibrachii lateralis) passe en dehors du tendon du biceps, en dedans de la veine céphalique et innerve la peau de l'avant-bras jusqu'au poignet. Au pli du coude, la veine médiane donne constamment une anastomose volumineuse aux veines profondes de l'avant-bras.

Lorsque l'on a enlevé l'aponévrose superficielle en respectant cependant l'***expansion aponévrotique du biceps***, on aperçoit les limites inférieures du pli du coude qui sont formées en dedans par le bord supérieur du rond pronateur, en dehors par le bord interne du ***long supinateur***. On aperçoit facilement l'***artère humérale*** (Voy. fig. 33); arrivée à la partie inférieure du sillon bicipital interne, elle passe sous l'expansion aponévrotique du biceps, immédiatement en dehors du tendon du biceps qui va se fixer en arrière de la tubérosité radiale; elle se divise au-devant du tendon du brachial antérieur en artère radiale et artère cubitale. L'artère est entourée de deux veines qui échangent de fréquentes anastomoses entre elles. L'artère humérale, un peu au-dessus de sa terminaison, n'est séparée de la peau que par l'expansion aponévrotique du biceps, au-devant de laquelle on trouve la ***veine médiane basilique***. Il faut éviter de blesser l'artère en pratiquant la saignée de la veine, et réciproquement de léser inutilement la veine dans la ligature de l'humérale. — En dedans de l'artère humérale on rencontre le ***nerf médian*** ; si donc, au cours de la ligature de l'artère, on tombe sur le nerf, il faut se reporter en dehors. L'artère humérale ne donne pas de branches importantes à ce niveau, mais elle se divise au-dessous de l'interligne articulaire du coude, en ***radiale*** et ***cubitale***. La figure 34, faite d'après la coupe sagittale d'un membre congelé, montre bien cette division. On y voit bien que l'artère radiale est d'emblée plus superficielle que la cubitale. L'***artère radiale*** donne, peu après sa naissance, l'artère récurrente radiale antérieure qui monte à la surface du muscle court supinateur, le long du nerf radial, et prend part à la constitution du cercle artériel du coude. La ***cubitale*** donne également des branches à ce cercle périarticulaire; ce sont : en avant la récurrente cubitale antérieure qui monte au-devant de l'épitrochlée et va s'anastomoser avec la collatérale interne de l'humérale; en arrière, la récurrente cubitale postérieure qui va s'anastomoser dans la gouttière épitrochléo-olécranienne avec la branche collatérale interne supérieure de l'humérale, satellite du nerf cubital.

Dans toutes les opérations que l'on pratique dans la région du coude, il faut toujours se souvenir de la situation exacte de trois gros troncs nerveux, ***médian, cubital*** et ***radial*** (N. medianus, N. ulnaris, N. radialis). Le ***nerf médian***, moteur des muscles de la flexion à l'avant-bras (excepté le cubital antérieur et la portion cubitale du fléchisseur profond), est placé au-dessous de l'expansion aponévrotique du biceps, en dedans de l'artère humérale; il perfore ensuite le muscle rond pronateur (qui le sépare de l'artère cubitale sous-jacente) et arrive ainsi dans la région de l'avant-bras. Le ***nerf cubital*** est placé en arrière, dans la gouttière épitrochléo-olécranienne (Voy. *supra*). On doit particulièrement épargner ce nerf dans les résections du coude, par incision postérieure ou postéro-interne. Le cubital perfore ensuite l'insertion supérieure du muscle cubital antérieur et arrive ainsi, à la face profonde de ce muscle, dans la région antibrachiale. Le ***nerf radial***, à la région du pli du coude, est encore profondément situé dans la gouttière qui sépare le muscle long supinateur du muscle brachial antérieur. Au-dessus de l'interligne articulaire il se divise en branche antérieure sensitive (qui accompagne l'artère radiale) et en branche postérieure motrice, destinée aux muscles extenseurs de l'avant-bras; auparavant, le radial a donné des nerfs au long supinateur et aux deux muscles radiaux externes.

L'***articulation du coude*** met en rapport six surfaces articulaires :

1° La ***trochlée humérale*** qui s'articule avec la ***grande cavité sigmoïde du cubitus***.

2° Le ***condyle huméral*** avec la ***cupule radiale***.

3° La ***petite cavité sigmoïde*** du cubitus avec la circonférence de la cupule radiale.

Entre les deux premières surfaces articulaires on n'observe que la flexion et l'extension; entre les deux dernières, la rotation (pronation et supination); entre les deux secondes, la flexion, l'extension et également la rotation. Toutes ces articulations secondaires sont enveloppées par la même capsule. Celle-ci se fixe en avant, à l'humérus, au-dessus des fossettes coronoïdiennes et sus-condyliennes; en arrière, au-dessus de la fossette olécranienne. De chaque côté de l'olécrâne, la capsule forme deux fossettes, visibles à travers les téguments. L'épicondyle et l'épitrochlée sont extra-articulaires. Du côté des os de l'avant-bras, la fixation de la capsule se fait de telle sorte que l'extrémité de l'olécrâne et de l'apophyse coronoïde sont intra-articulaires et que la grande et la petite cavité sigmoïdes sont exactement entourées par la capsule. La tête du radius est tout entière intra-articulaire, si bien que la capsule s'insère au niveau du col du radius.

La ***capsule*** possède plusieurs renforcements ligamenteux :

1° Le ***ligament latéral interne*** qui part de l'épitrochlée et vient se fixer au bord de la grande cavité sigmoïde. [Le faisceau moyen de cet appareil ligamenteux interne est le plus développé ; il s'insère à l'épitrochlée et sur un tubercule toujours bien visible à la face interne de l'apophyse coronoïde. C'est ce ligament qui est le plus souvent rompu dans l'entorse du coude et dans les luxations en arrière (Poirier).]

2° Le ***ligament latéral externe*** part de l'épicondyle, se divise en fibres rayonnantes qui viennent embrasser le col du radius, en avant et en arrière, et se fixent en avant et arrière de la petite cavité sigmoïde du cubitus. On donne souvent à ces fibres qui encerclent le col du radius le nom de ligament annulaire du radius; [mais la dissection montre bien difficilement l'existence de fibres annulaires indépendantes; en réalité, s'il y a fonctionnellement un ***ligament annulaire du radius***, il n'y en a pas anatomiquement, puisque ce ligament n'est que l'expansion du ligament latéral externe (Poirier)].

Les ***gros vaisseaux superficiels et profonds*** sont situés en avant de l'articulation du coude; aussi peut-on observer des épanchements sanguins volumineux dans les luxations qui se font le plus souvent en arrière et par le mécanisme ou l'hyperextension; dans ces luxations en arrière il est presque inévitable de voir des phénomènes de compression survenir du côté du médian — soulevé en avant par l'extrémité inférieure de l'humérus luxée en avant.

L'AVANT-BRAS

La ***musculature de l'avant-bras*** enveloppe le radius et le cubitus réunis par le ligament interosseux de telle façon que le cubitus seul est palpable dans toute son étendue ; le radius au contraire est caché dans son tiers supérieur par les masses musculaires. Du côté ventral, on voit plus ou moins facilement suivant la quantité du tissu cellulo-adipeux sous-cutané, le tendon du muscle petit palmaire (m. palmaris longus) qui peut d'ailleurs manquer assez souvent. — En dehors du ***petit palmaire***, on trouve le fort tendon du ***grand palmaire*** (m. flexor carpi radialis); en dehors de ce muscle, on sent facilement les pulsations de l'artère radiale,

Fig. 34. — Coupe longitudinale passant par l'articulation du coude, sur un sujet congelé.

très superficielle à ce niveau — dans la gouttière du pouls. En dedans, le pouls de la cubitale est difficile à sentir, car cette artère est en partie cachée par le tendon du cubital antérieur (m. flexor carpi ulnaris) (fig. 35). Le tendon de ce dernier muscle est facile à sentir à travers la peau ; il sert de point de repère pour la ligature de l'artère cubitale.

Il faut revoir les muscles de l'avant-bras dans un traité d'anatomie descriptive; nous rappellerons seulement quelques points essentiels : la ***masse des fléchisseurs*** est divisée en une courbe superficielle et une courbe profonde. Chacune comprend quatre muscles ; les quatre muscles superficiels naissent tous de l'épitrochlée, ce sont : 1° le ***muscle rond pronateur*** (m. pronator teres) qui va s'insérer à la face externe du radius; 2° le ***muscle grand palmaire*** qui se fixe à l'extrémité supérieure du IIᵉ métacarpien ; 3° le ***petit palmaire*** qui se perd dans l'aponévrose palmaire; 4° le ***cubital*** antérieur (flexor carpi ulnaris) qui se fixe au cubitus jusqu'au tiers inférieur de cet os, et vient s'insérer au pisiforme et, par l'intermédaire des ligaments de cet os, au crochet de l'apophyse unciforme et à l'apophyse styloïde du Vᵉ métacarpien.

Les quatre muscles de la couche profonde sont : 1° le ***muscle fléchisseur commun superficiel des doigts*** (flexor digitorum sublimis). Il naît de l'épitrochlée, de la face antérieure du radius (et développe l'apophyse coronoïde) ; il s'insère à la deuxième phalange des doigts, le pouce excepté; 2° le ***muscle fléchisseur commun profond*** (m. flexor digito profundus) ; il naît de la face antérieure du cubitus presqu'au tiers inférieur de l'os et de la face antérieure du ligament interosseux ; il s'insère par quatre tendons à la troisième phalange des doigts ; 3° le ***muscle fléchisseur propre du pouce*** (muscules flexor pollicis longus) ; il naît de la face antérieure du radius dans ses deux tiers supérieurs et de la face antérieure du ligament interosseux et s'insère à la deuxième phalange du pouce ; 4° le ***muscle carré pronateur***; placé au-dessus de l'articulation du poignet, il naît de la face antérieure de l'extrémité inférieure du cubitus et s'insère à la face antérieure et externe du radius.

La ***musculature de l'extension*** à l'avant-bras se divise en un groupe radial et un groupe dorsal.

Le groupe radial naît de l'épicondyle et de la crête qui le surmonte. Il comprend quatre muscles : 1° le ***long supinateur*** ou huméro-radial (m. brachio-radialis) qui se fixe en bas à l'apophyse styloïde du radius; 2° le ***muscle premier radial externe*** (m. extensor carpi radialis longus) qui s'insère à l'extrémité carpienne du IIᵉ métacarpien ; 3° le ***muscle deuxième radial externe*** (m. extensor carpi radialis brevis) qui se fixe à l'extrémité carpienne du IIIᵉ métacarpien; 4° le ***muscle court supinateur*** (m. supinator) qui naît sur une facette, placée au-dessus de la petite cavité sigmoïde du cubitus et va s'insérer sur la face externe et antérieure du radius.

Le groupe dorsal peut être subdivisé en une couche superficielle et une couche profonde. — Les muscles superficiels sont : 1° le ***muscle cubital postérieur*** (m. extensor carpi ulnaris), inséré à l'épicondyle, à l'aponévrose antibrachiale, au bord postérieur du cubitus et à l'apophyse styloïde du Vᵉ métacarpien ; 2° le ***muscle extenseur commun des doigts*** (m. extensor digitorum communis), inséré à l'épicondyle, à l'aponévrose antibrachiale et se rendant par quatre tendons à l'aponévrose dorsale des doigts, depuis l'index jusqu'au cinquième. On trouve souvent un tendon isolé avec un corps charnu correspondant pour le cinquième doigt : c'est l'extenseur propre du petit doigt (extensor digiti minimi proprius).

La couche profonde des muscles externes s'insère à la face postérieure du cubitus, du radius et du ligament interosseux. Elle se compose de quatre muscles : 1° le ***muscle extenseur propre*** de l'index (extensor indicis proprius) qui se rend à la troisième phalange de l'index, qui se trouve ainsi posséder deux tendons extenseurs; 2° le ***long extenseur propre du pouce*** (extensor pollicis longus) qui va s'insérer à la deuxième phalange du pouce; 3° le ***court extenseur propre du pouce*** (extensor pollicis brevis) qui se fixe à la première phalange du pouce; 4° le ***long abducteur du pouce*** (abductor pollicis longus) qui s'insère à l'extrémité carpienne du Ier métacarpien. On peut reprendre l'étude de la musculature sur une coupe transversale (Voy. fig. 36).

L'***artère radiale***, la plus superficielle des deux artères de l'avant-bras, passe par-dessus le muscle rond pronateur et se trouve ensuite recouverte par le muscle long supinateur. — En dehors de l'artère radiale, on rencontre la branche antérieure du nerf radial. Au-dessus de l'articulation radio-carpienne, l'artère radiale est si superficielle qu'elle peut être facilement sentie à travers la peau (gouttière du pouls). Elle est placée à ce niveau entre le grand palmaire en dedans et le long supinateur en dehors. Elle passe ensuite à la face dorsale de la main (Voy. *infra*). Outre l'artère récurrente radiale antérieure, l'artère radiale ne donne à l'avant-bras que des artères musculaires peu volumineuses.

L'***artère cubitale*** (a. ulnaris), dès son origine plus profonde que la précédente, passe au-dessous du rond pronateur (qui la sépare ainsi du nerf médian) et descend ensuite au-devant de la masse du fléchisseur profond. Au-dessus de l'articulation du poignet, elle est cachée par le bord externe du tendon du muscle cubital antérieur. Elle est recouverte à ce niveau par l'aponévrose superficielle et par une seconde couche aponévrotique, ce dont on devra se rappeler en pratiquant la ligature.

Le ***nerf cubital*** est immédiatement en dedans de l'artère. L'artère cubitale continue directement sa route vers la paume de la main et arrive au niveau du bord externe du pisiforme. On peut encore la mettre facilement à nu et la lier à ce niveau. La branche principale de l'artère cubitale est l'***artère interosseuse commune*** (a. interossae communis) qui se divise bientôt en une branche antérieure, artère interosseuse antérieure et une branche postérieure, artère interosseuse postérieure. La première descend au-devant de la membrane interosseuse presqu'au bord supérieur du rond pronateur; elle passe alors du côté dorsal à travers la membrane interosseuse et prend part à la constitution du réseau artériel dorsal du carpe. L'artère interosseuse dorsale du carpe passe à travers la membrane interosseuse dès son orifice [non sans avoir donné une récurrente radiale postérieure] et descend ensuite sur la face postérieure du ligament interosseux, se distribue aux muscles extenseurs et vient finir dans le réseau artériel dorsal du carpe.

Il faut préciser la situation exacte de ***trois gros troncs nerveux de l'avant-bras***. Le ***nerf médian perfore*** le rond pronateur et se place entre le fléchisseur profond des doigts en arrière et le fléchisseur sublime en avant; il donne des filets à ces deux muscles et arrive ainsi au niveau du poignet où il se trouve situé entre le grand palmaire en dehors et petit palmaire en dedans. Il est relativement superficiel à ce niveau et facile à découvrir. Il n'est pas rare de voir le ***médian*** intéressé en ce point dans les tentatives de suicide ou dans les duels au sabre.

Fig. 35. — Face antérieure de l'avant-bras au-dessus du poignet; l'artère et le nerf cubital sont découverts par rétraction en dedans du muscle cubital antérieur.
Fig. 36. — Coupe transversale passant par le milieu de l'avant-bras.

La section du nerf à ce niveau entraîne la paralysie de l'opposant du pouce et l'anesthésie de la moitié externe de la paume de la main. Le médian donne une branche qui se rend au fléchisseur propre du pouce et au fléchisseur profond et vient finir dans le carré pronateur; c'est le **nerf interosseux antérieur** qu'accompagne l'artère homonyme, au-devant du ligament interosseux. Un petit rameau palmaire cutané descend le long du tendon du petit palmaire et innerve le creux de la main. La paralysie complète du médian entraîne la diminution de la flexion de la main (paralysie du grand palmaire) et la perte de la flexion des deux dernières phalanges; le pouce est en extension et en adduction [en effet, l'action du muscle adducteur innervé par le cubital devient prédominante, c'est l'attitude de la main dite **main de singe**]. — Le **nerf cubital** (n. ulnaris) perfore à sa partie supérieure le muscle cubital antérieur; il se rapproche peu à peu de l'artère cubitale qu'il atteint sur le milieu de l'avant-bras; il est placé en dedans de l'artère entre le muscle fléchisseur profond en dehors et le muscle cubital antérieur en dedans; vers le milieu de l'avant-bras le nerf se divise en un rameau dorsal cutané assez grêle qui passe sous le cubital antérieur et va innerver la peau de la moitié externe de la face dorsale de la main; l'autre filet, plus volumineux, accompagne l'artère et va se distribuer aux muscles de la main [muscles de l'éminence hypothénar, tous les interosseux et l'adducteur du pouce]. La paralysie de ce nerf limite la flexion de la troisième phalange des deux derniers doigts [et donne à la main un aspect tout fait caractéristique dû à la paralysie des muscles interosseux; **attitude en griffe de la main**]. Le **nerf radial** se divise dans la région du coude en un rameau antérieur sensitif et un rameau postérieur moteur. Ce dernier passe à travers le muscle court supinateur et se divise à la sortie de ce muscle en des branches terminales destinées à tous les muscles postérieurs extenseurs. Les muscles externes (long supinateur et les deux radiaux) ont déjà reçu leurs nerfs du radial au-dessus de sa division. Le nerf radial se termine en arrière par un long rameau qui descend jusqu'aux articulations du carpe en arrière du ligament interosseux; c'est le **nerf interosseux dorsal**. Le **rameau antérieur cutané du radial**, recouvert tout d'abord par le long supinateur, passe au-dessous du tendon de ce muscle au niveau du tiers inférieur de l'avant-bras, arrive ainsi à la face dorsale du poignet et innerve le dos de la main. Lorsque le nerf radial est blessé au niveau du bras (fracture de la diaphyse humérale par exemple), on observe une paralysie de tous les muscles extenseurs de l'avant bras et une anesthésie limitée à la moitié externe de la face postérieure de l'avant-bras et du dos de la main.

LA MAIN

Les **apophyses styloïdes du radius et du cubitus**, faciles à sentir à travers les téguments, marquent la limite de séparation de la main et de l'avant-bras. La ligne qui réunit ces deux apophyses correspond à l'articulation du poignet. Il faut donc pénétrer au-dessous de ces deux apophyses lorsque l'on veut désarticuler ou réséquer le poignet.

Sur la face **palmaire du carpe** on sent de chaque côté une saillie, éminence externe et éminence interne du carpe; la première est formée par le tubercule du scaphoïde et celui du trapèze, la seconde par le pisiforme et l'apophyse unciforme de l'os crochu. Sur le squelette ces deux saillies délimitent la gouttière du carpe qui est transformée sur le sujet entier en un canal ostéo-fibreux, le canal du carpe, par le **ligament annulaire antérieur** du carpe. Au côté externe de la région du poignet, lorsque l'on fait faire un mouvement d'abduction au pouce, on fait saillir fortement deux tendons accolés, celui du long abducteur et du court extenseur du pouce ; plus en dehors, sur le dos du poignet, on remarque la saillie du long extenseur du pouce ; entre ces deux groupes de tendons, on rencontre une fossette assez profonde, la ***tabatière anatomique*** ; sur le dos de la main, on remarque en outre un réseau de veines cutanées et les tendons des muscles extenseurs qui deviennent saillants dans les mouvements d'extension des doigts.

Sur le ***côté dorsal de la main***, on sent facilement les métacarpiens et les phalanges, qui, du côté palmaire, sont recouverts de parties molles plus épaisses. En saisissant un doigt près de sa base entre le pouce et l'index de la main opposée, on sent facilement, en faisant exécuter au doigt que l'on explore quelques mouvements de flexion et d'extension, l'***articulation métacarpo-phalangienne***. Lorsque le poing est fermé, cette articulation est placée un centimètre au-dessous du point le plus saillant de l'articulation ; il en est de même pour les articulations interphalangiennes. Ces points de repère sont très importants dans la désarticulation des doigts. On peut arriver de même à palper assez facilement l'***articulation en selle*** qui réunit le trapèze et le premier métacarpien à la base de l'éminence thénar. Lorsque la main repose à plat sur une table, on peut, en suivant l'espace qui sépare le deuxième du troisième métacarpien, arriver dans une fossette importante en médecine opératoire ; c'est là que l'on incise dans la résection du poignet par le procédé de Langenbeck ; lorsque l'on étend fortement la main, cette fossette est remplie par la ***saillie des radiaux externes*** (m. extensores carpi radiales).

Au-dessous de la couche cellulo-adipeuse sous-cutanée de la paume de la main, on arrive sur l'***aponévrose palmaire***, qui n'est que l'expansion en éventail du muscle ***petit palmaire***. C'est cette aponévrose palmaire qui est le siège de la ***maladie de Dupuytren*** [rétraction de l'aponévrose palmaire]. Comme cette aponévrose est très résistante, elle s'oppose, ainsi que la peau de la paume de la main, à l'évacuation spontanée des abcès profonds de la paume. Cette aponévrose se divise en cinq languettes qui, arrivées à la base du doigt correspondant, viennent adhérer à la peau du doigt par de petites expansions tendineuses ; on peut même quelquefois sentir sur les mains assez maigres, la graisse sous-cutanée faire saillie dans les plis interdigitaux, c'est-à-dire entre les expansions de l'aponévrose palmaire. Du deuxième au cinquième doigt, les languettes de l'aponévrose palmaire sont réunies par des bandelettes aponévrotiques transversales. Au-dessus des éminences thénar et hypothénar, l'aponévrose palmaire est beaucoup plus faible.

L'***aponévrose antibrachiale*** arrivée au niveau du poignet est renforcée par des fibres horizontales qui forment les ligaments annulaires antérieur et postérieur du carpe. Le ***ligament annulaire dorsal*** tendu entre l'apophyse styloïde du radius et celle du cubitus, passe par-dessus les six gaines tendineuses dorsales, qui peuvent être, bien que plus rarement que celles de la paume de la main, le siège d'inflammations aiguës ou chroniques. Ces gaines sont, du côté radial au côté cubital : 1° la ***gaine commune au long abducteur et au court extenseur*** ; 2° celle des deux ***muscles radiaux externes*** ; 3° celle du ***long extenseur du pouce*** ; 4° celle de l'***extenseur commun des doigts*** et de l'***extenseur propre de l'index*** ; 5° celle de l'***extenseur du cinquième*** ; 6° celle du ***cubital postérieur***. Les gaines 2 et 3 communiquent souvent

---

Fig. 37. — Paume de la main ; muscles, vaisseaux, nerfs, gaines tendineuses ; ces dernières sont en bleu. On a ouvert le canal carpien en fendant le ligament annulaire antérieur.

Fig. 38. — Schéma des articulations du poignet.

ensemble [cette communication se fait en général assez haut, au niveau de la face postéro-externe du radius dans son tiers inférieur; c'est là que l'on rencontre le plus souvent la synovite subaiguë dite aï crepitans].

Le ***ligament annulaire antérieur*** (lig. carpi transversus, représenté sectionné sur la fig. 37) réunit les deux éminences carpiennes antérieures (Voy. *supra*) et forme ainsi le canal du carpe. Dans ce canal passent les gaines synoviales des tendons fléchisseurs des doigts (communs profonds et superficiel) et du fléchisseur propre du pouce ainsi que le nerf médian, qui est placé immédiatement au-dessous du ligament, en avant des gaines tendineuses. Le ***nerf cubital*** (rameau antérieur) au contraire passe, ainsi que l'***artère cubitale***, en avant du ligament annulaire, en dehors du pisiforme. L'***artère radiale*** contourne l'articulation du poignet en passant entre l'apophyse styloïde du radius et le scaphoïde, par conséquent au-dessous de l'insertion du long supinateur. Passant au-dessous des tendons réunis du long abducteur et du court extenseur du pouce, l'artère radiale pénètre dans la tabatière anatomique, glisse au-dessous du long extenseur du pouce et arrive ainsi à l'extrémité postérieure du premier espace interosseux, perfore l'insertion postérieure du muscle premier interosseux dorsal et arrive ainsi à la partie profonde de la paume de la main. Pendant ce trajet, l'artère radiale donne, outre quelques petits rameaux au réseau palmaire et dorsal du carpe, deux branches plus importantes.

1° L'***artère radio-palmaire*** (a. volaris superficiales) quelquefois absente, quelquefois au contraire aussi grosse que la branche postérieure de l'artère; ce rameau se détache à la hauteur de l'apophyse styloïde du radius, passe au-dessus de la base de l'éminence thénar et s'anastomosant avec l'artère cubitale forme l'arcade palmaire superficielle (arcus volaris superficialis). Cette artère n'est recouverte que par la peau et l'aponévrose superficielle [ou quelquefois les tendinets d'insertion supérieure des muscles de l'éminence thénar]. Lorsqu'elle est très développée elle est très superficielle et peut être facilement blessée.

2° L'***artère principale du pouce*** (a. princeps pollicis) qui pénètre entre les muscles profonds de l'éminence thénar à la face palmaire, et donne les deux collatérales palmaires du pouce à la collatérale palmaire externe de l'index.

La terminaison de l'artère radiale forme avec l'artère cubito-palmaire, branche de la cubitale, l'***arcade palmaire profonde*** (arcus volaris profondus), qui correspond à la face antérieure de la base des métacarpiens. De cette arcade profonde naissent les artères interosseuses antérieures qui s'anastomosent au niveau des articulations métacarpo-phalangiennes avec les artères digitales (a. digitales communes). Au cas où les artères digitales et l'arcade palmaire superficielle sont peu développées, les interosseuses antérieures peuvent donner les collatérales des doigts.

L'***artère cubitale*** au contraire reste toujours du côté de la face antérieure de l'avant-bras et de la main; elle donne au niveau du poignet des rameaux au réseau carpien antérieur et postérieur; elle passe ensuite en dehors du pisiforme, au-devant du ligament annulaire antérieur du carpe et forme dans la paume de la main, après avoir donné sa branche profonde, l'artère cubito-palmaire, l'***arcade palmaire superficielle;*** celle-ci est superficielle, recouverte seulement par l'aponévrose palmaire. De l'arcade palmaire superficielle naissent toutes les collatérales des doigts, sauf les trois que donne l'artère radiale. L'arcade palmaire n'atteint pas tout à fait par sa concavité la deuxième des trois lignes qui divisent la paume de la main et partent de la base de l'index et divergent vers le bord cubital de la main. [On peut prendre comme repère plus commode la ligne horizontale tirée depuis la base du pouce placé fortement en abduction, jusqu'au bord cubital de la main. Le type artériel décrit ci-dessus, dans lequel l'artère cubitale donne 7 artères collatérales aux doigts et la radiale 3, est évidemment le type le plus fréquemment rencontré ; mais il faut bien savoir qu'il peut y avoir de grandes variations de cette disposition normale, parfois la radiale et la cubitale donnent chacune 5 artères collatérales ; quelquefois l'artère cubitale en donne 5, l'artère du nerf médian 2, et la radiale 3. [Le fait important à retenir, en pratique, de cette étude anatomique des artères de la main, c'est que vu la richesse des anastomoses des artères entre elles, on ne pourra jamais assurer l'hémostase d'une plaie artérielle de la main par une ou plusieurs ligatures des troncs artériels de l'avant-bras ; en présence d'une plaie artérielle de la main, il faudra donc de toute nécessité, ***lier les deux bouts de l'artère*** sectionnée dans la plaie.]

Le ***nerf médian*** pénètre dans la main, avec les tendons des fléchisseurs entourés de leurs gaines, en passant dans le canal du carpe. Il s'épanouit, au-dessous du ligament annulaire antérieur, en un bouquet de branches qui se rendent en partie aux muscles de l'éminence thénar, en partie par 7 nerfs collatéraux palmaires au pouce, à l'index, au médius et à la moitié externe de l'annulaire.

Le ***nerf cubital*** placé en dedans de l'artère homonyme, passe, comme elle, en dehors du pisiforme, et se divise en une branche superficielle et une branche profonde ; la branche superficielle s'anastomose avec le médian, se divise en trois nerfs collatéraux palmaires pour le petit doigt et la moitié interne de l'annulaire. La ***branche profonde*** accompagne l'artère cubito-palmaire, s'enfonce avec elle en arrière des tendons au-devant des métacarpiens et se distribue aux interosseux, aux muscles de l'éminence hypothénar et au muscle adducteur du pouce. Sur la face dorsale de la main, il n'y a pas de nerfs moteurs. Le rameau dorsal du nerf cubital innerve la moitié interne du dos de la main. Il s'anastomose de plus avec le rameau antérieur sensitif du radial qui innerve la moitié externe du dos de la main.

Au niveau de la paume de la main, on rencontre trois sortes de gaines synoviales, sans compter la petite gaine sans importance qui accompagne le tendon du grand palmaire.

1° La ***grande gaine synoviale*** commune des tendons fléchisseurs superficiels et profonds. Elle remonte à environ 2 centimètres au-dessus du ligament annulaire antérieur. On comprend donc que les épanchements qui siègent dans cette gaine puissent venir faire saillie au niveau de l'avant-bras, au-dessus du poignet.

2° La ***gaine du muscle fléchisseur*** propre du pouce ; elle commence comme la précédente, au-dessus du ligament annulaire, accompagne le tendon jusqu'à son insertion phalangienne ; elle peut assez fréquemment communiquer avec la grande gaine commune, à la hauteur du poignet.

3° Les ***gaines propres à chaque doigt***, depuis l'index jusqu'au petit doigt, qui s'étendent depuis l'articulation métacarpo-phalangienne correspondante jusqu'à la base de la 3e phalange, entourant les deux tendons fléchisseurs superficiel et profond. La gaine du petit doigt communique en général avec la grande gaine synoviale commune, alors que les autres gaines des doigts s'arrêtent au niveau de l'articulation métacarpo-phalangienne.

On voit donc que lorsque des traumatismes ou des infections des doigts ont provoqué l'***inflammation de leurs gaines synoviales***, le danger est bien plus grand, s'il s'agit du pouce et du petit doigt : dans l'un ou l'autre cas, en effet, il peut y avoir propagation de l'infection à la grande gaine des fléchisseurs et fusées purulentes vers l'avant-bras. Au contraire, le fait est exceptionnel lors d'infection des gaines des trois autres doigts, bien que dans quelques cas la communication puisse exister.

Les ***tendons extenseurs*** ne possèdent pas de gaines synoviales au niveau des doigts ; de plus, les gaines synoviales des extenseurs qui existent à la face postérieure du poignet ne se prolongent pas sur les doigts. Ces faits expliquent la grande rareté des inflammations aiguës de ces gaines, comparée à la fréquence des synovites des fléchisseurs.

Au ***niveau du poignet*** on remarque les articulations suivantes :

1° L'***articulation radio-carpienne*** qui réunit l'extrémité inférieure du radius et la face inférieure du ligament triangulaire d'une part, le scaphoïde, le semi-lunaire et le pyramidal d'autre part.

2° L'***articulation radio-cubitale inférieure***, entre la cavité sigmoïde du radius et la tête du cubitus. Cette articulation est tout à fait distincte de la précédente.

3° *a.* Les ***petites articulations du carpe*** entre les différents os du carpe.

b. Les articulations carpo-métacarpiennes entre les os de la deuxième rangée du carpe et les métacarpiens.

c. Les articulations intermétacarpiennes entre les faces latérales des bases des métacarpiens.

Ces trois séries d'articulations ont en général une synoviale commune ; cependant l'articulation qui réunit l'os crochu et les deux derniers (IVe et V^{e}) métacarpiens a en général une synoviale indépendante.

4° L'***articulation indépendante du pyramidal et du pisiforme.***

5° L'***articulation isolée du trapèze et du Ier métacarpien.*** C'est une articulation en selle ou par emboîtement réciproque. En désarticulant le Ier métacarpien à ce niveau, il faut éviter d'ouvrir l'articulation qui réunit le trapèze au IIe métacarpien, car celle-ci communique avec la grande synoviale carpienne (Voy. fig. 38).

Les principaux ligaments de ces articulations sont :

1° Le ***ligament latéral externe*** de la radio-carpienne, entre l'apophyse styloïde du radius et le scaphoïde.

2° Le ***ligament latéral interne***, entre l'apophyse styloïde du cubitus et le pyramidal.

3° Le ***ligament radio-carpien antérieur***, étendu du bord antérieur de l'extrémité inférieure du radius aux scaphoïdes, semi-lunaire et pyramidal.

4° Le ***ligament radio-carpien postérieur***, inséré au radius et de là aux scaphoïdes, semi-lunaire et pyramidal.

5° Le ***ligament rayonné du carpe***, qui se fixe à la face antérieure du grand os et de là en divergeant aux différents os voisins du carpe.

Sur une coupe transversale de doigt, il faut se rappeler qu'il y a à la face palmaire une ***gaine*** qui contient les deux tendons fléchisseurs [superficiel ou perforé et profond ou perforant], tandis qu'à la face dorsale du doigt, il n'y a pas de gaine, mais simplement une aponévrose dorsale (fort large et aplatie dans laquelle viennent finir non seulement le ***tendon de l'extenseur***, mais ceux des lombricaux et des interosseux palmaires et dorsaux). C'est du côté palmaire également que l'on rencontre les vaisseaux et nerfs collatéraux les plus volumineux. Les ***nerfs collatéraux*** (dont les fins rameaux sont fort riches en terminaisons nerveuses variées, corpuscules de

Pacini-Vater entre autres, visibles à l'œil nu) sont placés plus près de l'axe du doigt que les artères qui viennent former à l'extrémité du doigt, au niveau de la pulpe, un riche plexus anastomotique. Enfin les nerfs collatéraux palmaires fournissent aussi la sensibilité à la peau de la face dorsale des deux dernières phalanges, que ne pourraient innerver les nerfs collatéraux dorsaux (du radial et du cubital), fort grêles et rapidement épuisés dans la peau de la face dorsale de la première phalange.

LE THORAX

LA PAROI THORACIQUE

On trouve facilement les limites extérieures du thorax sur le vivant de la façon suivante :

1° La ***limite supérieure du thorax*** est formée en avant par le bord supérieur de la poignée du sternum (fourchette sternale), latéralement par les deux clavicules et en arrière par une ligne étendue de l'acromion à l'apophyse épineuse de la proéminente ou 7e vertèbre cervicale.

2° La ***limite inférieure*** est marquée en avant par l'appendice xiphoïde du sternum, latéralement par le rebord chondro-costal et en arrière par une ligne tirée du point le plus déclive du rebord costal, correspondant à la ligne axillaire postérieure environ, jusqu'à l'apophyse épineuse de la 11e vertèbre dorsale.

Les limites internes du thorax, au contraire, sont bien plus difficiles à trouver sur le vivant et ne correspondent pas aux limites externes.

La ***limite qui sépare en haut le thorax du cou***, est située, lorsque le sujet est dans l'attitude verticale, dans un plan horizontal passant à 4 centimètres au-dessus du milieu du bord supérieur du sternum. Ce plan coupe en arrière le disque intervertébral qui sépare la 7e cervicale de la 1re dorsale. Cette ligne horizontale dépasse de plus le bord supérieur de la clavicule de 2 centimètres environ, si bien qu'en pratique le médecin peut explorer le contenu du thorax, au-dessus de la clavicule.

La ***limite interne inférieure du thorax*** est formée par le diaphragme. La saillie de la coupole diaphragmatique correspond, dans la position d'expiration, à la ligne mamillaire, c'est-à-dire au 4e espace intercostal, un travers de doigt plus bas à gauche qu'à droite, à cause de la saillie plus prononcée du foie du côté droit.

Pour s'orienter, le médecin comme l'anatomiste a besoin d'un certain nombre de lignes de repère horizontales et verticales qui servent à préciser les rapports des organes sous-jacents.

Les lignes de repère verticales sont : La ***ligne mamillaire***, qui passe par le mamelon ; la ***ligne sternale***, parallèle au bord correspondant du sternum ; la ***ligne para-sternale***, qui se trouve aussi à égale distance de la ligne mamillaire et de la ligne sternale. La ***ligne axillaire*** qui part du sommet du creux axillaire ; on l'appelle aussi quelquefois ***ligne axillaire moyenne*** ; en effet, le bord saillant du grand pectoral, le bras étant en abduction, marque la ligne axillaire antérieure, la saillie du grand dorsal, la ligne axillaire postérieure. De l'articulation sterno-claviculaire à l'extrémité antérieure de la 11e côte, on trouve la ***ligne costo-claviculaire*** dont on se sert par exemple pour les rapports de la rate normale; par l'angle inférieur de l'omoplate passe la ***ligne scapulaire***; enfin naturellement on trouve facilement les lignes médianes antérieure et postérieure.

Ce sont les ***espaces intercostaux*** qui servent de lignes de repère horizontales. A la partie supérieure du sternum on remarque la saillie antérieure de l'angle de Louis; il correspond à l'articulation (synchondrose) entre le manubrium et le corps du sternum et à l'insertion sternale du 2e cartilage costal. On trouve donc facilement après à cet angle de Louis, le 2e espace intercostal et ensuite on n'a qu'à compter les côtes de haut en bas, en les palpant à travers les téguments. Ceci est très important en clinique; en effet, la pointe du cœur se trouve en général dans le 5e espace intercostal entre les lignes mamillaire et para-sternale. De tous les espaces inter-

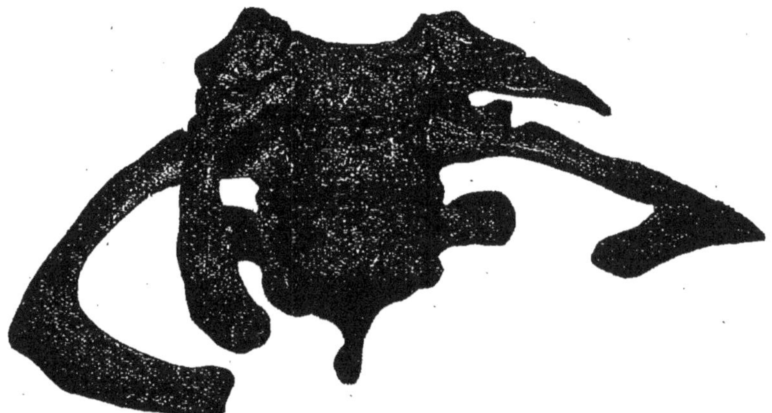

Fig. 39. — Côtes cervicales. La 7e vertèbre cervicale marquée d'un 7, porte, à gauche, une petite côte cervicale, à droite, une côte bien développée qui atteignait le sternum. Les chiffres 1 et 2 désignent les deux premières vertèbres dorsales.

costaux le plus large es le troisième; viennent ensuite le premier et le second; tous les autres sont moins larges, d'autant moins qu'on se rapproche des dernières côtes. De plus, tous les espaces intercostaux sont plus larges en avant qu'en arrière; aussi dans les plaies par armes à feu de la partie postérieure du thorax, observe-t-on plus souvent des fractures de côte.

Parmi les ***côtes surnuméraires*** que l'on rencontre quelquefois, les seules intéressantes en pratique sont celles qui se développent au niveau des dernières vertèbres cervicales (Voy. fig. 39); elles peuvent quelquefois venir s'articuler avec la première côte ou le sternum. Dans ce cas, l'artère sous-clavière qui passe par-dessus cette côte surnuméraire comme elle le fait à l'état normal au-dessus de la première côte, est beaucoup plus élevée que d'habitude; on sent alors facilement les pulsations de l'artère sous-clavière au-dessus de la clavicule. Lorsque cette côte cervicale supplémentaire existe, elle détermine des troubles notables dans cinq à dix pour cent des cas environ. Ce sont généralement des névralgies ou des paralysies du plexus brachial, des thromboses artérielles ou des anévrysmes; toutes ces complications rendent nécessaires des interventions chirurgicales.

Inspection et palpation du thorax. — Sur la ligne médiane antérieure du thorax, on aperçoit, surtout chez l'homme bien musclé, la ***large gouttière médiane*** présternale, qui est déterminée par la saillie bilatérale des muscles pectoraux. En haut, cette gouttière se continue dans la fourchette sternale; en bas, elle arrive jusqu'au **creux épigastrique** (scrubiculum cordis), qui correspond en arrière de la paroi abdominale à la face antérieure du foie. Au niveau de ce creux épigastrique qui peut dans quelques cas être profond, l'appendice xiphoïde fait souvent une saillie en avant; parfois, au contraire, l'**appendice xiphoïde** est recourbé en arrière et menace alors le foie. A la limite du manubrium et du corps du sternum, on rencontre l'angle de Louis, plus ou moins marqué; il correspond, comme nous l'avons déjà dit, à l'insertion sternale de la 2e côte; chez la femme, la gouttière médiane présternale est délimitée par la saillie très variable que font de chaque côté, les seins. Le mamelon correspond à la 4e côte ou au 4e espace intercostal. La **gouttière médiane postérieure** s'étend depuis la 7e vertèbre cervicale ou proéminente jusqu'à la 11e dorsale; elle est délimitée latéralement par la saillie variable des masses sacro-lombaires. On sent facilement dans cette gouttière, on y aperçoit même, chez les gens maigres, la ligne des apophyses épineuses. En haut du thorax la palpation de la clavicule, ainsi que de son articulation sternale, ne présente pas de difficultés. — Au-dessous de la clavicule, au point où la portion claviculaire du grand pectoral et celle du deltoïde sont écartées l'une de l'autre, on trouve la **fossette sous-claviculaire (appelée aussi, en Allemagne, fosse de Mohrenheim)**, d'autant plus profonde que les muscles deltoïde et pectoral sont plus écartés l'un de l'autre. On ne sent pas toujours très bien dans le fond de la fosse sous-claviculaire, le ligament coraco-claviculaire antérieur (Voy. *supra*). Par contre, en dehors de ce ligament, il est facile de trouver, à travers l'épaisseur du deltoïde, la saillie de l'apophyse coracoïde. En suivant au dehors le relief claviculaire, on arrive sur l'acromion que continue en arrière l'épine de l'omoplate, aboutissant à l'angle interne de l'os. Au-dessus de l'**angle inférieur de l'omoplate**, on sent les 8e, 9e, 10e et 11e côtes. Sur les côtés le muscle grand pectoral fait une forte saillie sur la paroi thoracique; il correspond à la ligne axillaire antérieure; en arrière se trouve le relief du grand dorsal, formant la ligne axillaire postérieure. Au-dessus du **creux axillaire**, entre les deux lignes axillaires antérieure et postérieure, on aperçoit une série de saillies musculaires, en forme de languettes; ce sont les digitations du grand dentelé qui viennent s'intriquer avec celles du grand oblique.

En arrière, chez les gens maigres, il est facile de faire saillir le bord inférieur du muscle trapèze, étendu de l'épine de l'omoplate à la 12e vertèbre dorsale.

La **cage thoracique (Brustkorb)**, qui forme le squelette du thorax, a la forme d'un tonnelet à base inférieure plus large, à diamètre antéro-postérieur beaucoup plus petit que le diamètre vertical. La cage thoracique s'ouvre en haut par un orifice délimité par le bord supérieur du sternum (fourchette sternale), les deux premières côtes et le bord supérieur de la première vertèbre dorsale.

Cet orifice est relativement étroit, surtout dans le sens antéro-postérieur. Au contraire, l'orifice inférieur du thorax est largement béant; il est délimité par l'appendice xiphoïde, le rebord costal, l'extrémité libre des 11e et 12e côtes, et le corps de la 12e vertèbre dorsale.

La **solidité du thorax** n'est pas telle qu'il ne puisse être déformé par des pressions agissant soit de dehors en dedans, soit en sens contraire. Le corset, par exemple, peut déterminer un aplatissement latéral de la partie inférieure du thorax, comme sur le thorax représenté figure 40 (**Schnurthorax n. Merkel**). La pression exercée ainsi sur le thorax au point de le déformer d'une façon persistante n'est pas sans agir fortement sur les organes abdominaux sous-jacents.

Par contre, les pressions, même très fortes, mais de courte durée, ne modifient pas la forme du thorax, suffisamment élastique pour leur résister; on voit, par exemple, quelquefois dans les cirques, des acrobates qui se font placer une enclume sur le thorax et supportent sans dommage, des coups portés sur cette enclume. Lors d'une **contusion violente**, sans fractures de côte, on peut observer des lésions graves des organes sous-jacents (poumon, cœur, foie). Par contre, à mesure que les sujets avancent en âge, les côtes deviennent plus cassantes. Les **déformations du thorax** produites par des compressions venant de l'intérieur se rencontrent surtout dans les cas d'hypertrophie du cœur, d'anévrysmes de l'aorte, de tumeurs, d'épanchements pleuraux abondants; les pleurésies guéries avec adhérence peuvent laisser à leur suite des aplatissements latéraux du thorax qui ont une valeur diagnostique rétrospective. Les autres déformations importantes du thorax sont: le thorax de poulet des rachitiques, dans lequel le sternum fait une forte saillie antérieure; les déformations thoraciques secondaires aux déviations de la colonne vertébrale (cyphose et scoliose); la poitrine aplatie latéralement et étroite des tuberculeux; le thorax dilaté, ressemblant à un tonnelet, que l'on voit chez les emphysémateux; le premier correspond à la position d'expiration, l'autre à la position d'inspiration. [Le thorax en entonnoir est une variété assez rare dans laquelle la portion inférieure du sternum est comme enfoncée, en un creux profond, tandis que l'appendice xiphoïde fait une forte saillie antérieure. Cette variété de déformation thoracique semble congénitale et sans valeur séméiologique.]

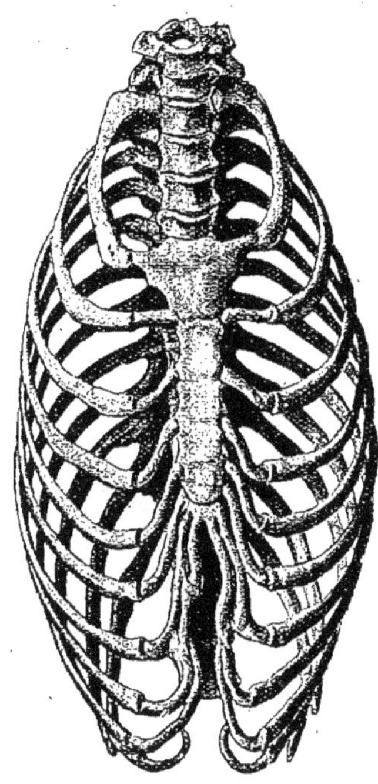

Fig. 40. — Thorax déformé par le corset, « Schnurthorax »; d'après Merkel.

Dans la **région sternale** on trouve au-dessous de la peau, qui est relativement peu mobile et, chez l'homme, souvent fort poilue, un peu de tissu cellulo-graisseux. L'aponévrose sous-jacente est mince et se continue avec celle qui recouvre le muscle pectoral; l'insertion de ce muscle se fait d'autant plus près de la ligne médiane que le muscle est plus développé et marque ainsi une gouttière présternale plus profonde.

Le **sternum** est recouvert de la membrane fibreuse sternale qui représente en quelque sorte l'expansion à la surface du sternum de la capsule des articulations sterno-costales; le sternum est relativement peu solide, car ses deux corticales sont minces et son diploé très abondant. Aussi dans les tumeurs intra-médiastinales, particulièrement au cours de l'évolution des anévrysmes de l'aorte, on peut observer la perforation de cet os. On peut quelquefois observer des **perforations congénitales du sternum** (Voy. fig. 41); dans ce cas, une suppuration rétro-sternale passerait facilement en avant de l'os, en sortant par cet orifice. Il est infiniment plus rare de trouver un sternum fissuré dans toute sa hauteur [anomalie qui représente un stade du développement de l'os]. Ces fissures et ces trous congénitaux du sternum sont assez importants à connaître, car chez les individus qui en sont porteurs une contusion même minime du sternum, peut amener des lésions graves des viscères sous-jacents.

En général, la ***synchondrose*** qui réunit ***la poignée et le corps du sternum*** est si solide qu'en cas de rupture de l'os à ce niveau, il y a toujours arrachement de l'une des surfaces articulaires, et on parle avec raison de fractures du sternum et non de luxations.

L'artère importante de la région est l'***artère mammaire interne*** ; elle se distribue, à part quelques branches thymiques et les artères diaphragmatiques supérieures qui accompagnent le nerf phrénique, aux parois thoraciques et abdominales. Elle naît de la sous-clavière, en dedans des scalènes, croise la face postérieure de l'articulation sterno-claviculaire (laisse passer en dedans d'elle, dans une crosse à concavité interne, le ***nerf phrénique***) et vient s'appliquer à la face postérieure des espaces intercostaux ; elle se trouve à environ 1 centimètre du bord du sternum (Voy. fig. 42) et descend ainsi jusqu'au sixième espace intercostal ; à ce niveau elle se divise en deux branches, l'artère musculo-phrénique et l'épigastrique supérieure, qui s'anastomose avec l'***épigastrique inférieure***, branche de l'iliaque externe. Les branches principales de l'artère mammaire interne sont les artères intercostales antérieures, anastomosées avec les intercostales postérieures, branches de l'aorte thoracique, et les artères perforantes qui se distribuent à la glande mammaire chez la femme et deviennent fort grosses au moment de la lactation. Pour ***découvrir l'artère*** dans le deuxième, troisième ou quatrième espace intercostal, il faut couper la peau, les insertions sternales du grand pectoral, l'aponévrose qui remplace à ce niveau le muscle intercostal externe, l'intercostal interne ; en arrière, l'artère est directement au contact de la plèvre ; elle est accompagnée en général seulement d'une seule veine à ce niveau. Plus bas, il y a deux veines encadrant l'artère ; de plus, l'artère est séparée de la plèvre par le muscle triangulaire du sternum (musculus transversus thoracis) (Voy. fig. 42). On comprend donc que les ***blessures de l'artère*** puissent donner plus facilement lieu à un hémothorax, lorsqu'elles atteignent l'artère à sa partie supérieure. Il faut toujours penser à cette complication, lorsqu'il y a une plaie de la région parasternale ; bien que l'artère soit assez bien protégée, sa blessure peut provoquer un épanchement sanguin intrapleural mortel. Du côté gauche, depuis la 4e jusqu'à la 6e côte, l'artère mammaire interne et ses veines ne répondent plus à la plèvre mais au péricarde ; aussi peut-on observer, en cas de plaie intéressant l'artère à cette hauteur, un hémo-péricarde.

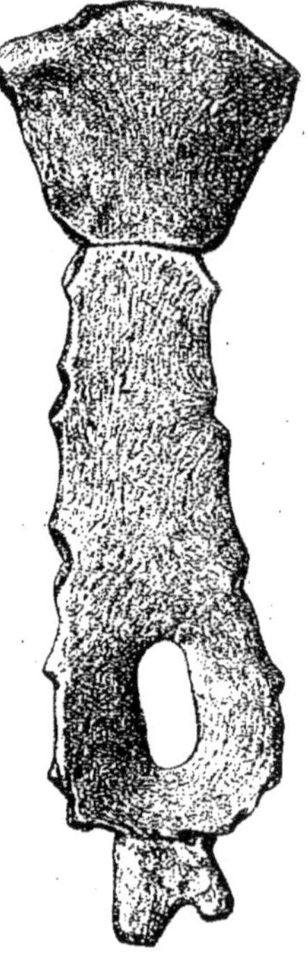

Fig. 41. — Sternum dont le corps est atteint de perforation congénitale vers sa partie inférieure.

Au niveau du bord supérieur du sternum, il faut bien se rappeler les rapports qu'affecte la ***face postérieure de l'articulation sterno-claviculaire*** avec les gros vaisseaux et les organes qui pénètrent dans le thorax à ce niveau (Voy. pl. XI, XIII, XVI) ; dans la luxation en arrière de l'articulation sterno-claviculaire, dite rétro-sternale, on peut observer soit des compressions vasculaires (a. et v. sous-clavières, a. carotide primitive, veine jugulaire), soit des compressions viscérales (trachée, œsophage) avec des phénomènes de dyspnée ou de dysphagie.

PAROI LATÉRALE DU THORAX

La ***glande mammaire***, que nous étudierons uniquement chez la femme, car celle de l'homme ne présente presque aucun intérêt pratique, se trouve située au-devant du grand pectoral, à la hauteur des 3ᵉ, 4ᵉ, 5ᵉ et 6ᵉ côtes ; elle se compose de quinze à vingt lobules glandulaires, pourvus chacun d'un canal excréteur particulier. Les ***canaux galactophores*** convergent vers le mamelon ; aussi, en cas d'abcès du sein faut-il, de préférence, pratiquer des incisions radiaires de façon à éviter autant que possible la blessure des galactophores.

Les ***artères mammaires*** sont surtout développées au moment de la lactation. Ces artères proviennent de trois sources principales : 1° de l'***artère mammaire interne*** par les rameaux perforants des 3ᵉ ou 4ᵉ premiers espaces intercostaux (surtout du 2ᵉ et du 3ᵉ) ; 2° de la ***mammaire externe ou thoracique*** longue, branche de l'axillaire ; 3° des rameaux perforants des 2ᵉ, 3ᵉ, 4ᵉ et 5ᵉ ***artères intercostales***. Les veines correspondent au trajet des artères ; de plus, il existe un réseau veineux sous-cutané particulièrement bien développé au moment de la grossesse (***réseau veineux aréolaire de Haller***) (***circulus veinosus Halleri***) ; ces veines superficielles sous-cutanées se rendent à la veine jugulaire externe, à l'axillaire, aux veines superficielles thoracico-épigastriques, aux veines mammaires internes.

Les ***lymphatiques*** de la glande mammaire sont très nombreux et forment des réseaux superficiels et profonds. Le courant lymphatique principal se dirige vers les ganglions axillaires ; ceux-ci sont très fréquemment envahis dans les affections inflammatoires et néoplasiques de la mamelle, du côté correspondant à la glande malade. On peut même observer l'envahissement des ganglions du côté opposé, car certains vaisseaux lymphatiques traversent la ligne médiane. Une partie de la lymphe s'écoule même par des vaisseaux lymphatiques perforant les espaces intercostaux, dans les ganglions satellites des vaisseaux mammaires internes. [En général, le ***premier ganglion lymphatique*** envahi, dans les cancers du sein, se trouve situé au-dessous du bord inférieur du muscle grand pectoral, sur la 3ᵉ digitation du grand dentelé, par conséquent au niveau de la 3ᵉ côte. En haut les lymphatiques de la glande mammaire accompagnent la veine axillaire, passent par-dessous la clavicule et arrivent aux ***ganglions sus-claviculaires*** ; enfin, quelques vaisseaux lymphatiques se rendent aux ***ganglions échelonnés le long des vaisseaux sous-scapulaires***. Toutes les fois que l'on ampute une mamelle cancéreuse, il est de règle fondamentale aujourd'hui, d'enlever : 1° ***la plus grande étendue de peau possible*** autour de la tumeur ; 2° tous les ***ganglions lymphatiques du creux axillaire***, laissés en continuité avec la tumeur, en enlevant le tout en un seul bloc ; 3° l'***aponévrose du grand pectoral*** et les deux tiers inférieurs de ce muscle ; il est illusoire de vouloir poursuivre les ganglions lymphatiques qui dépassent en haut la région axillaire et de faire un curage du creux sus-claviculaire après résection de la clavicule ; en effet, si l'infection cancéreuse a déjà atteint des ganglions si éloignés, il est plus que probable qu'il y a des métastases lointaines ; il est donc tout

---

Fig. 42. — Paroi antérieure du thorax, vue par l'intérieur du thorax ; la plèvre est enlevée.
Fig. 43. — Origine des espaces intercostaux du côté droit ; en haut la plèvre est conservée ; en bas au contraire, on l'a enlevée, ainsi que le muscle intercostal interne, dans l'espace intercostal le plus inférieur.

à fait inutile de compliquer énormément l'opération par une dissection aussi étendue des vaisseaux sous-claviers et des délabrements pareils, souvent difficiles à réparer. Au contraire, l'ablation systématique de l'aponévrose pectorale, d'une partie du muscle et de toutes les graisses et ganglions du creux axillaire, a donné des résultats si encourageants, que cette opération, aujourd'hui parfaitement réglée, a conquis sa place définitive en chirurgie.]

Les **nerfs profonds de la glande mammaire** accompagnent les canaux galactophores ; ils sont moins nombreux que les nerfs cutanés. Ceux-ci naissent en partie des branches sus-claviculaires du plexus cervical superficiel, en partie des rameaux perforants des **nerfs intercostaux**, du 3e au 6e. L'**anastomose** constante qui réunit les 2e et 3e nerfs intercostaux avec le brachial cutané interne ou son accessoire, explique que dans les affections du sein, on observe souvent des irradiations douloureuses dans le bras. Lors d'une extirpation complète d'un cancer du sein avec curage de l'aisselle, il faut éviter particulièrement la blessure de la **grosse veine axillaire**, des **nerfs du grand dorsal** et du **gand dentelé**. [La section de ces derniers nerfs entraîne la paralysie de deux muscles des plus importants pour les mouvements du bras et du moignon de l'épaule ; le nerf du grand dorsal est surtout difficile à bien voir, car il accompagne la branche thoracico-dorsale de l'artère sous-scapulaire que l'on est en général obligé de lier, si l'on veut extirper les ganglions qui l'accompagnent ; l'opérateur sera prévenu du voisinage du nerf du grand dorsal, par les mouvements brusques d'adduction du bras que détermine la dissection ou le pincement de ce nerf.]

Les **artères de la paroi latérale du thorax** se divisent en internes et externes :

I. — Les parties molles qui recouvrent la paroi latérale du thorax sont irriguées surtout par des branches de l'artère axillaire (Voy. *supra*, p. 61). Ce sont :

1° L'**artère acromio-thoracique** ; elle est située dans la fosse sous-claviculaire et ses branches sont parfois gênantes au cours de la ligature de l'axillaire sous la clavicule. Elle naît de l'axillaire au-dessus du bord supérieur du petit pectoral et se divise immédiatement en plusieurs branches. Ce sont : 1° des rameaux pour les pectoraux ; quelquefois une de ces artérioles naît directement du tronc de l'axillaire, on l'appelle alors A. thoracique supérieure ; 2° un rameau acromial qui perfore le deltoïde et se rend au plexus artériel péri-acromial ; 3° une artère qui descend dans le sillon delto-pectoral, accompagnant la veine céphalique.

2° L'**artère thoracique longue** ou **mammaire externe** qui naît de l'axillaire, au-dessous du bord inférieur du petit pectoral, longe le bord inférieur de ce muscle et se distribue à la surface du muscle grand dentelé, jusqu'au 5e ou 6e espace intercostal ; cette artère est de calibre variable ; elle donne chez la femme des rameaux assez nombreux à la glande mammaire. Le nerf du grand dentelé n'accompagne pas l'artère ; il est toujours en arrière d'elle, caché par le muscle grand dorsal.

3° L'**artère sous-scapulaire**, la plus volumineuse des branches de l'axillaire, naît de celle-ci près du bord axillaire de l'omoplate. Elle est recouverte par le bord antérieur du muscle grand dorsal et n'est donc visible, au cours des opérations pratiquées dans le creux axillaire, que lorsque ce muscle est dégagé. La sous-scapulaire donne deux branches, l'une postérieure, qui contourne le bord axillaire de l'omoplate ; c'est la **circonflexe de l'omoplate** qui se rend aux muscles postérieurs qui recouvrent cet os ; elle a déjà été décrite (Voy. *supra*, p. 61) ; l'autre branche ou **artère thoracico-dorsale**, descend entre le grand dorsal, le grand rond et le grand dentelé ; elle est d'assez fort calibre et se distribue à tous ces muscles.

II. — Les artères qui naissent de la face interne du thorax sont : les **artères intercostales** ; elles proviennent de trois sources principales :

1° Le **tronc cervico-intercostal**, branche de la sous-clavière, qui passe par-dessus le dôme pleural, et vient donner par un court tronc commun, les intercostales des deux premiers espaces.

2° L'**aorte thoracique** donne les artères intercostales des neuf derniers espaces intercostaux et une dixième branche qui suit le bord inférieur de la 12° côte. Les artères intercostales aortiques naissent de la face postérieure de l'aorte thoracique (Voy. pl. X) ; les artères du côté droit sont un peu plus longues que celles du côté opposé, car l'aorte est déviée à gauche de la ligne médiane ; elles passent au-devant des corps vertébraux, en arrière de l'œsophage, de la grande veine azygos, du tronc droit du sympathique thoracique ; les artères du côté gauche sont placées en arrière de l'hémi-azygos et du tronc gauche du sympathique. Au niveau du col de la côte, les artères intercostales donnent une **branche postérieure** qui se divise en un rameau spinal, entrant dans le canal rachidien par le trou de conjugaison et en un rameau musculo-cutané qui se rend aux muscles de la masse sacro-lombaire et à la peau du dos. Le **tronc de l'artère intercostale**, ou si l'on veut son **rameau antérieur**, chemine le long du bord inférieur de la côte correspondante, dans le sillon creusé au niveau de ce bord ; elle n'est recouverte tout d'abord que par la plèvre ; puis elle pénètre entre le muscle intercostal interne et l'externe, donne un rameau assez grêle qui se rend à la côte sous-jacente et des rameaux perforants qui se distribuent à la paroi latérale du thorax et même à la peau, et enfin s'anastomose à la partie antérieure de l'espace intercostal avec la branche intercostale de la mammaire interne.

3° L'**artère mammaire interne** fournit en général six artères intercostales qui naissent à la partie antérieure de l'espace intercostal et s'anastomosent avec les intercostales, nées de l'aorte. Les cinq derniers espaces intercostaux sont irrigués, à leur partie antérieure, par des rameaux issus de l'artère phrénico-abdominale, branche de la mammaire interne.

Le rapport intime que contracte l'**artère intercostale avec la côte**, au niveau du sillon costal, explique un certain nombre de faits cliniques : 1° les blessures de l'artère intercostale sans blessures concomitantes de la côte correspondante sont d'une extrême rareté ; 2° lorsque l'on pratique la résection d'une côte, il faut veiller avec le plus grand soin à ne pas blesser l'artère et, pour cela, faire la résection costale sous-périostée, en redoublant de précautions au niveau du bord inférieur de la côte ; 3° si l'on veut pratiquer l'ouverture de la cavité pleurale, sans résection de côte préalable, il faudra inciser vers le milieu de l'espace intercostal ; 4° dans certains cas de fracture de côte, on a pu voir l'artère intercostale déchirée saigner dans la cavité pleurale (hémothorax) ; quelquefois même, bien qu'assez rarement, ces hémothorax ont pu être mortels ; 5° au cas où l'on voudrait faire la ligature d'une artère intercostale, le procédé le plus sûr consiste à faire d'abord la résection sous-périostée de la côte correspondante.

Les **artères intercostales aortiques** sont si richement anastomosées avec les intercostales antérieures de la mammaire interne, que dans certains cas de compression de l'aorte thoracique, par une tumeur, on a pu voir la circulation collatérale se rétablir par l'intermédiaire des mammaires internes.

PLANCHE VI. — Le tronc, le cou et la tête sont ouverts et vus par derrière ; l'encéphale est en grande partie enlevé ; au contraire la moelle et les nerfs spinaux sont laissés en place, ainsi que les viscères et le diaphragme. (Modèle de His, à Leipzig.)

Les ***veines intercostales*** correspondent exactement comme trajet aux artères homonymes; [elles sont tributaires des veines azygos] (Voy. fig. 43). Au niveau des deux ou trois premiers espaces intercostaux, ce sont les veines intercostales supérieures qui drainent le sang veineux vers la veine sous-clavière; dans l'aisselle on rencontre également un certain nombre de veines perforantes qui anastomosent les veines intercostales avec la veine axillaire. Parmi les veines cutanées, signalons une longue ***veine thoraco-épigastrique***, qui suit à peu près la ligne axillaire antérieuer (Braune) et peut servir d'anastomose entre la veine axillaire et la veine fémorale.

Les ***rameaux postérieurs des nerfs intercostaux*** se distribuent à la peau de la ligne médiane dorsale; tout le reste de la paroi latérale et antérieure du thorax est innervé par les nerfs intercostaux, sauf la partie toute supérieure de la région sous-claviculaire qui reçoit son innervation des branches sus-claviculaires du plexus cervical superficiel. Les ***nerfs intercostaux*** (Voy. fig. 43) sont les branches antérieures des nerfs rachidiens thoraciques. En arrière, ils sont appliqués directement contre la plèvre pariétale, ce qui explique que, dans les pleurésies, ils soient souvent atteints de névralgie. Le ***nerf intercostal***, qui chemine d'abord à la face profonde du muscle intercostal externe, pénètre entre les deux muscles intercostaux externe et interne, à la hauteur de l'angle des côtes; le nerf intercostal donne des filets à ces deux muscles et accompagne ensuite l'artère intercostale, placé au-dessous d'elle. [La figure 43 montre bien la disposition du paquet vasculo-nerveux de l'espace intercostal, à la partie postérieure de celui-ci, là où elle est la plus typique; la veine intercostale est en haut, l'artère au-dessous, le nerf plus bas encore; on voit également bien sur cette figure les ***rami communicantes du sympathique*** qui relient chaque nerf intercostal au tronc du sympathique; ajoutons que l'on rencontre fort souvent au niveau de la partie postérieure de l'espace intercostal, un ***ganglion lymphatique*** appliqué à la surface du paquet vasculo-nerveux.] Le voisinage immédiat du nerf et de la côte explique que dans les fractures de côte on observe souvent des névralgies violentes. Les nerfs intercostaux donnent ensuite des rameaux cutanés perforants latéraux antérieurs et postérieurs [Voy. *supra*, Nerfs de la mamelle]. Enfin, près du bord du sternum, le nerf intercostal se termine par un rameau cutané antérieur qui donne la sensibilité à la région présternale.

Les nerfs moteurs de la paroi thoracique proviennent en partie des ***nerfs intercostaux*** pour les muscles intercostaux et les muscles de la masse sacro-lombaire (rameaux postérieurs des intercostaux, en partie du plexus brachial). On sait que le ***1er nerf dorsal*** se jette presque tout entier dans le plexus brachial; il passe, en effet, par-dessus le col de la première côte pour s'anastomoser avec la 8e racine cervicale. Ce 1er nerf dorsal peut être comprimé, par exemple par un anévrysme de l'aorte et donner lieu alors à des douleurs très vives irradiées dans le bras. Nous rappellerons parmi les branches du plexus brachial, le nerf du grand dentelé, qui descend, appliqué sur ce muscle tout le long de la paroi interne de l'aisselle; les nerfs du grand dorsal et du grand rond, rencontrés déjà dans l'étude du creux axillaire, enfin le nerf du sous-clavier, et les nerfs du grand et du petit pectoral qui se trouvent dans la région sous-claviculaire, au point où l'on fait la ligature de l'artère axillaire sous la clavicule.

PAROI INFÉRIEURE DU THORAX

Le ***diaphragme*** (Zwerchfell) forme à lui seul la paroi inférieure du thorax qui a l'aspect d'une voûte musculaire convexe en haut. La partie droite de la voûte, qui recouvre le foie, est plus saillante que la gauche (Voy. pl. XIV et fig. 15). Le ***centre phrénique du diaphragme*** est aplati; il sert de lit au cœur et prend relativement peu de part aux mouvements d'abaissement et d'élévation du diaphragme. De haut en bas, les organes suivants traversent le diaphragme :

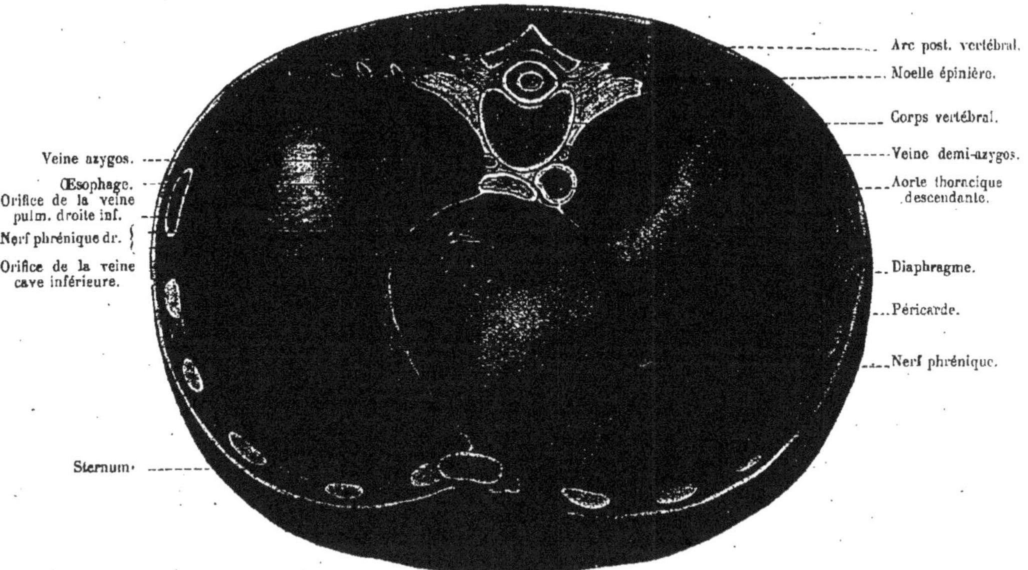

Fig. 44. — Diaphragme et partie inférieure du péricarde vus d'en haut. (Pièce provenant d'un enfant injecté au formol.)

l'***aorte descendante*** qui passe par l'orifice aortique, l'***œsophage*** avec les deux ***nerfs pneumogastriques*** par l'orifice œsophagien ; les ***nerfs splanchniques du sympathique*** dans l'épaisseur des piliers (entre les faisceaux médio et latéro-vertébral) ; le ***cordon du sympathique*** entre le pilier latéro-vertébral et la portion lombaire du diaphragme. En avant l'***artère épigastrique supérieure***, branche de la mammaire interne, perfore le diaphragme entre le faisceau xiphoïdien et la première insertion costale [c'est la ***fente de Larrey***, qui fait communiquer le médiastin antérieur avec la paroi abdominale antérieure; certains abcès peuvent suivre cette voie pour passer de l'une de ces régions dans l'autre].

De bas en haut, la ***veine cave inférieure*** perfore le diaphragme au niveau du trou de la veine

Planche VII. — Organes cervicaux et thoraciques disséqués par derrière. Rapports des bronches, des artères et des veines au niveau du hile pulmonaire. (Modèle de His, à Leipzig.)

cave, situé entre la foliole droite et le centre phrénique; par ce même orifice passe la **branche phrénico-abdominale du nerf phrénique droit**; les **veines azygos** (grande veine à droite, veine demi-azygos à gauche) passent dans l'épaisseur des piliers du diaphragme par le même orifice que les nerfs splanchniques; le **canal thoracique** passe par le même orifice que l'aorte; enfin par la fente de Larrey remontent les veines épigastriques supérieures.

Les artères du diaphragme lui viennent en haut des artères mammaires internes par deux branches : 1° l'**artère phrénico-péricardique** (ou diaphragmatique supérieure) qui accompagne le nerf phrénique; 2° l'**artère musculo-phrénique**, l'une des branches de terminaison de la mammaire interne. En bas, les artères diaphragmatiques sont deux branches de l'aorte abdominale, nées de cette artère, à sa sortie de l'hiatus aortique ou même quelquefois du tronc cœliaque.

Les **nerfs du diaphragme sont :** 1° les deux nerfs **phréniques**, branches du plexus cervical profond, faciles à voir, dans la région du cou, sur la face antérieure du muscle scalène antérieur, passant ensuite entre le péricarde et la plèvre médiastine (Voy. pl. VIII); 2° des filets nerveux provenant des **six derniers nerfs intercostaux**.

La **face supérieure du diaphragme** est recouverte de chaque côté par la plèvre correspondante, qui prend à ce niveau le nom de plèvre diaphragmatique, et au milieu par le péricarde. La zone d'adhérence phréno-péricardique correspond à peu près exactement au centre phrénique, empiétant cependant à gauche sur la portion charnue du diaphragme.

L'étendue de la plèvre diaphragmatique gauche se trouve de ce fait diminuée, ce qui correspond aussi d'ailleurs au moindre volume du poumon de ce côté.

Les **hernies diaphragmatiques** sont produites par l'issue à l'intérieur du thorax des organes abdominaux. Elles peuvent être congénitales ou acquises. Les lieux de prédilection de ces hernies sont : 1° les points correspondants à la rencontre des différentes portions constituantes du muscle diaphragme (portion vertébrale, portion costale, portion sternale); 2° l'orifice œsophagien, car à ce niveau l'œsophage n'est pas adhérent aux parois de cet orifice (comme l'aorte ou la veine cave par exemple), mais au contraire séparé d'elles par un tissu cellulaire lâche. Comme toute la partie droite de la coupole diaphragmatique est remplie par le foie, les hernies sont rares de ce côté et bien plus fréquentes à gauche. Elles peuvent contenir le foie, l'épiploon, le gros intestin, l'intestin grêle et la rate; le péritoine qui tapisse la face inférieure du diaphragme est alors refoulé quelquefois en forme de sac herniaire à l'intérieur de la plèvre; par contre, il y a absence complète du sac lorsque la hernie se fait par une perte de substance (congénitale le plus souvent) du diaphragme; on a même cité quelques cas où des hommes ont pu vivre longtemps avec l'estomac au-dessus du diaphragme.

La **fixation très solide de la veine cave inférieure** aux parois de son orifice diaphragmatique, explique que dans certains épanchements pleuraux gauches très abondants qui refoulent en masse le cœur à droite, la veine cave puisse se trouver coudée au niveau de son orifice. On voit alors survenir des accidents graves d'anémie cérébrale avec syncope ou même mort subite. Il se produit simultanément des phénomènes de stase veineuse très marquée dans la moitié inférieure du corps. Enfin que l'on n'oublie pas (Voy. pl. XIII) que le **diaphragme descend beaucoup plus bas en arrière**, au niveau du rachis, qu'en avant : si bien qu'une plaie pénétrante, par arme à feu par exemple, pourra perforer l'abdomen en avant et la partie postéro-inférieure du thorax en arrière.

CONTENU DE LA CAVITÉ THORACIQUE

La ***face interne de la paroi thoracique*** est tapissée dans la plus grande partie de son étendue par la ***plèvre (pleura)***. Cette séreuse forme deux sacs complètement séparés l'un de l'autre, la plèvre gauche et la plèvre droite, contenant chacune le poumon correspondant. Les poumons, sur le sujet vivant, sont si intimement accolés à la plèvre, que les plaies pénétrantes qui intéressent la plèvre sans toucher le poumon sont d'une extrême rareté. La portion de la plèvre qui tapisse la face interne des côtes s'appelle ***plèvre costale***; celle qui recouvre la voûte diaphragmatique est nommée ***plèvre diaphragmatique***; la première forme la paroi externe du sac pleural, la seconde sa paroi inférieure; quant à la paroi interne, elle est appelée ***plèvre médiastine***; elle s'étend dans le sens antéro-postérieur de la colonne vertébrale à la face postérieure du sternum. Au point où la plèvre médiastine se continue avec la plèvre costale, on trouve de chaque côté le ***sinus*** ou ***cul-de-sac médiastino-costal***. Quant au ***sinus costo-diaphragmatique***, il est formé par la réflexion de la plèvre diaphragmatique sur la plèvre costale. Ces sinus ou culs-de-sac représentent des espaces complémentaires où vient se loger le poumon distendu pendant l'inspiration. A l'état normal le frottement du poumon sur la plèvre pariétale ne s'accompagne d'aucun bruit perceptible à l'auscultation; au contraire, lorsqu'il y a une inflammation pleurale, on entend parfois des ***frottements pleuraux*** correspondants aux mouvements respiratoires.

On comprend facilement que la faible épaisseur de la paroi thoracique permette d'entendre à l'auscultation ou de percevoir par la percussion, les modifications qui se produisent dans le parenchyme pulmonaire ou dans la cavité pleurale ***(pneumothorax, hémothorax, hydrothorax, empyème)***.

L'ensemble des plèvres costales, diaphragmatique et médiastines forme ce que l'on appelle la ***plèvre pariétale***; le feuillet séreux qui recouvre le poumon et se continue autour du hile pulmonaire avec sa plèvre médiastine, s'appelle au contraire ***plèvre viscérale***.

Pour bien voir la ***plèvre médiastine***, le mieux est d'enlever la paroi thoracique et la plèvre costale, et le poumon, en le coupant au ras de son hile, sans tenir compte du faible ligament pulmonaire, mince lamelle étendue du hile pulmonaire jusqu'à la plèvre diaphragmatique. On voit alors que les deux plèvres médiastines délimitent à la partie moyenne de la cavité thoracique, un espace s'étendant de la colonne vertébrale au sternum; c'est ce que l'on appelle le ***médiastin***. En haut, les plèvres médiastines se portent en dehors pour former le ***cul-de-sac pleural supérieur***, si bien qu'à ce niveau le médiastin se continue directement avec la région du cou; en bas le médiastin est délimité par la face supérieure du diaphragme.

Le ***cul-de-sac pleural supérieur*** qui recouvre le sommet du poumon, s'étend en haut jusqu'au bord supérieur de la première vertèbre dorsale et s'abaisse en avant jusqu'au bord supérieur du premier cartilage costal. Le point le plus élevé du cul-de-sac pleural supérieur se trouve ainsi placé à 3 centimètres environ au-dessus de l'extrémité antérieure de la première côte. [C'est au niveau de ce cul-de-sac pleural supérieur que l'on a décrit (ZUCKERKANDL, SEBILEAU) un véri-

---

Fig. 47. — Poumon droit vu par sa face médiastine. (Moule en plâtre de His.)
Fig. 48. — Poumon gauche vu par sa face médiastine. (*Id.*)

table **appareil ligamenteux suspenseur de la plèvre**; il est formé par plusieurs ligaments insérés d'une part aux vertèbres, à l'apophyse transverse de la 7e cervicale et au col de la première côte, d'autre part à la surface du cul-de-sac; il y a en général trois ligaments : l'un interne, le vertébro-pleural; l'autre moyen, le transverso-pleural, qui parfois même est musculaire, représentant alors un petit scalène accessoire (Albinus), enfin le dernier, externe, costo-pleural. Le ligament costo-pleural et le transverso-pleural séparent le plan occupé par l'artère sous-clavière du plan postérieur, occupé par le nerf premier dorsal, et les plus importantes anastomoses qu'il contracte avec le ganglion sympathique cervical inférieur; ce dernier ganglion sympathique est souvent fusionné avec le premier ganglion thoracique; l'ensemble formé par ces deux ganglions, porte alors le nom de ganglions de Neubauer; il est situé en arrière du point culminant du dôme pleural, dans une petite fossette, appelée par Sebileau fossette sus-rétro-pleurale.]

Les **culs-de-sac pleuraux** correspondant aux points où les plèvres costales, médiastines et diaphragmatiques se continuent l'une avec l'autre, sont intéressants à connaître en pratique. Le cul-de-sac pleural supérieur ou dôme pleural a déjà été étudié. Le **cul-de-sac pleural antérieur** correspond au point le plus profond du sinus costo-médiastinal, là où la plèvre médiastine se réfléchit sur la plèvre costale, en arrière du sternum. Le **cul-de-sac pleural inférieur** répond à la partie la plus déclive du sinus costo-diaphragmatique. Comme le poumon remplit à l'état normal presque toute l'étendue de la cavité pleurale, les culs-de-sac sont presque complètement remplis par les bords correspondants du poumon pendant l'inspiration. [Cependant, le **sinus costo-diaphragmatique** n'est jamais complètement rempli par le bord inférieur du poumon, même dans les grandes inspirations; le fait est important, car une plaie pénétrante de poitrine, atteignant le cul-de-sac pleural à sa partie la plus déclive, pourra fort bien ne pas intéresser le poumon.] Sur les figures 45 et 46, les culs-de-sac pleuraux sont marqués par des lignes rouges. **A droite, le cul-de-sac antérieur** part de l'articulation sterno-claviculaire, se rapproche de la ligne médiane rétro-sternale, l'atteint et descend jusqu'à la 6e côte, s'infléchit alors en dehors le long du bord inférieur de cette côte, rencontre la 7e côte sur la ligne mamillaire, la 9e côte sur la ligne axillaire moyenne, la 11e sur la ligne scapulaire et recouvre l'origine de la 12e côte avant d'atteindre la colonne vertébrale. **A gauche, le trajet du cul-de-sac pleural** est sensiblement le même, avec cette différence que le cul-de-sac n'atteint pas la ligne médiane rétro-sternale et que, arrivé en arrière de la 4e côte, le **cul-de sac pleural** s'écarte du sternum et rencontre la 7e côte à 5 centimètres environ de son insertion sternale. Nous reviendrons sur ce point important, en traitant du péricarde. D'ailleurs, il faut ajouter que la disposition des culs-de-sac pleuraux est variable d'un sujet à l'autre et que la description que nous en donnons ici est une moyenne; de même, les altérations pathologiques de la plèvre (pleurésies avec grand épanchement) peuvent modifier beaucoup l'étendue des parois pleurales et la disposition des culs-de-sac.

Le point le plus déclive du **sinus costo-diaphragmatique** n'est jamais atteint par le poumon, si bien que pendant la respiration normale, le diaphragme se trouve appliqué à la partie inférieure de la paroi thoracique; si la plèvre est le siège d'un épanchement liquide, le **diaphragme** peut être abaissé; lorsqu'on ponctionne un épanchement liquide dans ces conditions, le diaphragme remonte et vient se réappliquer à la paroi thoracique. Il pourrait même arriver, si la ponction avait été faite trop bas, que le diaphragme vînt empêcher l'évacuation du reste du liquide; aussi vaut-il mieux ne pas faire de ponctions évacuatrices de la cavité pleurale au-dessous du 7e ***espace intercostal,*** dans la ligne axillaire postérieure; tout à fait en arrière, le long de la colonne vertébrale, on peut ponctionner jusqu'à la hauteur de la 9e côte. La très grande richesse de la plèvre en vaisseaux lymphatiques permet quelquefois aux épanchements inflammatoires de se résorber; le plus souvent, les épanchements pleuraux guéris laissent comme traces de leur existence des adhérences plus ou moins solides et étendues qui unissent les plèvres pariétale et viscérale. Il faut remarquer enfin que par l'***intermédiaire du diaphragme*** ces plèvres sont en rapport avec les organes abdominaux sous-jacents; nous insisterons plus loin sur ces rapports très importants.

LES POUMONS

Le ***sommet du poumon*** (apex pulmonalis) remplit le cul-de-sac pleural supérieur et dépasse, comme ce dernier, l'orifice supérieur du thorax (fig. 45, pl. II et XIII); la ***base du poumon*** est excavée par l'empreinte de la voûte diaphragmatique. Par sa ***face costale*** le poumon répond à la face interne des côtes et aux muscles intercostaux, recouverts de la plèvre costale. La ***face interne*** ou ***médiastinale*** répond à la plèvre homonyme; elle est en partie excavée par le cœur contenu dans le médiastin. Le ***bord antérieur*** tranchant du poumon, s'enfonce dans le cul-de-sac pleural antérieur; quant au bord inférieur, il remplit en partie le sinus costo-diaphragmatique. Le ***bord postérieur,*** arrondi et fort épais, remplit les deux gouttières costo-vertébrales, entre l'angle des côtes et la saillie des corps vertébraux (Voy. fig. 50 et 53). C'est sur la face interne ou médiastine que se trouve le ***hile pulmonaire*** par où pénètrent dans le poumon les artères et les bronches d'où sortent les veines (fig. 47 et 48).

Chaque poumon est séparé en ***deux lobes par une profonde scissure, dite interlobaire*** (incisura interlobaris). Cette scissure part du hile, remonte en arrière, puis parcourt en diagonale la face externe ou costale du poumon, atteint le bord inférieur de l'organe, suit la base du poumon et revient au hile (Voy. fig. 47 et 48). Sur le poumon gauche cette grande scissure interlobaire divise le poumon en deux lobes, un supérieur et un inférieur; sur le poumon droit la grande scissure est plus verticale; tandis qu'à gauche la scissure vient couper le bord inférieur du poumon à 3 centimètres environ du bord antérieur de l'organe, à droite, elle le coupe à près de 10 centimètres. De plus, sur le poumon droit, on trouve une seconde scissure, qui part du hile, coupe la face médiastine, rejoint le bord antérieur du poumon et regagne horizontalement sur la face externe la grande scissure. Cette ***seconde scissure interlobaire*** délimite ainsi le lobe moyen du poumon droit, de dimensions variables suivant les sujets. [Les ***rapports de cette scissure interlobaire avec la paroi costale*** sont importants à préciser; car on rencontre assez souvent des pleurésies purulentes dites interlobaires qui sont développées à l'intérieur de cette scissure; en moyenne la grande scissure interlobaire s'étend depuis la 4e côte en haut et en arrière jusqu'à la 6e côte, dans le bas et en avant dans la ligne axillaire antérieure (Rochard); on voit donc que

---

Planche VIII. — a) Rapports du médiastin vu par le côté gauche; on a enlevé la moitié gauche du thorax et coupé le hile du poumon gauche; b) le médiastin vu par le côté droit. (Les pièces proviennent d'un cadavre d'enfant injecté au formol.)

pour découvrir cette scissure, le mieux serait de réséquer la 5e côte, à sa partie moyenne, au niveau de la ligne axillaire moyenne ; on tomberait ainsi sur la partie moyenne de la scissure.] Le bord antérieur du poumon gauche présente une échancrure, concave en dedans et correspondant au cœur ; c'est l'**échancrure cardiaque** (incisura cardiaca).

Au niveau **du hile** les organes sont étagés de la façon suivante : la **branche de l'artère pulmonaire** est en haut et en avant, la **bronche** est au-dessus et en arrière [exception faite pour la bronche épartérielle à droite, Voy. planche VIII] ; les **veines pulmonaires**, disposées en deux groupes, sont les unes en avant de la bronche, les autres au-dessous et un peu plus en arrière ; [enfin l'**artère bronchique** et le **plexus nerveux pulmonaire** se trouvent en arrière de la grosse bronche ; de plus, on rencontre autour de ces différents organes du hile, un grand nombre de **ganglions lymphatiques**].

Sur des poumons, durcis sur place après injection des **vaisseaux artériels et veineux**, on voit encore un certain nombre de détails ; ce sont : sur le poumon droit, le **sillon de la veine cave supérieure** et celui de la **veine grande azygos** ; sur le poumon gauche, l'empreinte de l'**artère sous-clavière gauche**, celle de la **crosse aortique** et celle de l'**aorte descendante**.

Les mouvements du poumon pendant l'inspiration et l'expiration, modifient surtout les rapports du bord antérieur et du bord inférieur de l'organe ; ces changements de situation intéressent le médecin qui ausculte le poumon ; la respiration costale modifie surtout les rapports du bord antérieur et la respiration diaphragmatique ceux du bord inférieur.

Dans la position du repos, correspondant à l'expiration, le **bord antérieur du poumon droit** s'étend depuis l'insertion sternale du 2e cartilage costal jusqu'à la 5e côte, en suivant le bord droit du sternum. Le bord inférieur du même poumon se trouve sur la ligne mamillaire à la hauteur de la 6e côte, sur la ligne axillaire moyenne de la 7e, sur la ligne scapulaire à celle de la 9e, et atteint la colonne vertébrale à la hauteur de l'apophyse épineuse de la 10e vertèbre dorsale. Le **bord antérieur du poumon gauche** s'étend de l'insertion sternale du 2e cartilage costal jusqu'à la 4e côte, en suivant le bord gauche du sternum à une certaine distance. Au niveau de la 4e côte, le bord du poumon est échancré par l'incisure cardiaque ; il se rapproche un peu du sternum à la hauteur de la 5e côte et enfin se continue avec le bord inférieur au point où la 6e côte s'unit à son cartilage costal. Les **rapports du bord inférieur sont analogues** à ceux du côté opposé, avec cette différence cependant que le poumon gauche descend un peu plus bas ; mais au point de vue clinique, la différence est sans importance. Pendant l'**inspiration profonde** le poumon s'enfonce jusqu'à l'extrémité du cul-de-sac pleural antérieur ; c'est-à-dire, qu'à droite, il atteint la ligne médiane et en reste légèrement écarté à gauche. La ligne médiane rétrosternale représente à sa partie supérieure le point où les deux poumons se rapprochent beaucoup l'un de l'autre, sans cependant s'atteindre, au moins dans la grande majorité des cas. [Pour Farabeuf, la disposition la plus constante des culs-de-sac pleuraux antérieurs serait celle dans laquelle le cul-de-sac droit vient croiser le cul-de-sac gauche, en le débordant de quelques millimètres.] **Pendant l'inspiration profonde**, le **bord inférieur du poumon** s'abaisse notablement, puisqu'il atteint la 6e côte le long du sternum, la 7e côte sur la ligne mamillaire, la 8e sur la ligne axillaire moyenne, la 10e sur la ligne scapulaire et la colonne vertébrale à la hauteur de l'apophyse épineuse de la 11e vertèbre dorsale. — La projection des **scissures interlobaires** sur la paroi peut être déterminée si l'on se rappelle que l'origine de la grande scissure correspond sur chaque poumon à la ligne qui réunit les deux épines de l'omoplate (ligne interscapulaire). [Voy. *supra* ; cette ligne correspond en arrière à la 4e côte.] La ligne interscapulaire marque également la place du hile pulmonaire. Du reste, il faut se rappeler qu'en arrière la percussion du poumon ne doit jamais être faite à moins de quatre travers de doigt de la ligne médiane postérieure ; en effet, de chaque côté de la ligne des apophyses épineuses, se trouvent les muscles de la masse sacro-lombaire, qui peuvent modifier beaucoup la sonorité pulmonaire. Latéralement, la limite entre le lobe supérieur et le lobe inférieur du poumon est marquée par la 5e et la 6e côte. A gauche, le lobe supérieur atteint seul le bord du sternum. A droite, latéralement et en avant, près du sternum, se trouve le lobe moyen. Sur le diaphragme, se trouvent à droite les lobes moyens et inférieurs, à gauche le lobe inférieur seul.

Lorsque le diaphragme est soulevé par un épanchement intra-abdominal abondant (ascite), par le météorisme de l'intestin, ou par une tumeur abdominale, le bord inférieur du poumon est également surélevé ; de même, ce bord inférieur peut être anormalement abaissé lorsqu'il y a de l'emphysème pulmonaire. De plus, il faut remarquer que le ***bord inférieur du poumon droit*** est plus facile à délimiter par la percussion, parce qu'on trouve au-dessous du poumon le foie, organe compact dont la percussion donne une matité très nette ; à ***gauche***, au contraire, il n'est pas toujours aisé de délimiter le poumon d'avec l'estomac, dont la percussion donne un son tympanique.

LE MÉDIASTIN

Lorsqu'après avoir réséqué à droite et à gauche la paroi thoracique, on sectionne le poumon au niveau de son hile et qu'on l'enlève, on a ainsi vidé les deux cavités pleurales et l'on aperçoit à droite et à gauche le ***médiastin*** (Voy. pl. VIII). Au point où le hile pulmonaire a été sectionné, on voit la section de la bronche, des artères et des veines pulmonaires, organes qui entrent ou sortent du médiastin.

On donne le nom de ***médiastin*** à tout l'espace intervertébro-sternal limité latéralement par les plèvres médiastines ; on subdivise souvent le médiastin en deux parties : l'une, dite ***médiastin antérieur***, qui répond à tout ce qui se trouve en avant d'un plan passant par la face postérieure de la trachée, de sa bifurcation et la face postérieure du péricarde ; l'autre, dite ***médiastin postérieur***, qui comprend tout l'espace situé en arrière de ce plan fictif. Cette division n'est justifiée que par la facilité qu'elle donne à la description des rapports des organes : en réalité, le médiastin est un et cette division est purement artificielle et conventionnelle.

La ***largeur du médiastin*** est naturellement la plus considérable là où les deux plèvres médiastines sont le plus éloignées l'une de l'autre. C'est le cas, par exemple, pour l'espace qu'occupe le ***sac péricardique et le cœur***. Si l'on enlève la paroi antérieure du thorax, en réséquant le sternum, et que l'on écarte ensuite l'une de l'autre les deux plèvres médiastines, on aperçoit facilement le péricarde. Si l'on ouvre alors le péricarde et que l'on enlève le cœur, on se rend facilement compte de ce fait que les deux plèvres et le péricarde remplissent à eux seuls presque toute l'étendue de la cavité du thorax. En effet, le péricarde enlevé, il ne reste plus comme contenu du médiastin que le ***thymus*** ou ses débris, une ***grande partie de la trachée et sa bifurcation,*** des vaisseaux nombreux, des nerfs, l'***œsophage,*** des lymphatiques, parmi lesquels le canal thoracique et de nombreux ganglions lymphatiques. Tous ces organes sont réunis par un tissu conjonctif lâche qui se continue avec celui du cou ; ce fait explique que les suppurations aiguës ou les abcès froids puissent se propager facilement du cou au médiastin.

Comme la ***plèvre médiastine*** n'est qu'un feuillet mince et transparent, on voit facilement au travers (si elle n'a pas été épaissie par une inflammation ancienne) le contenu du médiastin ; l'aspect des parties est encore bien plus net, si l'on enlève auparavant par dissection, la plèvre médiastine.

On voit ***à droite*** (Voy. pl. VIII, figure inférieure) le ***cœur***, plus ou moins visible à travers le

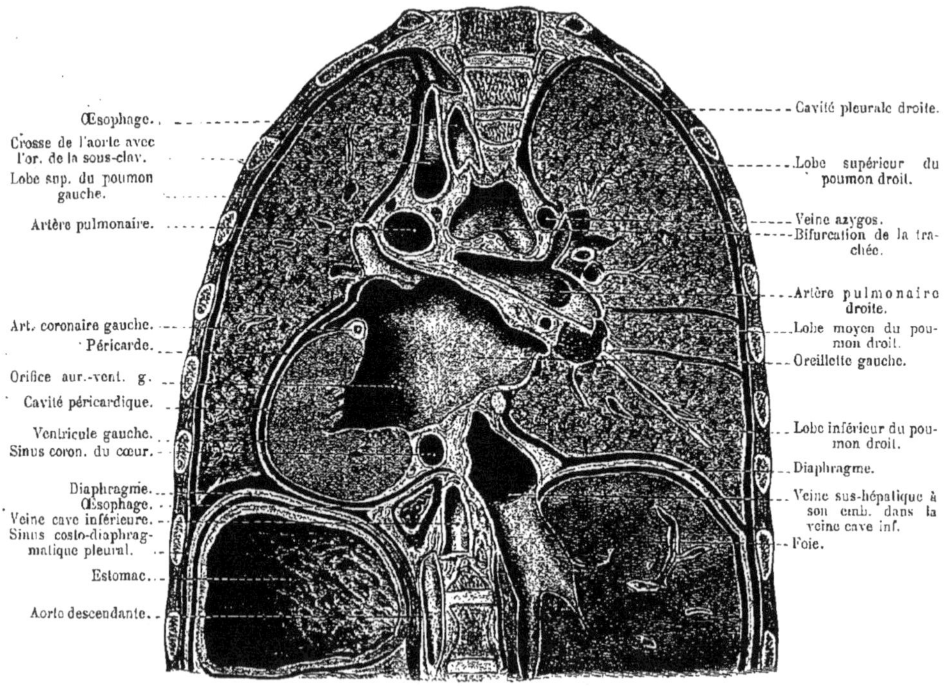

Fig. 49. — Coupe frontale du thorax. (Vue par la face dorsale.)

péricarde, la ***veine cave supérieure***, en dehors d'elle et à sa surface, le ***nerf phrénique***, que l'on peut poursuivre jusqu'au diaphragme ; la ***veine grande azygos*** et son embouchure dans la veine cave supérieure, les ***vaisseaux intestinaux***, l'***œsophage***, le ***nerf pneumogastrique*** (n. vagus), le ***tronc du sympathique thoracique*** et les ***nerfs splanchniques***, les ***ganglions lymphatiques du hile pulmonaire***.

A ***gauche*** (Voy. pl. VIII, figure supérieure) : le cœur avec le ***nerf phrénique*** qui contourne le sac péricardique, les ***vaisseaux diaphragmatiques supérieurs*** (comme à droite du reste), la ***sous-clavière gauche*** avec sa branche mammaire interne ; le ***tronc brachio-céphalique veineux gauche*** (désigné sur la pl. VIII par erreur : ven cava superior), avec l'embouchure de la veine demi-azygos (qui, sur la fig. 8, se continue en haut avec une grosse veine intercostale supérieure), le ***nerf pneumogastrique***, le tronc du ***sympathique***, les ***vaisseaux intercostaux*** et de nombreux ***ganglions lymphatiques***.

De chaque côté, on aperçoit, chez l'enfant, le ***thymus***, au-dessus et en avant du péricarde.

L'intérêt principal de l'anatomie topographique du médiastin se concentre sur l'étude des ***rapports du cœur***, dont l'auscultation et la percussion sont pratiquées quotidiennement.

Mais avant d'étudier les rapports du cœur, il faut rappeler sommairement sa configuration extérieure.

Sous le nom d'***axe du cœur***, on désigne une ligne étendue de la pointe du cœur à l'orifice de l'aorte. Que l'on prenne un crayon taillé qui représentera cette ligne fictive; que l'on tienne ce crayon verticalement au-devant de son sternum, la pointe dirigée en bas, et que l'on admette que tout ce qui est à droite de l'axe du corps sera le cœur, tout ce qui est à gauche, le cœur artériel. Maintenant que l'on considère les quatre propositions suivantes, en faisant varier, selon qu'il en sera besoin, la direction du crayon.

1° L'***axe du cœur n'est pas vertical, mais incliné obliquement*** de telle sorte que la pointe du crayon soit à gauche, et l'extrémité mousse à droite.

2° L'axe du cœur et par conséquent tout le cœur est ***dévié vers la gauche***, si bien que la ligne médiane du corps ne coupe pas l'axe du cœur en son milieu, mais bien de telle façon que les deux tiers du cœur soient à gauche de la ligne médiane et un tiers seulement à droite.

3° La ***pointe du cœur*** s'avance vers la paroi thoracique tandis que la base du cœur se recule vers la colonne vertébrale. Si bien que la face antérieure ou sterno-costale du cœur devient en même temps supérieure et sa face postérieure ou diaphragmatique devient inférieure.

On se figure toujours, malgré ces trois changements dans la direction de l'axe du cœur, que la cloison qui sépare le cœur en deux (veineux et artériel) est toujours restée verticale et que par conséquent on peut apercevoir de chaque côté d'elle une égale étendue du cœur gauche et du cœur droit. Il n'en est nullement ainsi, car :

4° Le ***cœur est tordu*** sur son axe de telle sorte que la plus grande partie du cœur droit se trouve dirigée en avant et la plus grande partie du cœur gauche en arrière. Par suite de cette torsion du cœur, la cloison qui sépare les deux cœurs n'est pas verticale, mais bien presque horizontale, comme on peut le voir sur des ***coupes de sujets congelés***.

Il s'ensuit que : les ***oreillettes*** qui sont situées plus près de la base du cœur sont plus haut et plus en arrière que les ventricules, plus antérieurs et plus rapprochés de la paroi thoracique. C'est pourquoi les ***plaies des ventricules*** sont bien plus fréquentes que celles des oreillettes. Mais, comme le cœur est presque horizontalement couché, une plaie qui atteint le ventricule en avant pourra trancher simultanément l'oreillette en arrière. De plus, comme les ***ventricules*** sont appliqués à la face postérieure de la paroi thoracique antérieure, on peut facilement sentir la pulsation du cœur à la hauteur de l'épigastre, dans les ***cas d'hypertrophie cardiaque***. Le ***ventricule droit*** est le plus antérieur, à droite on trouve (au-dessous de l'appendice xiphoïde) l'oreillette, à gauche le ventricule gauche et tout à fait en arrière l'oreillette gauche (Voy. fig. 50). Sur la vue antérieure du cœur en place, on aperçoit (Voy. pl. XVI et IX) : le ventricule droit avec l'***origine de l'artère pulmonaire (infundibulum ou conus arteriosus)***, une petite étendue du ventricule gauche, l'extrémité antérieure de l'***auricule gauche***, une bonne partie de l'***oreillette***

Planche IX. — Le cœur vu d'en avant, le péricarde étant incisé. (Sujet durci au formol.)

droite, et surtout l'***auricule droite***; en effet, chaque auricule est appliquée contre l'origine de l'artère qui émerge du ventricule correspondant.

Il faut bien connaître cet aspect de la face antérieure du cœur si l'on veut savoir se reconnaître sur un cœur enlevé du thorax.

La plus grande partie du cœur est séparée de la face postérieure de la paroi thoracique antérieure par le bord antérieur de chaque poumon. Ces ***languettes pulmonaires*** donnent à la percussion

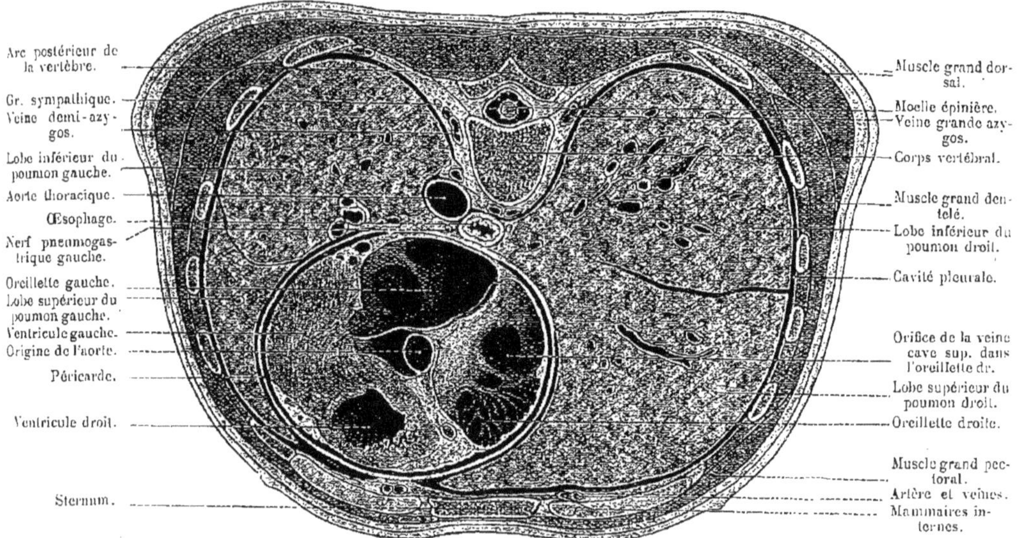

Fig. 50. — Coupe horizontale du thorax à la hauteur du mamelon. (Le poumon droit est plus volumineux que le gauche.) La figure représente le segment supérieur de la coupe vu d'en bas.

un son assez clair qui doit être distingué de la matité vraie du cœur. Une petite partie du cœur est appliquée directement, sans interposition du poumon, contre la face postérieure de la paroi ; c'est cette zone découverte qui donne à la percussion, le ***triangle de matité vraie du cœur***. Il est évident que si le poumon est dilaté par de l'emphysème, l'aire de matité vraie du cœur diminue ; si au contraire le cœur est hypertrophié, elle augmente (Voy. fig. 50). Il est donc essentiel pour le médecin de connaître l'étendue normale de la projection du cœur sur la paroi thoracique.

La projection du cœur sur la paroi thoracique antérieure est délimitée par les lignes suivantes :

1° La ***ligne cardiaque inférieure*** commence dans le 5ᵉ espace intercostal gauche, au milieu de l'espace compris entre la ligne mamillaire et la ligne parasternale, c'est-à-dire à la pointe du cœur et se termine en obliquant légèrement en haut et à droite au niveau du bord inférieur du 5ᵉ cartilage costal droit, à deux centimètres du bord du sternum. [La pointe du cœur, que l'on peut toujours sentir à la palpation, est située plus haut chez les enfants, jusque dans le 4ᵉ espace intercostal, plus bas au contraire chez les vieillards, au niveau du 6ᵉ espace intercostal.]

2° La ***ligne cardiaque droite*** s'étend de la ligne inférieure jusqu'au 3ᵉ cartilage costal droit, à deux centimètres du bord droit du sternum.

3° La ***ligne cardiaque supérieure*** continue la précédente en passant obliquement derrière le sternum jusqu'au 2e espace intercostal gauche, à trois centimètres du sternum.

4° La ***ligne cardiaque gauche***, qui prolonge l'extrémité de la précédente jusqu'à la pointe du cœur.

Il faut encore mentionner la ***ligne cardiaque transverse*** : elle commence au point où la ligne inférieure atteint le bord inférieur du 5e cartilage costal droit et se termine au point de rencontre de la ligne supérieure et de la ligne gauche. Sur cette ligne se trouvent les deux orifices auriculo-ventriculaires. L'aire de ***matité vraie du cœur*** est représentée en noir sur la figure 45 ; elle est limitée : à droite par une ligne qui suit le bord gauche du sternum et s'étend du bord inférieur du 4e cartilage costal gauche jusqu'au bord inférieur du 7e cartilage costal gauche ; à gauche par une ligne qui rejoint le point de départ de la ligne précédente avec la pointe du cœur. Il n'y a pas de limite absolue en bas ; on prend en général une ligne horizontale rejoignant la pointe du cœur au 7e cartilage costal gauche (Voy. fig. 45).

Les ***orifices auriculo-ventriculaires*** sont situés sur la ligne cardiaque transverse ; l'orifice tricuspidien se trouve derrière le corps du sternum, entre le 5e cartilage costal gauche et la 6e côte droite ; l'orifice mitral répond au tiers supérieur de la ligne transverse.

L'orifice de l'artère pulmonaire est recouvert par l'extrémité sternale du 3e cartilage costal gauche ; l'orifice aortique postérieur au précédent, répond au 3e espace intercostal gauche.

Les ***lieux d'auscultation des différents orifices du cœur*** ne répondent pas exactement aux points que nous venons de déterminer anatomiquement. [En effet, les bruits produits par la veine liquide qui passe dans un orifice rétréci ou insuffisant, se propagent dans le sens du courant sanguin ; aussi auscultera-t-on : l'orifice mitral, à la pointe du cœur ; l'orifice tricuspidien, au-dessous et un peu à droite de l'appendice xiphoïde ; l'orifice pulmonaire, dans le 2e espace intercostal gauche, le long du sternum ; l'orifice aortique, dans le 2e espace intercostal droit, le long du sternum.]

Le cœur est entouré par une séreuse, le ***péricarde***, qui remplit la plus grande partie du médiastin (Voy. fig. 51). Le péricarde est inclus ***entre les deux plèvres médiastines*** ; comme le cœur est tout entier déjeté vers la gauche, la plèvre médiastine gauche est enfoncée, pour ainsi dire, par lui, et le poumon gauche, d'ailleurs moins volumineux que son congénère, présente une large fossette dans laquelle se loge le cœur. On appelle quelquefois plèvre péricardique, la portion de la plèvre médiastine qui recouvre le péricarde. Cette plèvre péricardique est intimement unie au péricarde et cependant sa minceur est en général suffisante, chez l'enfant au moins, pour que l'on puisse apercevoir au travers les différentes parties du cœur.

L'intimité des ***rapports du péricarde et de la plèvre*** à ce niveau est importante, car on comprend bien qu'une inflammation de l'une des séreuses pourra se propager à l'autre. De même, les séreuses des deux viscères, cœur et poumon, permettent le transport facile des lésions de l'un à l'autre ; la tuberculose pulmonaire par exemple pourra se propager au péricarde ; *a fortiori*, s'il y a perforation de la paroi séreuse pleuro-péricardite par un pyothorax par exemple, on verra survenir une péricardite purulente.

Par sa ***face inférieure*** le péricarde est intimement adhérent au diaphragme (Voy. *supra*).

On distingue au péricarde, comme aux plèvres, deux parties distinctes : le ***feuillet pariétal*** et le ***feuillet viscéral***. Le feuillet pariétal se réfléchit, au-dessus de la base du cœur, sur les gros vaisseaux ; si bien que la veine cave, l'aorte et l'artère pulmonaire, dans une certaine étendue, sont recouvertes par le feuillet pariétal du péricarde et par conséquent intrapéricardiques. Le feuillet viscéral est intimement adhérent au myocarde, comme la plèvre viscérale au parenchyme pulmonaire; on lui donne quelquefois le nom d'épicarde.

A l'***intérieur du sac péricardique***, l'aorte et l'artère pulmonaire sont intimement unies l'une

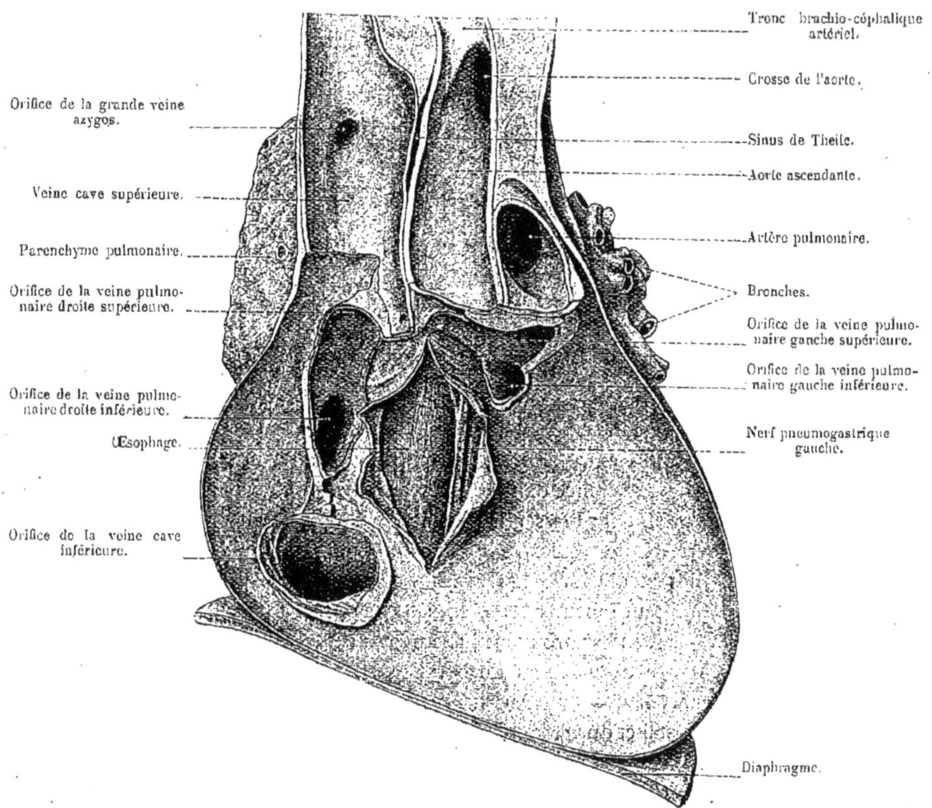

Fig. 51. — Moitié dorsale d'une coupe frontale du péricarde avec les gros vaisseaux; dans la paroi postérieure du sac péricardique on a découpé une fenêtre qui montre l'œsophage et le pneumogastrique (sujet durci au formol).

à l'autre par du tissu conjonctif lâche et de plus complètement entourées par la même gaine séreuse; on peut donc passer le doigt en arrière des deux gros vaisseaux; le doigt se trouve alors dans le ***sinus transverse (ou canal séreux de Theile)***, limité en avant par la face postérieure de l'aorte et de l'artère pulmonaire, en arrière par la paroi antérieure des oreillettes, en particulier de l'oreillette gauche [en haut par la branche droite de l'artère pulmonaire]. L'aorte et l'artère pulmonaire sont les deux seuls vaisseaux que le doigt puisse entourer, lorsque le sac péricardique est ouvert. Les autres vaisseaux ne ***possèdent pas*** une ***gaine séreuse complète***; néanmoins ils sont tous plus ou moins visibles à l'intérieur du péricarde. La ***veine cave supérieure*** est visible à droite de l'aorte; la ***veine cave inférieure*** en bas et à droite, lorsque l'on soulève le cœur à gauche; les **veines pulmonaires gauches**, à gauche et en arrière, quand on saisit le cœur et qu'on le porte vers la droite; les **veines pulmonaires droites** sont difficiles à voir parce qu'elles sont cachées par l'oreillette droite. Lorsque l'on saisit ainsi le cœur et qu'on le tire dans différentes directions, on s'aperçoit facilement qu'il est pour ainsi dire suspendu aux vaisseaux. Le cœur étant enlevé, on aperçoit la face postérieure du gros péricarde, perforée par les différents vaisseaux (Voy. la fig. 51). Cette face du péricarde n'est pas recouverte par les plèvres mais se continue directement avec le tissu cellulaire lâche du médiastin postérieur (Voy. fig. 50). L'organe qui est le plus immédiatement en rapport avec le péricarde à ce niveau est l'**œsophage**, qui fait même quelquefois une légère saillie à l'intérieur du sac péricardique. Sur la figure 51, on a disséqué la paroi postérieure du péricarde pour montrer l'œsophage et le pneumogastrique droit qui lui est accolé. [Remarquons que le point où l'œsophage entre en contact avec la paroi postérieure du péricarde correspond à un cul-de-sac péricardique situé entre les deux groupes des veines pulmonaires droites et gauches : c'est le grand cul-de-sac péricardique de HALLER.] C'est en ce point que l'**œsophage peut être comprimé** par un épanchement intrapéricardique qui provoquera ainsi de la dysphagie. De même la compression du **nerf pneumogastrique** (n. vagus sinister) pourra donner lieu à des vomissements, des hoquets et même des paralysies des cordes vocales. Nous reviendrons sur ces rapports importants à propos de l'œsophage.

La **face antérieure du péricarde** entre en rapport direct avec la paroi thoracique dans une petite étendue. Cette zone de contact correspond au point où les deux culs-de-sac pleuraux antérieurs s'écartent l'un de l'autre, entre le 5e et le 7e cartilage costal gauche, à gauche du sternum. C'est là que l'on pénètre, de préférence dans le 5e espace intercostal gauche, au ras du sternum, pour ponctionner le péricarde, sans blesser la plèvre. Si l'on s'écartait un peu en dehors, on risquerait de blesser la plèvre. [La **ponction péricardique** n'offre cependant jamais une sécurité absolue; car les anomalies pleurales sont fréquentes et s'il s'agit d'évacuer une péricardite purulente, la piqûre de la plèvre peut inoculer cette séreuse. De plus, l'artère mammaire interne et les deux veines qui l'accompagnent se trouvent justement au niveau du point où l'on pratique la ponction, à 1 centimètre environ en dehors du bord gauche du sternum; la blessure de ces vaisseaux ne serait pas non plus négligeable. Aussi, aujourd'hui s'accorde-t-on à préférer la résection préalable du 5e cartilage costal et du 6e, si cela est nécessaire; cette résection, très facile, permet de voir les vaisseaux mammaires internes, de les lier ou de les récliner, de refouler à gauche le cul-de-sac pleural gauche, s'il recouvre la face antérieure du péricarde et d'ouvrir, sous le contrôle de la vue, le péricarde malade (DELORME et MIGNON). Enfin, dans le cas de plaie du cœur, il est aujourd'hui indiqué, lorsque l'état du malade le permet, de tailler dans la paroi thoracique un large volet comprenant les 4e, 5e et 6e cartilages costaux gauches, à charnière interne ou externe suivant les procédés; on arrive ainsi à mettre largement à nu le péricarde et le cœur; dans quelques cas l'hémostase d'une plaie du cœur a pu ainsi être faite à temps et a sauvé le malade d'une mort presque certaine.]

La **connaissance des rapports du péricarde** avec la paroi thoracique est également indispensable pour le chirurgien qui pratiquera l'incision des abcès rétro-sternaux ou l'extirpation de tumeurs rétro-sternales (par exemple des kystes dermoïdes du médiastin antérieur) (Voy. fig. 52).

Le médiastin ne représente pas une cloison rigide interposée aux deux plèvres, **mais un ensemble de parties molles** qui peuvent être déplacées de gauche à droite ou de droite à gauche; en effet, pendant la respiration costale, le sternum s'éloigne de la colonne vertébrale et distend le médiastin dans le sens antéro-postérieur. Lorsqu'une plèvre est remplie de liquide ou d'air (**pyothorax ou pneumothorax**), le médiastin et le cœur peuvent être refoulés en masse du côté opposé; le médecin peut reconnaître ses déplacements en étudiant les modifications de l'aire de matité cardiaque : par exemple s'il y a dans la plèvre gauche un épanchement liquide abondant le cœur peut être refoulé à droite, et dans ce cas, la ligne de matité qui normalement s'arrête au

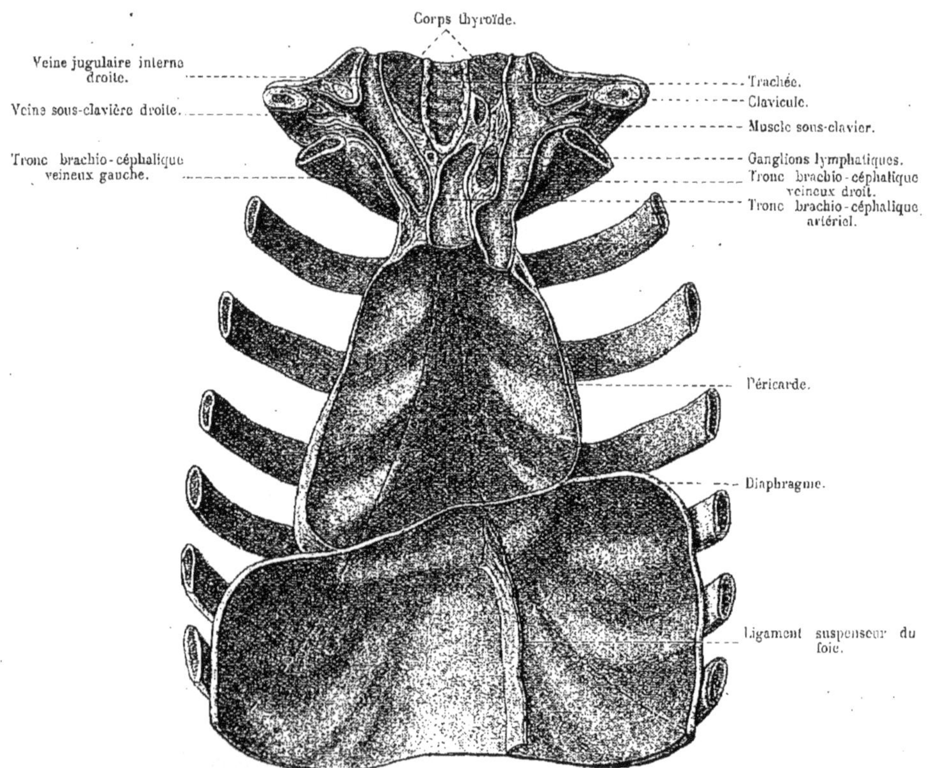

Fig. 52. — Paroi antérieure du thorax avec le péricarde et le diaphragme vu d'en arrière. Les deux lignes pointillées marquent les limites antérieures des plèvres; entre ces deux lignes, se trouve, à la hauteur du 5e cartilage costal gauche environ, un point où l'on peut faire la ponction du péricarde (sujet durci au formol).

bord droit du sternum, dépassera de beaucoup ce point de repère. Si, au contraire, l'une des cavités pleurales se rétracte autour d'un poumon malade, le médiastin se distend du même côté et quelquefois la plèvre opposée peut se dilater par compensation ; ainsi, par exemple, en cas de symphyse pleuro-pulmonaire gauche, la matité cardiaque dépassera à gauche la ligne mamillaire.

En arrière du sternum, entourés sur les côtés par les deux plèvres médiastines, au-devant du péricarde, se trouvent les restes du *thymus*, perdus dans un tissu cellulo-graisseux qui remonte jusque dans le cou; ces débris thymiques présentent quelquefois assez nettement une disposition qui rappelle la dualité primitive de l'organe. Chez l'enfant, on aperçoit, à travers la plèvre, la glande gris rougeâtre ; si on enlève le thymus et ses débris, on refoule sur les côtés les plèvres médiastines. On aperçoit la veine cave supérieure et le nerf phrénique droit, appliqué à sa face externe (Voy. fig. 47 et pl. VIII). La **veine cave** détermine à la face interne du poumon droit une empreinte en forme de gouttière. Elle naît au niveau de l'insertion sternale du premier cartilage costal droit, formée par la rencontre du tronc brachio-céphalique veineux gauche (vena

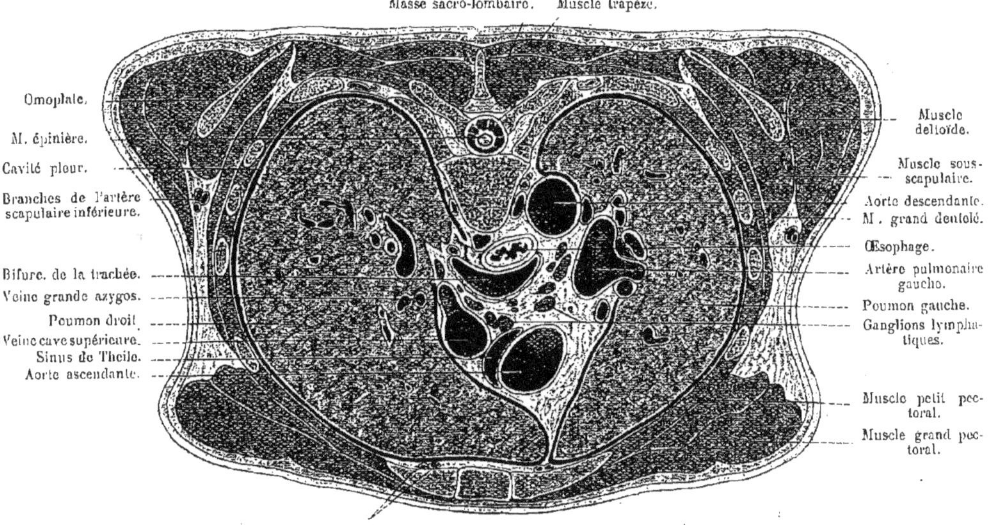

Fig. 53. — Coupe horizontale du thorax sur un sujet congelé, à la hauteur de la bifurcation de la trachée. Le poumon gauche était malade et diminué de volume, le droit, au contraire, hypertrophié.

anonyma sinistra) et du tronc homonyme droit (v. anonyma dextra) ; dans le 1er et le 2e espace intercostal, la veine cave déborde légèrement le bord droit du sternum, ce qui l'expose à être intéressée par une plaie pénétrante à ce niveau. **Chaque tronc brachio-céphalique veineux** se constitue en arrière de l'articulation sterno-claviculaire correspondante par la rencontre de la veine jugulaire interne et de la veine sous-clavière ; le tronc brachio-céphalique veineux gauche, qui ne dépasse pas en général le bord supérieur du sternum, reçoit les veines thyroïdiennes inférieures. La veine cave supérieure reçoit au niveau du point où elle croise la face antérieure de la bronche droite, la veine grande azygos qui vient du médiastin postérieur et passe au-dessus de la bronche gauche ; la veine cave pénètre ensuite dans le sac péricardique (Voy. fig. 53).

A gauche de la veine cave supérieure, on trouve dans le sac péricardique, l'**aorte ascendante**, puis en dedans d'elle, l'**artère pulmonaire**. Les débutants confondent souvent l'aorte et l'artère pulmonaire ; il suffit de se rappeler que l'aorte est à l'origine en arrière de l'artère pulmonaire, puisqu'elle croise sa face postérieure et lui devient externe ; de telle sorte que l'aorte, bien que née du ventricule gauche, est à droite de l'artère pulmonaire ; donc au niveau de la base du cœur les gros vaisseaux sont étagés de la façon suivante : à droite, veine cave supérieure; au milieu, aorte ascendante; à gauche, artère pulmonaire.

L'**aorte descendante** est presque tout entière contenue dans le péricarde, jusqu'au point où elle donne naissance au tronc brachio-céphalique artériel. Ce fait explique que les **anévrysmes de l'aorte ascendante** s'ouvrent assez souvent dans le péricarde, complication généralement mortelle. Dans cette première partie de son trajet qui mesure de 5 à 6 centimètres, l'aorte est oblique de bas en haut, d'arrière en avant et de gauche à droite, si bien qu'elle se rapproche toujours davantage de la paroi thoracique. A sa naissance du ventricule gauche, l'aorte répond au bord supérieur de l'insertion sternale du 3e cartilage costal gauche, et se trouve située à une profondeur de 6 centimètres environ ; au contraire, au début de la crosse aortique, elle répond à la partie la plus interne du 1er espace intercostal droit et ne se trouve plus qu'à 2 centimètres de la face postérieure du sternum. C'est en ce point que les anévrysmes de l'aorte ascendante arrivent parfois à user et à **perforer la paroi thoracique** ; quelquefois, ces mêmes anévrysmes s'ouvrent dans la plèvre droite. De même ces anévrysmes pourront comprimer la veine cave supérieure et déterminer des phénomènes de stase dans son territoire (face, cou, membres supérieurs); si l'artère pulmonaire est comprimée, on peut observer de l'hypertrophie du ventricule droit. Il peut également y avoir perforation de l'anévrysme dans l'un ou l'autre de ces vaisseaux. Les branches les plus importantes de l'aorte ascendante sont les deux **artères coronaires** qui naissent respectivement dans le sinus de Valsalva gauche et droit. L'**artère coronaire droite ou postérieure** chemine dans le sillon auriculo-ventriculaire droit et finit dans le sillon interventriculaire postérieur. L'**artère coronaire gauche ou antérieure** se divise bientôt après son origine en une branche verticalement descendante dans le sillon auriculo-ventriculaire antérieur et une branche horizontale qui suit le sillon auriculo-ventriculaire gauche. [Notons que les **veines coronaires** ne correspondent pas exactement au trajet des artères ; il existe une grande veine coronaire qui naît dans le sillon interventriculaire antérieur, remonte à gauche dans le sillon auriculo-ventriculaire, arrive ainsi à la face postérieure du cœur, se dilate en un sinus coronaire et vient se jeter dans l'oreillette droite; le long du bord droit du cœur on trouve une grosse veine, dite veine de Galien, qui se jette également dans l'oreillette droite; de plus, il existe des orifices plus ou moins volumineux et assez nombreux dans l'oreillette droite, qui représentent l'embouchure de petites veinules indépendantes de la paroi de l'oreillette droite.]

La **crosse de l'aorte** (arcus aortæ) continue l'aorte ascendante au point où naît le tronc brachio-céphalique artériel, et donne naissance à l'aorte descendante sur le flanc gauche de la 4e vertèbre dorsale. La crosse aortique passe par-dessus le pédicule pulmonaire gauche en suivant une direction presque sagittale et cependant oblique de droite à gauche et d'avant en arrière (Voy. fig. 53) ; elle s'enfonce de plus en plus vers le médiastin postérieur en s'éloignant de la face postérieure du sternum. La crosse aortique passe d'abord au-dessus de la branche droite de l'artère pulmonaire, puis au-dessus de la bronche gauche en passant le long de la trachée et de l'œsophage. Au-devant de la crosse aortique, cachant l'orifice de ses **trois branches** (**tronc brachio-céphalique artériel**, **artère carotide primitive gauche**, **artère sous-clavière gauche**), on rencontre le tronc brachio-céphalique veineux gauche. En haut, la crosse ne dépasse pas le bord supérieur de l'insertion sternale du 1er cartilage costal, et son point culminant correspond à la partie moyenne du manubrium. [Cependant chez les vieillards qui ont souvent une ectasie assez marquée de la crosse aortique, on peut facilement sentir battre cette artère, en mettant le doigt, au-dessus et en arrière de la fourchette sternale.] De la situation même de la crosse aortique, on peut déduire que parmi ses branches le tronc brachio-céphalique artériel est le plus près de la paroi thoracique ; au contraire, la carotide gauche, la sous-clavière gauche en sont de plus en plus éloignées. Cette dernière monte le long du dôme pleural gauche et laisse sur la face interne du sommet du poumon une empreinte que nous avons déjà décrite (Voy. *supra*). Le ***nerf récurrent*** (n. laryngeus inferior), branche du pneumogastrique gauche, s'enroule autour de la crosse aortique (Voy. fig. 52 et pl. X). [En réalité ce n'est pas autour de la crosse elle-même que s'enroule le nerf récurrent, mais bien autour du cordon fibreux qui représente chez l'adulte l'ancien ***canal artériel du fœtus*** qui faisait communiquer l'artère pulmonaire et l'aorte (CHAPUT).] Le ***récurrent*** étant le nerf moteur principal du larynx, lorsqu'il est comprimé par un anévrysme de la crosse, on voit souvent survenir une paralysie de la corde vocale gauche. Les rapports que nous venons d'énumérer expliquent qu'un anévrysme de la crosse puisse déterminer les phénomènes suivants : Stase veineuse dans le domaine du tronc brachio-céphalique veineux gauche (tête, cou et membre supérieur gauche, dyspnée par compression de la trachée ou simplement insuffisance respiratoire du poumon gauche par compression de la bronche gauche et de l'artère pulmonaire gauche, paralysie récurrentielle gauche par compression du nerf récurrent gauche ; dysphagie par compression de l'œsophage ou du nerf pneumogastrique. Les perforations des anévrysmes de la crosse peuvent se faire soit dans la trachée ou la bronche gauche (hémoptysie foudroyante), soit dans l'œsophage (hématémèse foudroyante). Pour tous ces rapports voir la planche X.

L'***aorte descendante ou thoracique*** s'étend du flanc gauche de la 3e ou de la 4e vertèbre dorsale jusqu'à l'orifice aortique du diaphragme où elle est située exactement sur la ligne médiane. Lorsque l'on récline ou qu'on enlève le poumon gauche, on aperçoit l'aorte descendante à travers la plèvre médiastine (Voy. pl. VIII et pl. XVII). Au début elle est accompagnée par l'***œsophage***, situé à droite d'elle d'abord et venant ensuite se placer au-devant d'elle (Voy. fig. 54). Elle est réunie à l'œsophage par un tissu cellulaire lâche. En dehors des ***artères intercostales*** qui naissent de sa face postérieure et qui sont au nombre de 10 paires, l'aorte descendante donne un certain nombre de branches viscérales, peu volumineuses et peu importantes au point de vue chirurgical : les artères ***bronchiques***, ***œsophagiennes***, ***péricardiques***, ***médiastines*** et ***diaphramatiques*** supérieures.

Le rapport de l'aorte avec la colonne vertébrale explique que dans les anévrysmes de cette artère, on puisse observer des destructions des corps vertébraux ; les côtes également peuvent être détruites par l'anévrysme qui apparaît alors comme une tumeur volumineuse le long de la colonne vertébrale et peut simuler un abcès froid. La compression des nerfs intercostaux de la moelle épinière peut provoquer des douleurs intenses ou des troubles paraplégiques.

L'***artère pulmonaire***, décrivant sa spirale autour de l'aorte descendante, est presque tout entière contenue dans le péricarde. L'aorte ascendante est à droite de l'artère pulmonaire ; celle-ci s'étend de l'insertion sternale du 3e cartilage costal gauche jusqu'à l'insertion sternale du 2e ; c'est donc dans le 2e espace intercostal gauche que l'artère pulmonaire serait le plus faci-

---

PLANCHE X. — Vaisseaux et nerfs du médiastin et de la partie inférieure du cou. La figure gauche représente les organes vus par le côté gauche ; la figure droite les représente vus du côté droit (pièce provenant d'un sujet durci au formol).

lement accessible. L'artère n'est d'abord qu'à 2 centimètres environ de la paroi thoracique, ensuite elle s'enfonce en arrière et un peu à gauche, et après un trajet de 5 centimètres environ, elle se divise, à sa sortie du péricarde, en deux branches, une droite et une gauche. De la bifurcation de l'artère ou de sa branche gauche se détache un ligament qui gagne la face inférieure de l'aorte et représente l'***ancien canal artériel*** (ductus BOTALLI) du fœtus, exceptionnellement perméable chez l'adulte. La branche droite de l'artère pulmonaire passe transversalement en arrière de l'aorte ascendante et de la veine cave supérieure et atteint le hile du poumon droit ; la branche gauche, plus courte, passe au-devant de l'aorte descendante et arrive au hile pulmonaire gauche.

Les ***veines pulmonaires*** (Voy. pl. VII et pl. X), au nombre de deux de chaque côté, peuvent être divisées en deux groupes : un groupe antérieur et supérieur, un groupe postérieur et inférieur. La veine pulmonaire droite antéro-supérieure se trouve immédiatement en arrière de l'abouchement de la veine cave supérieure dans l'oreillette droite ; la veine pulmonaire droite postéro-inférieure est placée entre la bronche droite et l'abouchement de la veine cave inférieure dans l'oreillette droite. La veine pulmonaire gauche antéro-supérieure est en avant de la bronche gauche, la veine pulmonaire gauche postéro-inférieure, en arrière, et au-dessous d'elle la bronche correspondante.

La ***portion médiastinale (ou thoracique) de la trachée*** s'étend depuis le bord inférieur de la 7e vertèbre cervicale jusqu'à la 4e vertèbre dorsale. En ce point se trouve la ***bifurcation de la trachée*** en bronches droite et gauche ; la bifurcation trachéale correspond en arrière à la ligne interscapulaire, à la hauteur de la 3e vertèbre dorsale ; c'est là que l'on ausculte de préférence les grosses bronches et la trachée [en avant la bifurcation correspond à l'articulation du manubrium et du corps du sternum]. La ***bronche droite*** a un calibre plus large que la bronche gauche, ce qui correspond au plus grand volume du poumon gauche ; de plus, elle continue directement la trachée et sa direction est presque verticale ; ce fait anatomique explique que les corps étrangers qui ont pénétré dans la trachée par le larynx, se logent de préférence dans la bronche droite. La crosse de l'artère passe par-dessus la bronche gauche et la crosse de la grande veine azygos par-dessus la bronche droite (pl. VII et VIII). Au-devant de l'extrémité inférieure de la trachée se trouve la crosse aortique ; au-dessus de la crosse, on aperçoit la trachée entre le tronc brachio-céphalique artériel et la carotide primitive gauche. En arrière de la trachée, se trouve l'œsophage, légèrement dévié vers la gauche (Voy. fig. 54) [plus exactement, c'est la trachée qui est légèrement refoulée à droite par la crosse aortique et découvre ainsi l'œsophage presque exactement médian à ce niveau].

L'***angle de bifurcation de la trachée*** est occupé par une série de ganglions lymphatiques, ***ganglions trachéo-bronchiques (lympho-glandulæ bronchiales, Bronchialdrüsen)*** qui accompagnent ensuite les bronches et pénètrent jusque dans le hile pulmonaire. Les altérations de ces ganglions, très fréquentes dans la tuberculose pulmonaire par exemple, provoquent leur tuméfaction ; on observe quelquefois la perforation de la trachée et des bronches par un foyer caséeux ganglionnaire adhérent à ces organes (Voy. fig. 54). Ces mêmes ganglions sont en rapport direct avec la face postérieure du péricarde (au niveau du ***grand cul-de-sac*** de HALLER). Les lésions des ganglions peuvent dans certains cas se propager au péricarde. Enfin ces ganglions sont également en rapport avec l'œsophage (Voy. *infra*). [En France, on admet en général, la description donnée par BARÉTY de la topographie de ces ***ganglions trachéo-bronchiques;***

cet auteur les divise en 5 groupes : **2 groupes de ganglions prétrachéo-bronchiques**, situés dans l'angle obtus que forment la trachée et la bronche divergeante ; **1 groupe de ganglions intertrachéo-bronchiques**, placés dans l'angle de la bifurcation de la trachée, au-dessous d'elle ; enfin **2 groupes de ganglons péribronchiques** qui entourent chaque bronche et pénètrent avec elle dans le hile pulmonaire. Ces différents groupes ganglionnaires médiastinaux sont reliés aux ganglions du cou par la chaîne de ganglions qui accompagne de chaque côté le nerf récurrent (Gouguenheim et Leval-Piquechef), ainsi qu'aux ganglions sus-claviculaires par l'intermédiaire des ganglions satellites de l'artère mammaire interne. Les rapports des groupes ganglionnaires trachéo-bronchiques expliquent que dans les adénopathies trachéo-bronchiques, on observe de la matité en avant du 2e espace intercostal de chaque côté du sternum et en arrière à gauche et à droite de la 3e et de la 4e vertèbre dorsale (Guéneau de Mussy), ainsi que des souffles dus à la compression des grosses bronches.]

La **trachée**, demi-rigide à cause de ses anneaux cartilagineux, est relativement mobile au milieu du tissu cellulaire lâche du médiastin ; elle peut être refoulée à droite ou à gauche par une tumeur médiastinale ; mais si une tumeur refoule la trachée directement en arrière, elle peut la comprimer contre la colonne vertébrale et la rétrécir au point de supprimer complètement sa lumière.

L'**œsophage**, à son entrée dans le médiastin, est placé directement en arrière de la trachée et un peu à gauche d'elle ; en arrière il répond à la colonne vertébrale dont il est séparé par un tissu cellulaire lâche. Plus bas, l'œsophage croise la bifurcation de la trachée, immédiatement en arrière de l'origine de la bronche gauche ; à ce niveau il répond également à la terminaison de la crosse aortique, au point où celle-ci se continue avec l'aorte descendante. L'œsophage se place ensuite à la droite de l'aorte descendante, recouvert par la plèvre médiastine droite, passe ensuite au-devant de l'aorte et perfore le diaphragme, en traversant l'**orifice œsophagien** (hiatus œsophageus) qui est un peu à gauche et immédiatement en avant de l'orifice aortique ; à 3 centimètres au-dessous du diaphragme, l'œsophage finit au cardia (Voy. fig. 54). On peut mettre à nu l'œsophage à travers le **médiastin postérieur**, soit à travers la **plèvre droite** pour sa partie supérieure, ou la **plèvre gauche** pour sa partie inférieure. C'est dans la dernière partie de son trajet médiastinal que l'œsophage est directement appliqué contre la face postérieure du péricarde (Voy. fig. 51).

L'**œsophage a trois points rétrécis** : 1° à son origine, dans la région cervicale, en arrière du cartilage cricoïde ; en ce point, les contractions du muscle constricteur inférieur peuvent s'opposer au passage de la sonde œsophagienne ; 2° à la hauteur de la bifurcation de la trachée ; 3° à son passage à travers l'orifice œsophagien du diaphragme (qui est encerclé de fibres musculaires et par conséquent peut être aussi le siège d'un spasme). Le premier point (1) est situé à **15 centimètres des arcades dentaires** chez l'adulte. Le second rétrécissement est à 25 centimètres des dents ; à ce niveau ce sont surtout les ganglions trachéo-bronchiques qui peuvent rétrécir l'œsophage. Enfin, l'orifice diaphragmatique est à 40 centimètres des dents ; les cancers du cardia sont la cause de rétrécissements la plus fréquente à ce niveau. Tels sont les détails les plus intéressants pour le chirurgien ; on a décrit d'autres diminutions de calibre de l'œsophage, mais leur intérêt pratique est presque nul.

Fig. 54. — Pharynx, œsophage, trachée et aorte vus d'en arrière (remarquer les ganglions péri-trachéo-bronchiques).

Les ***corps étrangers piquants*** introduits dans l'œsophage ou les cancers de ce conduit peuvent perforer différents organes voisins : la trachée ou la bronche gauche, la crosse aortique ou l'aorte descendante ; les deux plèvres et le péricarde; il peut ainsi se produire un pyopneumothorax ou un pyopneumo-péricarde. Des rétrécissements extrinsèques de l'œsophage peuvent être faits par un anévrysme aortique, par les adénopathies trachéo-bronchiques, par des cancers de la plèvre et du poumon, et des tumeurs du médiastin; des ganglions trachéo-bronchiques adhérents à l'œsophage peuvent déterminer des diverticules de traction (v. Ziemsen, bien différents des diverticules de pulsion rencontrés en général au niveau du cou et dus pour la plupart à des vices de conformation de l'œsophage). La muqueuse de l'œsophage est unie à la musculaire sous-jacente par un tissu cellulaire lâche qui peut être le siège d'abcès, fusant au loin, et causés le plus souvent par des corps étrangers; de même, la sonde œsophagienne peut faire des fausses routes dans cette sous-muqueuse aisément décollable.

A la partie inférieure du médiastin postérieur, l'œsophage est accompagné par les ***deux nerfs pneumogastriques***, dont le trajet est différent suivant le côté considéré. Le ***nerf pneumogastrique droit*** entre dans le médiastin en passant au-devant de l'artère sous-clavière; il donne à ce niveau le nerf récurrent droit qui contourne la face inférieure de l'artère; le pneumogastrique se place ensuite à la face externe du tronc brachio-céphalique artériel; il descend ensuite le long de la trachée et passe à la face postérieure de la bronche droite, puis aborde l'œsophage qu'il accompagne jusqu'à l'estomac. Le ***nerf pneumogastrique gauche*** passe entre la carotide primitive gauche et la sous-clavière gauche, puis descend en avant de la crosse de l'aorte, donne à ce niveau le nerf récurrent gauche qui contourne la crosse aortique (ou plus exactement le reliquat fibreux du canal de Botal); le pneumogastrique gauche se place ensuite à la face postérieure de la bronche gauche et atteint l'œsophage qu'il accompagne. (Il faut revoir dans un traité d'anatomie descriptive les branches du pneumogastrique.)

Les ***nerfs pneumogastriques*** passent donc en arrière des pédicules pulmonaires; on peut les voir à ce niveau, à travers la plèvre, lorsque cette séreuse a son épaisseur normale. Au-devant du pédicule pulmonaire, au contraire, se trouvent les nerfs phréniques accompagnés des vaisseaux diaphragmatiques supérieurs, recouverts par la plèvre médiastine et logés entre celle-ci et le péricarde. Les nerfs phréniques sont des branches du plexus cervical profond (IIIe et IVe cervicale); ils pénètrent dans le médiastin en passant entre la veine sous-clavière en avant, et l'artère sous-clavière en arrière.

Enfin, parmi les organes contenus dans le médiastin, nous devons signaler encore : ***les veines grande azygos et demi-azygos*** et le ***canal thoracique***.

La ***grande veine azygos*** vient de la cavité abdominale en perforant le pilier droit du diaphragme; elle naît sur le flanc gauche de la colonne lombaire, par des anastomoses qui unissent les veines lombaires et la veine cave inférieure (Voy. p. 111); elle monte ensuite dans le médiastin postérieur, sur le flanc droit de la colonne dorsale (Voy. pl. VIII et XIV), reçoit les veines intercostales droites, puis, arrivée en regard de la 3e vertèbre dorsale, passe par-dessus la bronche droite pour se jeter dans la veine cave supérieure. Par ses anastomoses avec la veine cave inférieure, la grande azygos est une voie collatérale des plus importantes entre les deux veines caves ; elle peut servir à rétablir la circulation en cas de compression de la veine cave inférieure ; car le sang des parties sous-diaphragmatiques du corps revient alors, grâce à l'azygos, dans la veine cave supérieure et le cœur droit.

La *veine demi-azygos* (Voy. pl. VIII et XIV) est assez variable suivant les cas. Placée à gauche de la colonne vertébrale, elle reçoit son sang des veines intestinales gauches et elle s'anastomose avec la veine grande azygos par une ou deux branches transversales, au-devant du corps de la 9e vertèbre dorsale. Lorsqu'il existe deux branches anastomotiques transversales, on dit qu'il y a une demi-azygos supérieure et une inférieure. Assez souvent on trouve une branche qui réunit la demi-azygos avec la veine cave supérieure, en passant transversalement le long de la crosse aortique ; on l'appelle veine intercostale supérieure gauche (Voy. pl. VIII, où cette veine est très développée, ainsi que pl. X).

Le *canal thoracique* (ductus thoracicus) (Voy. pl. XIV) naît dans l'abdomen au niveau de la 1re ou de la 2e vertèbre lombaire, faisant suite à la citerne de Pecquet (receptaculum chyli). Il passe ensuite en arrière de l'aorte, dans l'orifice aortique du diaphragme, remonte dans le médiastin postérieur, entre l'aorte et la veine grande azygos. Plus haut, il est en rapport avec l'œsophage, placé en avant de lui. Au niveau de la 4e vertèbre dorsale, le canal thoracique se porte fortement à gauche, passe en arrière de la crosse aortique, remonte en haut jusqu'à la 7e vertèbre cervicale, passe entre la carotide primitive et la sous-clavière gauche et vient se jeter dans la veine sous-clavière gauche (en passant au-devant du scalène antérieur).

En dehors des veines azygos et demi-azygos, recouvert par le feuillet pariétal de la plèvre, on aperçoit la *chaîne du sympathique thoracique* (Voy. pl. VIII). Elle pénètre dans le thorax, au niveau du col de la première côte, faisant suite en ce point au ganglion sympathique cervical inférieur ; le premier ganglion sympathique dorsal se trouve au niveau du col de la deuxième côte et la chaîne comprend ensuite dix ganglions échelonnés tout le long des articulations costo-vertébrales. La chaîne sympathique est reliée aux nerfs intercostaux par des racines communicantes ; le tronc du sympathique croise la face antérieure des vaisseaux intercostaux. — En dehors des branches pulmonaires et cardiaques, le sympathique thoracique donne deux branches, *le grand et le petit splanchnique*, qui naissent des six derniers ganglions dorsaux ; on peut apercevoir les nerfs splanchniques au travers de la plèvre pariétale ; ils traversent ensuite les piliers du diaphragme (généralement par un orifice spécial situé en dedans de celui du tronc du sympathique) et viennent se perdre dans le plexus solaire.

L'ABDOMEN

LA PAROI ABDOMINALE

La ***limite supérieure de l'abdomen***, qui le sépare du thorax, est marquée extérieurement par le rebord inférieur de la cage thoracique (Voy. p. 79) ; la ***limite inférieure*** qui le sépare du bassin, par les crêtes iliaques, et par le ligament de Poupart (arcade de Fallope) et la symphyse pubienne qui le séparent du membre inférieur. Les limites internes de l'abdomen ne concordent nullement avec celles-ci ; en effet, la coupole diaphragmatique s'étend en haut bien au-dessus de l'extrémité inférieure du thorax ; la vraie cloison, qui sépare le thorax de l'abdomen, c'est le ***diaphragme***. De même en bas, la limite vraie séparant la cavité abdominale de la cavité pelvienne est difficile à tracer ; on admet en général, comme limite conventionnelle, le ***détroit supérieur***, c'est-à-dire la ligne innominée de l'os iliaque.

L'***inspection et la palpation*** permettent encore de reconnaître les détails suivants : la ligne médiane antérieure de l'abdomen est toujours marquée, chez les sujets pas trop gras et assez fortement musclés, par un ***sillon*** qui continue la dépression présternale de la paroi thoracique antérieure ; dans la région épigastrique, le sillon médian s'élargit formant la ***fossette épigastrique*** ; il se continue en bas jusque dans les poils qui recouvrent le mont de Vénus, correspondant par conséquent à la ***ligne blanche***. De chaque côté du sillon médian, on aperçoit les saillies formées par les deux muscles grands droits antérieurs, saillies variables suivant la musculature et l'adiposité des sujets. La saillie des droits est entrecoupée par plusieurs sillons transversaux qui correspondent aux ***intersections aponévrotiques*** (***inscriptiones tendineæ***) qui interrompent les fibres du muscle. Quelquefois même les parties du muscle intermédiaires à deux intersections, forment une saillie telle qu'on a pu la prendre pour une tumeur, un lipome, par exemple. Chez la femme on ne voit, en général, aucun des détails dont nous venons de parler, à cause de l'abondance du tissu graisseux sous-cutané ; par contre, au moment de la grossesse, il n'est pas rare de voir une raie pigmentée qui apparaît sur la ligne médiane, exactement sur la ligne blanche. Lorsque la paroi se laisse bien déprimer on peut arriver, en appuyant fortement sur la ligne blanche, à sentir les ***pulsations de l'aorte abdominale*** que l'on applique contre le plan vertébral sous-jacent.

Du côté dorsal, la ligne médiane est marquée par un sillon correspondant à la série des apophyses épineuses dorso-lombaires jusqu'au sacrum ; ce sillon se termine en bas, dans un espace triangulaire aplati appelé le triangle sacré ; on peut palper à ce niveau la face postéro-supérieure du sacrum et au-dessous de lui, le coccyx. En palpant le contour osseux de la crête iliaque, on arrive en avant à l'***épine iliaque antéro-supérieure***, d'où se détache l'***arcade de Fallope*** (***ligamentum Pouparti***) qui conduit à l'épine pubienne et à la symphyse.

Pour diviser en régions la paroi abdominale antérieure, on se sert d'un certain nombre de lignes : on trace une ***ligne horizontale*** qui passe par la racine de l'appendice xiphoïde ; cette ligne marque sensiblement la limite vraie du thorax et de l'abdomen. Une ***seconde ligne horizontale*** réunit le point le plus déclive du rebord costal de chaque côté, et suit ensuite le rebord costal jusqu'à la 12e côte. Entre ces deux lignes se trouve comprise la ***région épigastrique*** : la partie moyenne de cette région, située au milieu, entre les deux rebords costaux, est l'épigastre proprement dit : le reste de la région épigastrique, caché par le rebord costal, est appelé ***hypocondre*** ; ces régions latérales protègent les organes abdominaux cachés par le rebord costal. Au-dessous de la région épigastrique, se trouve la région ***mésogastrique*** qui s'étend en bas jusqu'à une ligne horizontale réunissant les deux épines iliaques antéro-supérieures et se prolonge en arrière, en suivant la crête iliaque. En avant et au-dessous de la région mésogastrique se trouve la région ***hypogastrique*** qui est limitée en bas par les arcades de Fallope sur les côtés, et au milieu par la symphyse pubienne. Deux lignes verticales menées du point le plus déclive du rebord costal jusqu'aux épines pelviennes permettent de distinguer, à la région mésogastrique, une région ***médiane dite ombilicale*** et deux régions ***latérales dites flancs*** ; et à la région épigastrique, une région moyenne ou ***pubienne*** et deux régions latérales ou ***inguinales***. Les régions lombaires sont placées en arrière d'une ligne réunissant le point le plus déclive de l'arc costal à la crête iliaque et s'étendent en arrière jusqu'à la colonne vertébrale.

La ***peau de la paroi abdominale*** est assez mince et mobile sur les plans sous-jacents, sauf au niveau de l'ombilic, elle est très extensible, comme on peut sans rendre compte dans la grossesse, l'ascite et les grosses tumeurs abdominales. Les ***vergetures*** (striæ gravidarum) ne se rencontrent pas seulement dans la grossesse, mais dans d'autres maladies provoquant la distension de l'abdomen, si bien qu'elles ne sont pas pathognomoniques. La graisse sous-cutanée est souvent très développée : ce qui rend la palpation des organes abdominaux presque impossible et gêne beaucoup l'opérateur dans une cœliotomie.

Contrairement à la paroi thoracique, la paroi abdominale est presque tout entière ***musculaire***, fait très important au point de vue de la palpation. Les ***muscles de la paroi de l'abdomen*** s'insèrent : au rebord costal, aux apophyses transverses des vertèbres lombaires, à la crête iliaque, à l'arcade de Fallope et à la symphyse pubienne. Le ***muscle grand droit de l'abdomen*** naît de la face externe des 5e, 6e et 7e cartilages costaux, de l'appendice xiphoïde, et va se fixer au-devant de la symphyse ; il est enfermé dans une ***gaine fibreuse***. En avant la gaine est complète dans toute la longueur du muscle ; en arrière elle ne dépasse pas de plus de 4 centimètres l'ombilic et se termine à ce niveau par les ***arcades semi-lunaires de Douglas*** ; il n'y a donc plus, en ce point, en arrière du muscle, que le mince fascia transversalis et le péritoine. Sur la ligne médiane les tendons plats ou aponévroses des muscles de l'abdomen se réunissent en s'intriquant pour former la ligne blanche avasculaire et se prêtant bien pour cette raison aux incisions exploratrices de l'abdomen. La ***ligne blanche*** (***linea alba***) est plus large et moins forte au-dessus de l'ombilic qu'au-dessous, où elle est moins large, mais plus solide. La plus grande largeur sus-ombilicale de la ligne blanche nous explique qu'à ce niveau les hernies soient plus

---

Planche XI. — Organes thoraciques et abdominaux d'un enfant, vue antérieure. (Modèle de Leipzig, d'après His, obtenu par un moulage des organes durcis sur place.)

Planche XII. — Organes thoraciques et abdominaux d'un enfant, vue postérieure. (Même modèle que le précédent.)

fréquentes que dans la région sous-ombilicale. Ces hernies sortent par de petits orifices que perforent à l'état normal des vaisseaux [et des petits pelotons de graisse sous-péritonéale qui servent d'amorce à la hernie (Terrier)]. Au-dessous du fascia superficialis, on rencontre le ***grand oblique*** (***obliquus externus***) qui s'insère à la face externe des sept ou huit dernières côtes et va se fixer à la ligne blanche, à la lèvre externe de la crête iliaque et à l'arcade de Fallope. Au-dessous de celui-ci on trouve le ***petit oblique*** (***obliquus internus***) qui naît de l'aponévrose lombo-dorsale, de la crête iliaque, de l'arcade de Fallope et va se terminer sur la ligne blanche et les deux ou trois dernières côtes; au-dessous de celui-ci enfin, le ***transverse de l'abdomen*** (***m. transversus abdominis***) qui naît de la face interne des six dernières côtes, du fascia lombo-dorsal, de la crête iliaque, de l'arcade de Fallope, et se fixe à la ligne blanche.

L'aponévrose du grand oblique se perd dans le feuillet antérieur de la gaine du droit; celle du muscle petit oblique se divise en deux faisceaux dont l'un va dans le feuillet antérieur de la gaine, l'autre dans son feuillet postérieur; quant au transverse de l'abdomen, son aponévrose renforce le feuillet postérieur de la gaine au-dessus de l'ombilic et son feuillet antérieur au-dessous de l'ombilic.

En arrière, dans la ***région lombaire*** on rencontre un muscle important pour les rapports des reins, c'est le ***carré des lombes (m. quadratus lumborum)*** qui s'insère aux apophyses transverses des vertèbres lombaires, à la dernière côte et à la crête iliaque. Le feuillet postérieur de la gaine du droit se perd en bas dans le fascia de Retzius, très variable suivant les cas. Entre le transverse de l'abdomen et le péritoine, on rencontre un feuillet aponévrotique, le ***fascia transversalis*** qui se perd en haut à la face inférieure du diaphragme. Au-dessus de l'ombilic, le fascia transversalis est peu développé; il devient plus net dans la région inguinale, se fixe à l'arcade de Fallope et à la lèvre interne de la crête iliaque. Au-dessus de l'ombilic, on décrit quelquefois comme ***fascia ombilicalis***, un renforcement de ce fascia transversalis : ce fascia, quand il existe, est toujours très faible.

On distingue les ***artères de la paroi abdominale*** en superficielles et profondes.

Les superficielles sont des branches de l'artère fémorale : 1° la ***tégumenteuse abdominale*** ou ***épigastrique superficielle*** (a. epigastrica superficialis) (Voy. fig. 77) qui perfore le fascia lata, au-dessous de l'arcade de Fallope et monte ensuite vers l'ombilic, sans arriver jusqu'à lui; 2° l'***artère circonflexe iliaque superficielle (a. circumflexa ilium superficialis)***; elle perfore le fascia lata et suit le bord inférieur de l'arcade de Fallope jusqu'à l'épine iliaque antéro-supérieure. Ces deux artères fournissent des branches aux ganglions inguinaux superficiels.

Les branches artérielles profondes sont bien plus volumineuses, ce sont : 1° les ***sept dernières artères intercostales*** qui dépassent le rebord costal et viennent se perdre dans la paroi abdominale.

2° L'***artère épigastrique*** (a. epigastrica inferior; Voy. fig. 56 et 71), branche de l'iliaque externe, naissant immédiatement en arrière de l'arcade de Fallope. Elle décrit, après son origine, une courbe à concavité externe, qui embrasse la partie interne de l'anneau inguinal profond; elle monte ensuite obliquement en haut et en dedans, sous-péritonéale; elle forme à ce niveau le ***repli de l'artère épigastrique (plica epigastrica***; Voy. fig. 56 et 58), puis pénètre dans la gaine du grand droit, un peu au-dessous des replis de Douglas. Au-dessus de l'ombilic, l'artère épigastrique s'anastomose avec l'artère épigastrique supérieure, branche de la mammaire interne. ***Cette anastomose*** peut devenir très importante, lorsque la circulation est gênée dans l'aorte abdominale, elle permet au sang de l'artère sous-clavière de descendre dans la paroi thoracique, abdominale et jusqu'au membre inférieur. L'artère épigastrique correspond à une ligne étendue de l'union du tiers interne et du tiers moyen de l'arcade de Fallope jusqu'à l'ombilic. Pour éviter l'artère épigastrique en pratiquant une ponction d'ascite ou toute autre intervention sur la paroi antéro-latérale de l'abdomen, on passe soit au milieu de la ***ligne de Richter-Monro***, étendue de l'épine iliaque antéro-

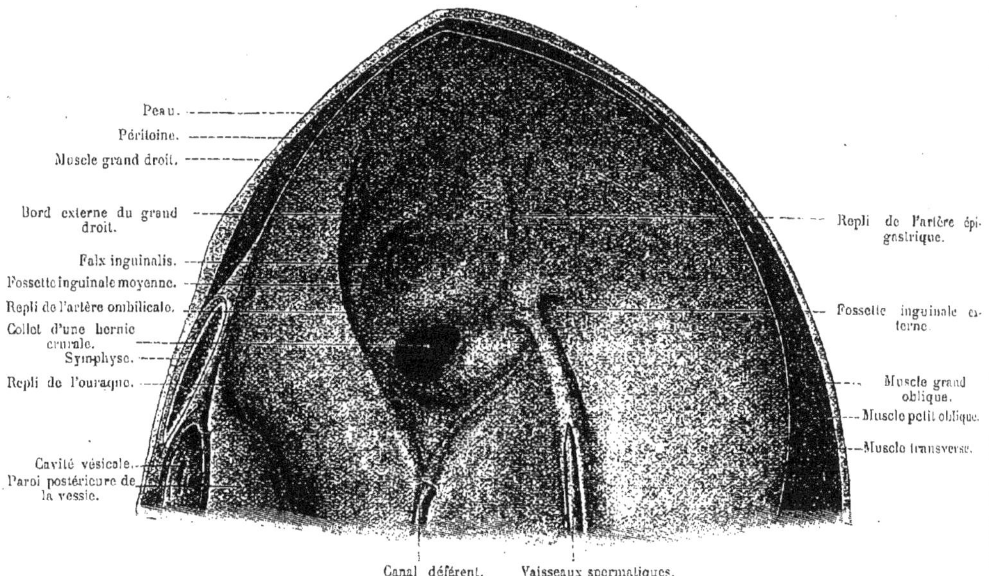

Fig. 58. — Moitié inférieure de la paroi abdominale antérieure, vue d'en haut et d'en arrière, avec les orifices herniaires. Au niveau de la fossette crurale, on aperçoit le collet d'une hernie crurale; la fossette inguinale moyenne est délimitée en dedans par un repli tranchant (falx inguinalis) appartenant au transverse de l'abdomen (sujet durci au formol).

supérieure à l'ombilic, soit, d'après NAUNYN, à égale distance de l'ombilic et de la symphyse, à trois centimètres de la ligne médiane, c'est-à-dire à travers le muscle grand droit.

3° L'***artère circonflexe iliaque profonde*** (a. circumflexa ilium profunda), la deuxième branche de l'iliaque externe, naissant immédiatement en arrière de l'arcade de Fallope, et remontant ensuite, parallèlement à l'arcade de Fallope jusqu'à la crête iliaque qu'elle suit jusqu'en arrière; elle se distribue aux muscles de la paroi de l'abdomen et s'anastomose en arrière sur le muscle iliaque, avec une branche de l'iléo-lombaire, branche de l'artère hypogastrique.

4° Les ***quatre artères lombaires, branches de l'aorte abdominale***, qui perforent les insertions vertébrales en arcade du muscle psoas et parviennent aux muscles de la paroi abdominale, en passant, soit en avant, soit en arrière du carré des lombes.

De même les ***veines de la paroi abdominale*** peuvent être divisées en superficielles et profondes (Voy. fig. 55).

Superficiellement, c'est-à-dire sous la peau, on rencontre les ***veines satellites des artères tégumentaires abdominales et circonflexe iliaque superficielle***; ces veines débouchent dans la veine fémorale au-dessous de l'arcade de Fallope. Elles sont un peu plus volumineuses que les artères correspondantes. La veine tégumenteuse abdominale s'anastomose en haut avec la veine thoracique longue, tributaire de l'axillaire, par une veine dite veine thoracico-épigastrique; ***il existe ainsi une longue anastomose sous-cutanée entre la veine axillaire et la veine fémorale.***

Les ***veines profondes*** sont : les ***deux veines épigastriques*** qui accompagnent l'artère homonyme et vont se jeter dans la veine iliaque externe ; les veines épigastriques s'anastomosent dans l'épaisseur de la partie supérieure du muscle grand droit avec les veines épigastriques supérieures, tributaires de la veine mammaire interne ; on rencontre également ***deux veines circonflexes iliaques*** et ***quatre paires de veines lombaires*** correspondant aux artères. Les anastomoses verticales qui réunissent les veines lombaires en arrière du muscle psoas, forment un tronc nommé veine lombaire ascendante qui représente l'origine de la grande azygos et de la demi-azygos. Ces veines établissent ainsi une anastomose profonde des plus importantes (Voy. *supra*) entre la ***veine cave supérieure*** et l'***inférieure***. En cas d'oblitération de la veine cave inférieure, on peut voir également la dilatation sous-cutanée du réseau anastomotique pariétal superficiel dont nous avons parlé ci-dessus (veines thoraco-épigastriques).

Les ***veines abdominales superficielles*** forment un réseau sous-cutané qui s'anastomose en plusieurs points avec la circulation profonde représentée par les veines épigastriques (Voy. schéma de la fig. 55). De plus, les veines épigastriques sont réunies au système de la ***veine porte***, par l'intermédiaire d'un plexus veineux, situé dans l'***épaisseur du ligament suspenseur du foie*** (ligamentum teres hepatis) ; ce plexus veineux porte le nom de ***veines parombilicales***. Les origines de la veine porte se trouvent dans les veines gastriques, intestinales, pancréatiques et spléniques. Aussi ces affections hépatiques, en particulier les cirrhoses, déterminent facilement des stases dans les rameaux d'origine de la veine porte ; il en résulte de la transsudation du sérum sanguin, c'est-à-dire de l'ascite. Ces mêmes lésions hépatiques peuvent provoquer des stases veineuses dans trois départements tributaires de la veine porte (Voy. la fig. 55).

1° Le sang s'amasse dans les ***plexus veineux hémorroïdaux*** situés dans la paroi rectale et d'où naît la veine hémorroïdale supérieure, branche de la veine petite mésentérique. Il se forme ainsi des hémorroïdes. Il faut ajouter que le plexus hémorroïdien se déverse également par les veines hémorroïdales inférieures et moyennes dans les veines honteuses internes et dans la veine cave inférieure.

2° Il y a de la stase sanguine au niveau de la petite courbure de l'estomac et à la ***partie inférieure de l'œsophage***, dans le domaine de la veine coronaire stomachique. Il se forme ainsi des varices œsophagiennes qui peuvent produire des hématémèses ; mais les veines œsophagiennes peuvent porter le sang dans la veine grande azygos et de là dans la veine cave supérieure.

3° Si ces veines parombilicales sont dilatées, toutes les veines sous-cutanées de la paroi abdominale sont distendues, surtout à droite et autour de l'ombilic. Il en résulte la formation ***de la tête de Méduse périombilicale***. [Ces trois territoires veineux sont donc des anastomoses porto-caves, distinctes des anastomoses caves-caves, telles que le système des veines azygos par exemple.]

Les ***nerfs de la paroi abdominale*** sont représentés par les branches des ***six derniers nerfs intercostaux***, qui dépassent le rebord costal, et parviennent, en traversant les muscles larges, jusqu'au grand droit antérieur. A ces nerfs s'ajoutent le ***grand abdomino-génital*** (n. ilio-hypogastricus) et le ***petit abdomino-génital*** (n. ilio inguinalis), branches du plexus lombaire. Tous ces nerfs se distribuent aux deux obliques, au transverse et au grand droit, et donnent de plus des branches cutanées latérales et antérieures. Entre les muscles profonds, psoas-iliaque, carré des lombes, transverse de l'abdomen et le péritoine se trouvent placés d'autres nerfs importants, ***branches du plexus lombaire***. Ce sont le ***nerf fémoro-cutané (nervus cutaneus femoris lateralis)*** qui passe transversalement au-devant du muscle iliaque et sort de l'abdomen en dedans de l'épine iliaque antéro-supérieure ; le ***nerf génito-crural*** (nervus genito-femoralis) avec ses deux branches de bifurcation, l'une qui se rend à la peau de la région inguinale (nervus lumbo-inguinalis), l'autre qui suit le canal inguinal et se rend au crémaster (nervus spermaticus externus); enfin le ***nerf crural*** (nervus femoralis), placé profondément entre le muscle psoas et le muscle iliaque, dans la fosse iliaque ; c'est, avec le nerf grand sciatique, le nerf le plus volumineux du membre inférieur.

[Les ***vaisseaux lymphatiques de la paroi abdominale*** se rendent en partie aux ganglions inguinaux pour toute la partie sous-ombilicale de la paroi abdominale, en partie aux ganglions axillaires, pour la partie supérieure de la paroi. De plus, il existe au niveau du ligament suspenseur du foie des groupes de vaisseaux lymphatiques qui réunissent les ganglions du hile du foie aux lymphatiques sous-cutanés ; on comprend ainsi facilement la généralisation de certains cancers abdominaux (estomac, foie) à la peau de la région ombilicale ; cancers secondaires de l'ombilic (Cunéo).]

L'***étude de la paroi abdominale antérieure*** revêtue de son péritoine, vue par la face postérieure, est très importante pour la compréhension des hernies inguinales et crurales (Voy. les fig. 56, 57 et 58). Le ***péritoine*** forme en arrière de la paroi abdominale une série de ***fossettes***, délimitées par des cordons plus ou moins saillants : de la vessie se détache un cordon qui remonte sur la ligne médiane jusqu'à l'ombilic ; c'est le ***repli de l'ouraque (plica umbilicalis media)*** ; l'ouraque oblitéré remonte du sommet de la vessie au bord inférieur de la cicatrice ombilicale, formant un ***véritable ligament suspenseur de la vessie (ligamentum umbilicale medium)***. En dehors de ce repli médian et de chaque côté de lui, se trouvent les ***replis des artères ombilicales oblitérées (plicæ umbilicales laterales)*** qui remontent également jusqu'au bord inférieur de la cicatrice ombilicale. Plus en dehors encore, se trouvent des ***replis, moins marqués, des vaisseaux épigastriques (plicæ epigastricæ)***. Le ***canal déférent (ductus deferens)*** est aussi visible ; sous le péritoine et à la palpation il donne la sensation d'un cordon roulant sous le doigt. Il entre dans le canal inguinal, avec les vaisseaux spermatiques (vasa spermatica) (***artère spermatique***, branche de l'aorte abdominale, et ***veines spermatiques***, branches de la veine cave à droite, de la veine rénale à gauche). Le point de pénétration de ces différents organes dans le canal inguinal est marqué par une ***fossette***, recouverte de péritoine et correspondant à l'***orifice profond du canal inguinal (fovea inguinalis lateralis)***. Cette fossette est située immédiate-

---

Fig. 56. — Vue postérieure de la moitié inférieure de la paroi abdominale. On a fait une coupe frontale du bassin ; le revêtement péritonéal est en grande partie conservé ; cependant à droite, on l'a enlevé au niveau de l'orifice inguinal profond, à gauche, au niveau des vaisseaux épigastriques, de l'artère ombilicale oblitérée, du canal déférent et de l'ouraque.

Fig. 57. — A gauche on a incisé les différents plans de la paroi abdominale jusqu'au côlon sigmoïdien ; les muscles grands droits sont coupés et l'on voit la vessie mise à nu au-dessus de la symphyse sans ouverture du péritoine ; à droite il y a une hernie inguinale directe.

ment en dehors du repli de l'artère épigastrique (Voy. fig. 56). En dedans du repli de l'artère épigastrique se trouve la ***fossette inguinale moyenne (fovea inguinalis medialis)***, limitée en dedans par le repli de l'artère ombilicale. Cette fossette moyenne correspond exactement à l'orifice externe du canal inguinal. Plus en dedans encore, entre le repli de l'artère ombilicale et celui de l'ouraque, on voit la ***fossette inguinale interne (fovea supravesicalis)***. [Elle répond à la face postérieure de l'insertion inférieure du muscle grand droit.] Ces trois fossettes sont situées au-dessus de l'arcade de Fallope, qui fait une saillie visible à l'intérieur de la cavité abdominale. Au-dessous de l'arcade de Fallope, au-dessous de la fossette inguinale moyenne, se trouve la ***fossette crurale (fovea femoralis)***. En ce point le péritoine, légèrement déprimé en fossette, recouvre l'orifice interne ou profond du ***canal crural*** (Voy. *infra*, région de la cuisse). En regardant la figure 56 on comprendra que les ***hernies inguinales obliques externes*** ou indirectes pénètrent dans le canal inguinal par la fossette inguinale externe (que leur collet est par conséquent bordé en dedans par l'artère et les veines épigastriques) ; que la ***fossette inguinale moyenne***, livre passage aux ***hernies inguinales directes***, dont le collet sera limité en dehors par les vaisseaux épigastriques et en dedans par le cordon de l'artère ombilicale oblitérée ; par la fossette inguinale interne s'engagent les très rares ***hernies inguinales obliques internes***. Enfin, par la fossette crurale, surtout les ***hernies crurales***, sous-jacentes à l'arcade de Fallope.

[Il nous faut ajouter ici quelques détails complémentaires sur le ***canal inguinal*** dont l'étude est indispensable, vu son importance pratique considérable. On appelle canal inguinal, le trajet que suivent les vaisseaux sanguins et lymphatiques du testicule et de ses enveloppes, les nerfs et le canal excréteur du testicule (canal déférent) pour passer de l'abdomen dans la région scrotale. Le canal inguinal est à l'état normal, en l'absence de toute hernie, un simple ***trajet intermusculaire*** et transaponévrotique, analogue à ceux que suivent les vaisseaux et nerfs perforants qui percent le bord externe de la gaine du droit par exemple. En le disséquant de dehors en dedans, on reconnaît qu'il est formé de ***quatre parois*** : l'une antérieure représentée par l'***aponévrose du grand oblique*** ; cette paroi est perforée à sa partie inféro-interne par un orifice dit ***orifice externe*** ou ***sous-cutané*** du canal, et par où passent les éléments du cordon spermatique. Cet orifice externe est limité en dehors et en dedans par deux piliers qui ont leurs insertions sur l'épine pubienne ***(pilier externe)*** et sur l'angle du pubis ***(pilier interne)*** de l'aponévrose du grand oblique ; en avant et au-dessus de l'orifice externe, les deux piliers sont réunis par quelques fibres aponévrotiques, dites ***fibres en sautoir (Velpeau)*** ou ***arciformes***. La ***paroi supérieure du canal*** est formée par le bord inférieur des muscles petit oblique et transverse de l'abdomen, généralement confondus à ce niveau. La ***paroi inférieure*** est excavée en une gouttière à concavité supérieure qui reçoit le ***cordon spermatique*** ; cette gouttière est formée par l'arcade de Fallope en avant et par la bandelette ilio-pubienne (Thomson) en arrière. Enfin la ***paroi postérieure*** du canal (Voy. fig. 58 *ter*) est formée par le fascia transversalis ; immédiatement en arrière d'elle se trouve le péritoine pariétal avec les fossettes dont il est creusé et qui ont été décrites ci-dessus. Cette paroi possède un certain nombre de ***renforcements aponévrotiques*** ; en dedans, le long du bord externe du muscle droit, on voit quelques fibres qui semblent venir de l'aponévrose du grand oblique du côté opposé et qui viennent former immédiatement en arrière de l'orifice externe du canal, un troisième pilier, dit ***ligament de Colles*** ; plus en dehors, on rencontre un faisceau aponévrotique, de force très variable suivant les sujets, qui est formé par des fibres récurrentes, émanées des muscles petit oblique et transverse, de la paroi supérieure du canal par conséquent, et qui viennent s'insérer à la région interne de la gouttière qui représente la face inférieure du canal; c'est à ce faisceau fibreux que l'on donne le nom de **tendon conjoint** (**conjoined tendon** des Anglais), **falx inguinalis** (nomenclature allemande de His). Ce tendon conjoint renforce le fascia transversalis au niveau de la fossette inguinale moyenne qui représente un point faible de la paroi postérieure du canal. En dehors de cette fossette, on trouve le long des vaisseaux épigastriques et en dedans d'eux, une traînée fibreuse, quelquefois musculaire : c'est le **ligament de Hesselbach** ou **ligament interfovéoalaire** (His), ainsi nommé parce qu'il se

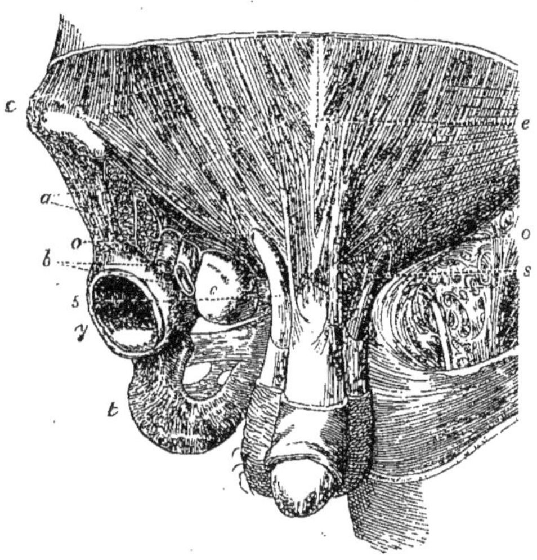

Fig. 58 *bis*. — Canal inguinal. — *a*, muscle psoas-iliaque; *b*, artère et veines fémorales; *c*, hernie crurale à l'état de pointe ou de premier degré; *d*, fascia cribriformis; *e*, ligne blanche; *o*, anneau inguinal externe; *s.s*, cordon des vaisseaux spermatiques; *t*, tubérosité de l'ischion; *y*, cotyloïde.

trouve entre les deux fossettes inguinales externes et moyennes. En dehors du ligament interfovéolaire et des vaisseaux épigastriques se trouve l'**orifice profond** ou interne du canal inguinal; cet orifice, situé à 5 centimètres environ de l'orifice sous-cutané ou externe, correspond à peu près au milieu de l'arcade de Fallope. Il faut bien remarquer qu'il ne s'agit point là d'un véritable orifice, analogue à l'orifice externe, qui, lui, est un trou dans l'aponévrose, mais bien du lieu précis où les vaisseaux spermatiques et le canal déférent, organes sous-péritonéaux, pénètrent dans le trajet inguinal; il n'y a d'orifice véritable que lorsqu'une hernie, repoussant devant elle le petit cul-de-sac péritonéal qu'est la fossette inguinale externe, aura créé là une véritable perte de substance dans le fascia transversalis. Au point de vue pratique, il importe de retenir ces deux faits très importants : 1° c'est surtout la **paroi postérieure du canal inguinal** qui est faible et par conséquent a besoin d'être soigneusement reconstituée lorsque l'on veut faire une cure radicale de hernie; 2° le canal inguinal est un **trajet oblique à l'état normal** et par conséquent très bien fait pour résister à la pression intra-abdominale, qui, lorsqu'elle augmente, ne peut qu'en appliquer davantage les deux parois l'une contre l'autre; aussi faudra-t-il essayer de refaire un trajet oblique, lorsque l'on reconstituera le canal dans une intervention chirurgicale. C'est pourquoi l'**opération** *de Bassini*, s'inspirant de ces deux notions anatomiques, est sans contredit la meilleure de toutes celles qui furent proposées pour la réfection du canal inguinal, après résection du sac herniaire, naturellement.]

[Rappelons encore que le bord postérieur de l'arcade de Fallope n'est séparé que par un très petit espace des ***gros vaisseaux iliaques externes*** (veine en dedans, artère en dehors) au moment où ils passent sous cette arcade (Voy. fig. 58 *bis*) ; mais le bord postérieur de l'arcade (bandelette ilio-pubienne) peut facilement être séparé, clivé, d'avec la gaine des vaisseaux, car il existe en ce

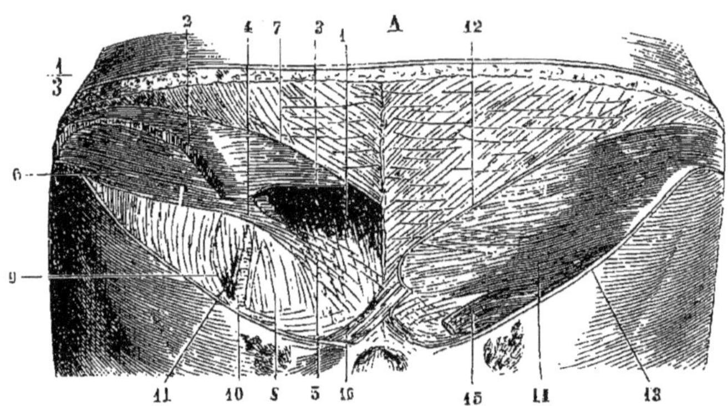

Fig. 58 *ter*. — Paroi du canal inguinal. — 1, muscle grand droit antérieur de l'abdomen ; 2, muscle petit oblique échancré ; 3, son aponévrose coupée pour montrer le muscle droit ; 4, 5, aponévrose du transverse passant en avant du muscle droit ; 6, muscle transverse ; 7, aponévrose du grand oblique coupée pour montrer les parties sous-jacentes ; 8, fascia transversalis ; 9, ses fibres arciformes limitant l'anneau inguinal interne ; 10, vaisseaux épigastriques vus par transparence à travers le fascia transversalis ; 11, anneau inguinal interne ; 12, aponévrose du grand oblique coupée ; 13, arcade crurale ; 14, petit muscle oblique ; 15, cordon et crémaster ; 16, ligament de Colles.

point un espace composé de tissu conjonctif lâche, aisément décollable ; c'est l'***espace de Bogros*** ; ce point anatomique a son importance pour l'opérateur qui veut charger avec son aiguille le bord postérieur de l'arcade sans léser ces vaisseaux sous-jacents.]

[Il nous faut ajouter ici un mot également sur le ***cordon spermatique*** et le ***testicule***. Le cordon spermatique est composé du ***canal déférent***, conduit excréteur du testicule qui fait suite à l'épididyme, de l'***artère spermatique***, des ***veines spermatiques***, de ***l'artère déférentielle***, des ***lymphatiques efférents du testicule*** et de l'***épididyme***, et des ***branches génitales*** du ***grand abdomino-génital*** et du ***génito crural***. Tous ces organes sont enveloppés dans une gaine commune et recouverts par le muscle ***crémaster***, simple faisceau tenant du petit oblique. On voit sur la figure 58 *quater*, que l'artère spermatique et les veines spermatiques principales (celles qui sont tributaires de la veine cave inférieure à droite et de la veine rénale à gauche) sont placées en avant du canal déférent ; celui-ci occupe à peu près le milieu du cordon, où il est toujours facile à sentir grâce à la rigidité de sa paroi ; en arrière du canal déférent, on trouve l'artère déférentielle, branche de l'hypogastrique, entourée du groupe postérieur des veines spermatiques, qui vont se jeter au niveau de l'orifice profond du canal inguinal dans les voies épigastriques. En cas de ***varicocèle***, c'est généralement le groupe antérieur des veines spermatiques qui est malade et donne naissance à un paquet variqueux placé en avant du canal déférent. Sur la figure 58 *quater*, on voit que le ***testicule*** et l'***épididyme*** qui le surmonte sont placés dans une cavité séreuse, la ***tunique vaginale***, qui était primitivement réunie à la grande séreuse péritonéale par un canal

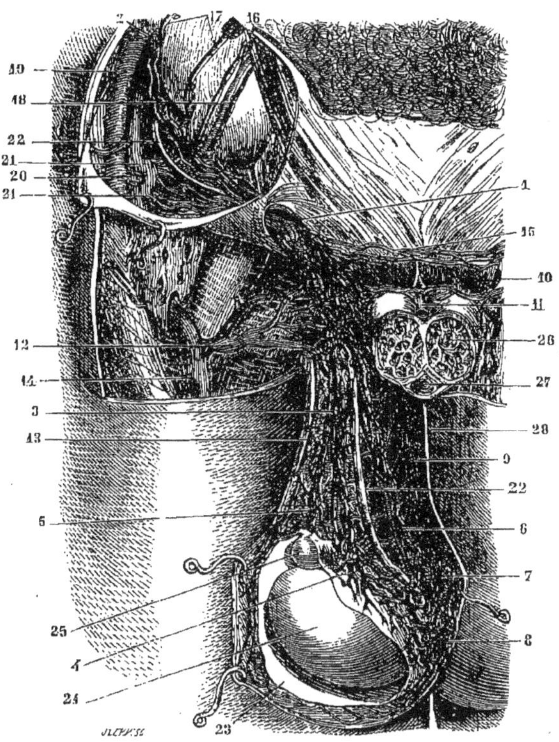

Fig. 58 *quater*. — Veines du cordon spermatique. — 1, veines du cordon à leur entrée dans le canal inguinal; 2, veines spermatiques remontant à la veine cave; 3, veines spermatiques se divisant en deux faisceaux 4 et 5; 4, faisceau de veines émergeant du corps d'Highmore; 5, faisceau émergeant de la tête de l'épididyme; 6, veines funiculaires venant de la queue de l'épididyme; 7, anastomoses des veines de la cloison du scrotum, avec le faisceau précédent; 8, anastomoses des veines du scrotum avec les veines de la cloison, allant se jeter dans les veines du cordon; 11, veine dorsale de la verge; 12, veine honteuse externe; 13, veine de la paroi externe du scrotum; 14, veine saphène interne; 15, anastomose prépubienne des veines du cordon; 16, grand droit; 17, crochets relevant le péritoine; 18, artères et veines épigastriques; 19, artère iliaque externe; 20, origine des artères circonflexe et épigastrique; sur cette dernière on voit naître l'artère funiculaire; 21, embouchure commune des veines épigastriques et funiculaires; 22, canal déférent; 23, feuillet pariétal de la tunique vaginale; 24, testicule; 25, tête de l'épididyme; 26, coupe des corps caverneux; 27, coupe de l'urètre (d'après Charles Périer).

séreux, le ***conduit péritonéo-vaginal***; ce conduit, qui ne s'oblitère qu'au moment de la naissance, est toujours décelable au milieu des éléments du cordon sous forme d'un ligament fort mince, le ***ligament de Cloquet***. La persistance du conduit péritonéo-vaginal explique un grand nombre d'affections chirurgicales : les ***hernies congénitales***, les ***hydrocèles congénitales communicantes*** et les ***kystes du cordon***.]

LE PÉRITOINE

Le **péritoine** (**Bauchfell, peritonæum**) est relié à la paroi abdominale par un tissu cellulaire peu dense en général, si bien qu'on peut en général le décoller assez facilement [sauf cependant au niveau du bord externe du muscle droit où il existe une zone d'adhérence serrée]. Le péritoine est élastique et très extensible ; dans les cas de grossesse, d'ascite, de tumeurs, il se laisse distendre énormément et revient ensuite facilement sur lui-même, sans former de plis permanents.

Les rapports que le péritoine affecte avec les viscères abdominaux sont absolument comparables à ceux de la plèvre avec les poumons; on décrit donc au péritoine un feuillet pariétal et un feuillet viscéral; ce dernier est généralement très adhérent aux viscères. Supposons que les organes intra-abdominaux aient pénétré dans la cavité péritonéale en refoulant devant eux le péritoine et nous comprendrons qu'ils soient reliés à la paroi postérieure de l'abdomen par des ligaments composés de deux feuillets péritonéaux. Pour l'intestin grêle, ce ligament porte le nom de **mésentère** ; pour le gros intestin, de **mésocôlon**. Si ce ligament ou « méso » est long, flottant, l'organe correspondant est facilement mobile dans la cavité abdominale (par exemple, l'intestin grêle, le côlon transverse). Si, au contraire, le méso est court, l'organe est peu ou pas mobile (par exemple, le foie avec son très court ligament coronaire, l'estomac et le côlon ascendant ou descendant). On trouve également entre différents viscères des ligaments qui les réunissent : par exemple, le foie et l'estomac qui sont liés par le petit épiploon, l'estomac et la rate par l'épiploon gastro-splénique. Si les viscères sont placés en arrière du feuillet pariétal du péritoine, et recouverts du péritoine seulement sur leur face antérieure, en tout ou en partie, on dit qu'ils sont **extra-péritonéaux** ; c'est le cas, par exemple, des reins, du pancréas (Voy. le schéma fig. 59).

Incisons l'abdomen sur la ligne médiane antérieure, nous pénétrons ainsi dans la **cavité péritonéale** ; au-dessous du foie, en arrière du ligament qui réunit le viscère au duodénum (ligament hépato-duodénal), nous trouvons un orifice, c'est l'**hiatus de Winslow** (**foramen epiploïcum Winslowi**). Par cet orifice nous pénétrons dans un espace tapissé du péritoine, dont la formation est due à des phénomènes contemporains du développement des organes abdominaux, dans l'**arrière-cavité des épiploons** (**bursa omentalis**) qui s'étend en arrière de l'estomac vers la gauche jusqu'à la rate, et en bas jusqu'au bord libre du grand épiploon (omentum majus). Dans des cas très rares, on a pu observer la pénétration d'une anse d'intestin grêle dans l'arrière-cavité, par l'hiatus de Winslow ; cette hernie rétro-péritonéale est susceptible de s'étrangler : c'est une des variétés rares de l'étranglement interne ; mais la situation profonde de l'orifice de l'arrièrecavité et sa protection par le foie qui s'applique dessus, expliquent bien l'extrême rareté de cet accident.

Les **viscères** remplissent la cavité abdominale à l'état normal de telle sorte qu'ils ne sont séparés les uns des autres que par des fentes extrêmement étroites, presque virtuelles ; il n'existe pas ici comme dans la plèvre d'espaces complémentaires ou sinus. A l'état normal, on rencontre également dans la cavité péritonéale, une petite quantité de liquide ; l'accroissement considérable de cette sérosité porte le nom d'ascite.

Le **feuillet pariétal du péritoine** remonte en partant de l'ombilic (Voy. schéma fig. 60) le long de la paroi antérieure de l'abdomen, puis il tapisse la face inférieure du diaphragme jusqu'à l'orifice de l'œsophage et celui de la veine cave. Le diaphragme seul sépare donc le péritoine de la plèvre ou du péricarde sus-jacent ; on comprend facilement, en considérant la minime épaisseur du diaphragme, qu'une inflammation de l'une de ces séreuses puisse se propager aux autres. Sur la ligne médiane, le péritoine forme un repli étendu de l'ombilic à la paroi antérieure de l'abdomen et à la face inférieure du diaphragme : c'est le **ligament suspenseur du foie** (ligamentum falciforme hepatis); dans le bord inférieur libre de ce ligament se rencontre le reste de la veine ombilicale du fœtus; c'est le ligamentum teres hepatis, étendu de l'ombilic au hile du foie. Recouvrant la face inférieure du diaphragme, le péritoine arrive jusqu'au bord postérieur du foie qui adhère au diaphragme : il forme en ce point le feuillet supérieur du **ligament coronaire** (**ligamentum coronarium hepatis**) court et large qui rattache en arrière le foie au diaphragme. Ce ligament coronaire, vu de face, forme à gauche et à droite deux prolongements appelés les **ligaments triangulaires**. Parti du feuillet supérieur du ligament coronaire, le péritoine (devenu feuillet viscéral) tapisse la face convexe du foie, arrive au bord tranchant ou inférieur de l'organe, le recouvre et remonte en arrière jusqu'au **hile du foie** (**porta hepatis**) ; il redescend de là jusqu'à la petite courbure de l'estomac ou le bord supérieur du duodénum, formant ainsi la face antérieure du **petit épiploon**, ou **épiploon gastro-hépatique** (ligamentum hepato-gastricum et ligamentum hepato-duodenale) ; puis il tapisse la face antérieure de l'estomac et arrive ensuite jusqu'au côlon transverse; il descend alors au-devant de la masse de l'intestin grêle formant le feuillet antérieur du grand épiploon (omentum majus); puis il se réfléchit sur lui-même et remonte jusqu'au côlon transverse, formant le feuillet postérieur du grand épiploon, puis le feuillet inférieur du mésocôlon transverse; il arrive ainsi sur la paroi abdominale postérieure où il recouvre la 3e portion horizontale du duodénum. Au-dessous du duodénum, le péritoine descend dans le feuillet antérieur du mésentère, entoure presque complètement l'intestin grêle et remonte en haut et en arrière, formant le feuillet postérieur du mésentère. L'**insertion du mésentère** à la paroi postérieure de l'abdomen (radix mesenterii) s'étend du bord gauche de la 2e vertèbre lombaire jusqu'à l'articulation sacro-iliaque droite ; cette insertion possède une direction très oblique en bas et à droite, si bien que les épanchements sanguins qui se font au-dessus et à droite du mésentère (plaie du foie, par exemple) ont tendance à se collecter dans la fosse iliaque droite; les hémorragies provenant de la partie supérieure gauche de l'abdomen et des points situés à gauche du mésentère se collecteront dans la cavité pelvienne. La plus grande longueur du mésentère est d'environ 20 centimètres et correspond au méso de la dernière portion de l'iléon ; c'est aussi ce segment d'intestin que l'on rencontre le plus souvent dans les hernies inguino-crurales. Le péritoine, au-dessous de la racine du mésentère, vient tapisser en partie les organes qui sont contenus dans l'excavation pelvienne (Voy. plus loin pour les détails *Région pelvienne*) et remonte ensuite depuis le pôle supérieur de la vessie jusqu'à l'ombilic.

A **droite**, le péritoine parti du hile du foie descend jusqu'au bord supérieur du duodénum, formant le feuillet antérieur du petit épiploon ou ligament **hépato-duodénal** ; celui-ci se continue, sans ligne de démarcation précise, avec le ligament **gastro-hépatique** (appelé aussi pars flaccida du petit épiploon) ; ce ligament hépato-duodénal est plus épais que le précédent ; il con-

---

Fig. 59. — Premier schéma de la disposition du péritoine ; l'arrière-cavité des épiploons est en rouge, le reste du péritoine en bleu.

Fig. 60. — Deuxième schéma du péritoine ; mêmes couleurs que sur la figure précédente.

tient dans son épaisseur à droite, près de son bord libre, le canal cholédoque, plus à gauche l'artère hépatique, et enfin en arrière de ces deux canaux, à peu près entre eux deux, la grosse veine porte. En arrière du ligament hépato-duodénal, le péritoine s'invagine en arrière et à gauche et va former ainsi l'arrière-cavité des épiploons. L'étendue de cette cavité, diverticule de la grande cavité péritonéale, est marquée par un trait rouge sur la figure schématique 60; le péritoine forme ainsi le feuillet postérieur du ligament hépato-gastrique et hépato-duodénal (petit épiploon), puis tapisse la paroi postérieure de l'estomac, descend ensuite depuis la grande courbure jusqu'au côlon, formant le feuillet postérieur du ligament gastrocolicum (portion du grand épiploon). Dans le ***grand épiploon***, la bourse omentale ou arrière-cavité ne descend pas en général plus bas que le côlon; il y a adhérence entre les deux feuillets du grand épiploon, primitivement distincts chez le fœtus; de plus, les deux feuillets épiploïques déjà soudés entre eux, se fusionnent encore avec le côlon transverse; il en résulte la formation du ligament gastro-colique (Voy. les schémas 59 et 60, en les comparant). Le péritoine remonte ensuite en arrière, forme le feuillet supérieur du ***mésocôlon transverse***, arrivé à la colonne vertébrale, recouvre la face antérieure du pancréas, et après avoir formé le feuillet inférieur du ligament coronaire du foie, recouvre le ***lobule de Spiegel*** (lobus caudatus) et arrive au hile du foie; lorsque l'on regarde le foie en place sur le cadavre, on apercevra donc le lobule de Spiegel, à travers la partie mince du petit épiploon, et même, en abaissant l'estomac, on pourra également voir la face antérieure du pancréas. A gauche, la bourse omentale s'enfonce jusqu'au hile de la rate, formant ainsi le feuillet postérieur du ligament ou épiploon gastro-splénique (Voy. plus bas, p. 125). En regardant avec atten- la figure 60, on comprendra aisément que l'on peut pénétrer dans l'arrière-cavité des épiploons (à part l'hiatus de Winslow) par trois voies différentes : 1° à travers ***le petit épiploon***; 2° à travers ***le ligament gastro-colique***, c'est-à-dire la partie supérieure du grand épiploon ; 3° à travers le ***mésocôlon transverse***. [Ces données anatomiques sont aujourd'hui indispensables pour comprendre les différents procédés d'anastomose gastro-intestinale, et les différentes voies d'accès sur le pancréas.] En dehors de l'arrière-cavité des épiploons, le péritoine descend de la face inférieure du foie au-devant du rein droit, puis sur l'angle hépatique du côlon transverse (flexura coli dextra) sur l'angle sous-hépatique du duodénum (flexura duodeni superior) et revêt seulement les faces antérieure et latérales du côlon ascendant, si bien que ce segment d'intestin est fixé par un très court méso à la paroi abdominale postérieure. Dans la fosse ilaque droite, le cæcum et l'appendice, pourvu d'un petit ***méso-appendice*** (mesenteriolum) sont en général complètement recouverts de péritoine.

A ***gauche*** le péritoine descend du diaphragme sur l'estomac, puis formant le ***ligament phréno-splénique*** (l. phrenico-lienale) sur le pôle supérieur de la rate qui est presque complètement recouverte de péritoine, et de là retourne à l'estomac, en formant le feuillet antérieur du ***ligament gastro-splénique***. Au niveau du pôle inférieur de la rate, se trouve le ***ligament phrénico-colique***, étendu de l'angle gauche du côlon (flexura coli sinistra) jusqu'au diaphragme; ce ligament forme une véritable niche qui soutient la rate (lit de la rate). Le péritoine tapisse ensuite le côlon descendant qui, comme le côlon ascendant, n'est recouvert que sur ses trois quarts antérieurs de péritoine, et par conséquent très peu mobile; au-dessous, au contraire, l'***anse sigmoïde*** (colon sigmoïdeum, flexura sigmoïdea) est pourvue d'***un méso flottant*** qui lui permet une grande mobilité [trop grande même dans certains cas, car c'est là le lieu d'élection de l'étranglement rotatoire ou volvulus du gros intestin].

CONTENU DE L'ABDOMEN

L'***estomac*** est situé dans l'épigastre et la région de l'hypocondre gauche, de telle sorte qu'un sixième seulement de l'organe se trouve placé à droite de la ligne médiane. En haut, la ***grosse tubérosité*** (fundus) touche au diaphragme et entre ainsi en rapport avec le cœur et le poumon gauche, ce qui explique bien l'accélération cardiaque et respiratoire que l'on observe lorsque l'estomac est distendu. Une grande partie de la face antérieure de l'estomac se trouve cachée par le foie ; à gauche, la grosse tubérosité est appliquée directement ***contre la rate***, sur laquelle elle marque son empreinte (facies gastrica, Voy. pl. XI, XIII, XIV, XV, XVI).

Le ***cardia*** est placé sur le flanc gauche de la colonne vertébrale, à la hauteur de la 11° vertèbre dorsale, à une profondeur de 12 centimètres environ (pl. XVII) en partant de la paroi abdominale antérieure. La projection du cardia sur la paroi antérieure de l'abdomen se trouve à un travers de doigt au-dessous de l'insertion sternale du 7° cartilage costal gauche.

Le ***pylore*** se trouve situé à un niveau plus bas que le cardia et moins profondément que ce dernier ; il est à droite de la ligne médiane, à la hauteur de la 1re vertèbre lombaire, ce qui correspond en avant, à l'intersection de la ligne parasternale droite et de la prolongation du 9° cartilage costal. La ***petite courbure*** qui réunit le cardia et le pylore est donc presque verticale. La ***grande courbure*** qui marque le point le plus déclive de l'estomac se trouve placée sur une ligne horizontale réunissant les 9° ou 10° côtes (Voy. pl. XI) et n'atteint pas par conséquent le point le plus bas situé de l'ouverture thoracique inférieure. La ligne de la grande courbure correspond sensiblement à celle qui marque le trajet du côlon transverse (pl. XI).

La ***face antérieure de l'estomac*** est en partie cachée par le lobe gauche et une partie du lobe droit du foie. A l'épigastre, au-dessous de l'appendice xiphoïde, l'estomac ne correspond donc pas directement à la paroi antérieure de l'abdomen ; la face antérieure de l'estomac n'entre en rapport direct avec la paroi que dans un petit ***espace triangulaire***, situé à gauche de la ligne médiane. Cet espace est limité à droite par le bord inférieur du foie, à gauche par les 8°, 9° et 10° cartilages costaux, et en bas par le côlon transverse. C'est le point où l'estomac est le plus facilement accessible, pour y pratiquer une fistule, par exemple (***gastrostomie***) ou en retirer un corps étranger. La partie de l'estomac placée au-dessous du rebord costal gauche est recouverte par le diaphragme, la plèvre et le poumon gauche ; ce fait explique qu'une plaie pénétrante puisse intéresser à la fois le poumon, la plèvre et l'estomac ; [c'est une des variétés fréquentes de plaies thoraco-abdominales]. Le point précis où l'estomac est recouvert par le rebord costal gauche, sans interposition viscérale, peut être délimité par la percussion qui y donne un son tympanique ; c'est l'***espace semi-lunaire de Traube*** (Voy. pl. XIII et pl. XI) ; cet espace est limité à gauche et en haut par le bord inférieur du poumon gauche, à droite et en haut par l'extrémité du lobe gauche du foie, à droite et en bas par le rebord costal, à gauche et en arrière par la rate.

PLANCHE XIV. — Organes abdominaux d'un enfant, vus en place ; on a enlevé le cœur et les poumons, de même que la moitié antérieure du diaphragme et l'intestin grêle, coupé au ras du mésentère. (Modèle en plâtre d'après un moulage d'une préparation de His.)

PLANCHE XV. — Rapports des reins, du pancréas, de la rate, du duodénum et du gros intestin, après ablation de l'estomac, du foie et du côlon transverse. (Même modèle que pour la planche précédente.)

La **face postérieure de l'estomac** correspond à l'arrière-cavité des épiploons (Voy. fig. 60 et 62), qui la sépare de la face antérieure du pancréas, de l'empreinte gastrique de la rate, de l'angle duodéno-jéjunal, et de la partie supérieure du rein gauche [avec la capsule surrénale correspondante].

Il est important de bien comprendre que l'estomac, bien que séparé des viscères voisins par des fentes résultant du contact de la séreuse péritonéale, est néanmoins directement appliqué contre eux; aussi dans certains cas pathologiques, l'**ulcère de l'estomac** par exemple, n'est-il pas exceptionnel de rencontrer des adhérences qui unissent l'estomac aux organes voisins; on peut voir par exemple des adhérences pancréatico-gastriques; les **vaisseaux spléniques** qui cheminent le long du bord supérieur du pancréas peuvent aussi être intéressés par le processus ulcéreux et s'ouvrir dans l'estomac [d'où il résultera une hématémèse foudroyante]. Un ulcère stomacal peut, après avoir contracté des adhérences avec le côlon transverse, s'ouvrir à l'intérieur de ce segment d'intestin; il résultera une fistule gastro-colique; plus rarement on pourra même observer une perforation pleurale ou péricardique d'un ulcère de l'estomac; si le poumon adhérait à la plèvre au préalable, la perforation de l'ulcère peut se faire dans le parenchyme pulmonaire directement; il se produira alors une véritable vomique alimentaire par les bronches. Enfin si la face antérieure de l'estomac adhère à la paroi antérieure de l'abdomen, l'ulcération pourra envahir la paroi abdominal et provoquer une fistule cutanéo-gastrique.

Les **artères de l'estomac** proviennent du **tronc cœliaque**, c'est-à-dire de la première des trois branches impaires de l'aorte abdominale. Le **tronc cœliaque** naît de la face antérieure de l'aorte abdominale aussitôt sa sortie de l'hiatus aortique (Voy. fig. 61); après un très court trajet de 2 ou 3 centimètres, le tronc cœliaque se divise en ses trois branches de terminaison qui sont l'**artère coronaire stomachique** (a. gastrica sinistra), l'**artère hépatique** (a. hepatica), et l'**artère splénique** (arteria lienalis). La **coronaire stomachique** remonte en haut et à gauche, pour gagner la petite courbure [en décrivant une courbe à concavité inférieure qui détermine dans l'arrière-cavité des épiploons la formation d'un pli saillant « faux de la coronaire »], et ayant atteint la petite courbure la suit jusqu'au pylore, cheminant dans l'insertion gastrique du petit épiploon. L'**artère hépatique** donne à l'estomac l'artère pylorique qui remonte le long de la petite courbure et s'anastomose avec la précédente. En outre, l'artère hépatique se distribue au foie par sa branche principale qui remonte dans le petit épiploon, en compagnie du canal cholédoque et de la veine porte, jusqu'au hile hépatique. [L'artère hépatique dans sa traversée de l'arrière-cavité des épiploons détermine également la formation d'un repli péritonéal saillant, à concavité dirigée en haut et à gauche, c'est la faux de l'artère hépatique qui relie le pancréas au duodénum.]

La troisième branche de l'artère hépatique est l'artère **gastro-épiploïque droite** (a. gastro-duodenalis) qui se divise en pancréatico-duodénale supérieure pour la tête du pancréas et le duodénum, et en gastro-épiploïque droite proprement dite, qui passe sous le duodénum et réapparaît le long du bord inférieur du pylore; puis elle suit la grande courbure de l'estomac jusqu'à sa partie moyenne où elle s'anastomose avec la **gastro-épiploïque gauche**. Celle-ci est née de l'artère **splénique**; cette artère, troisième branche du tronc cœliaque, suit le bord supérieur du pancréas (Voy. fig. 61), par conséquent se trouve séparée de l'estomac par l'arrière-cavité des épiploons; elle arrive ainsi au hile de la rate où elle donne la gastro-épiploïque gauche qui se réfléchit vers la grande courbure, ainsi que les vaisseaux courts qui abordent la grosse tubérosité; tous ces vaisseaux sont contenus dans l'épiploon gastro-splénique.

Les ***veines de l'estomac*** correspondent aux artères : on trouve le long de la grande courbure les veines gastro-épiploïques gauches et droites, et le long de la petite courbure la veine coronaire stomachique. Cette dernière s'anastomose au niveau du cardia avec les veines œsophagiennes, qui sont tributaires de l'azygos; nous avons déjà insisté plus haut sur l'importance de cette anastomose porto-cave. — Les ***nerfs pneumogastriques*** se distribuent à l'estomac; le pneumogastrique gauche est sur la face antérieure, le droit sur la face postérieure; [ce dernier ne donne d'ailleurs que des branches à l'estomac et se jette dans le plexus solaire.] [Les ***vaisseaux lymphatiques de l'estomac*** et les ganglions auxquels ils se rendent sont devenus très importants depuis que l'on pratique des extirpations de cancer de l'estomac avec les ganglions envahis; les territoires lymphatiques peuvent être schématisés de la sorte, d'après CUNÉO : les lymphatiques du pylore se rendent surtout aux ganglions situés tout le long de la petite courbure; ces ganglions remontent très loin en arrière et accompagnent la faux de la coronaire stomatique, d'où la nécessité de lier les vaisseaux coronaires loin de l'estomac pour enlever en même temps les ganglions; les lymphatiques du corps de l'estomac se rendent aux ganglions de la grande courbure ainsi qu'aux ganglions sous-pyloriques et aux ganglions échelonnés tout le long du bord supérieur du pancréas; enfin, les lymphatiques de la grosse tubérosité gagnent les ganglions de la grande courbure et de l'épiploon gastro-splénique. Les groupes ganglionnaires de la grande courbure et de l'épiploon gastro-splénique sont beaucoup moins importants que ceux de la petite courbure et de la région sous-pylorique; en effet, comme le cancer du pylore est le plus fréquent et le plus accessible à une extirpation chirurgicale, ce sont surtout ces deux groupes ganglionnaires que l'opérateur devra chercher à enlever s'il veut avoir un résultat durable.]

Le ***foie***, le viscère le plus volumineux de la cavité abdominale, est situé surtout dans l'hypocondre droit, mais il se trouve également à l'épigastre et atteint même l'hypocondre gauche. Les rapports de cet organe doivent être bien précisés, car son exploration est aussi importante aujourd'hui pour le médecin que pour le chirurgien, depuis les progrès considérables qu'a faits la chirurgie des voies biliaires.

La ***face convexe ou supérieure***, séparée en deux parties inégales, les lobes droit et gauche, par le ligament falciforme, est au contact immédiat du diaphragme (Voy. pl. X, XIII, XIV, fig. 49, 62). Comme le diaphragme fait une forte saillie dans le thorax, le foie se trouve en partie placé dans les limites du thorax, recouvert par les côtes; mais naturellement la plèvre et le poumon droits s'interposent entre la paroi costale et le diaphragme ***(sinus costo-diaphragmatique)***; de sorte qu'une plaie qui intéressera le foie en passant par les espaces intercostaux, ouvrira généralement la plèvre droite. Le péricarde et le cœur se trouvent également en rapport avec la face convexe du foie, par l'intermédiaire du diaphragme, ainsi qu'une partie du poumon gauche (Voy. fig. 62). Les ***abcès du foie*** peuvent donc s'ouvrir aussi dans le péricarde ou les cavités pleurales [surtout la droite évidemment]. Un pareil processus pathologique nécessite l'adhérence préalable du foie au diaphragme par péritonite adhésive. Un abcès hépatique pourra

---

PLANCHE XVI. — Rapports du thymus, du cœur, du foie, de l'estomac, de la rate et de l'intestin d'une jeune fille de 15 ans, vus par le côté gauche; le poumon gauche est enlevé. (D'après un moulage de la collection de Leipzig. His.)

donc s'ouvrir dans le poumon et du pus d'origine hépatique s'écoulera au dehors par les bronches (vomique); pour que ce phénomène se produise il est nécessaire que le poumon adhère au préalable à la plèvre diaphragmatique. S'il y a dans la plèvre droite un épanchement liquide ou gazeux, on observera souvent l'abaissement du foie (décelable par la palpation et la percussion).

La **face inférieure du foie** présente des détails nombreux et très particuliers qui en facilitent l'étude; tous ces détails sont surtout visibles quand le foie a été fixé en place. En effet, le foie normal extrait du corps, perd rapidement sa forme à cause de la dépressibilité de son parenchyme; il faut donc étudier le foie durci sur place (Voy. fig. 63); on aperçoit sur le lobe droit, l'**empreinte rénale** (impressio renalis) et l'**empreinte colique**, marquée par l'angle hépatique du côlon. Le corps de l'estomac détermine l'empreinte gastrique sur le lobe gauche; on voit aussi, bien que moins marquées, les empreintes du pylore et de la première portion du duodénum; plus en arrière on voit l'**empreinte surrénale**, la **gouttière œsophagienne**, **fossette de la veine ombilicale**, qui reçoit chez l'adulte le cordon fibreux, reliquat de la veine ombilicale du fœtus; enfin la fossette cystique, que remplit la vésicule biliaire.

Au niveau du **hile du foie (porta hepatis)** l'artère hépatique est placée à gauche et en avant, le canal cholédoque à droite et en avant, la veine porte entre les deux et légèrement en arrière (Voy. fig. 64). Le **lobe caudé ou de Spiegel**, qui correspond à l'arrière-cavité des épiploons, touche à la veine cave inférieure et à la colonne vertébrale: il est vertical et [répond dans l'arrière-cavité au tuber omentale du pancréas (Voy. *infra*)]. Le médecin examine surtout le foie en palpant son bord inférieur tranchant, dont la situation, la forme et la consistance sont modifiées dans les états pathologiques de l'organe. Sur la ligne axillaire moyenne, ce rebord du foie répond à la 11e côte; sur la ligne mamillaire droite, ce rebord correspond exactement au rebord costal; puis de là il se dirige obliquement en haut et à gauche, si bien que sur la ligne médiane, il se place entre l'appendice xiphoïde et l'ombilic, puis s'enfonce sous le rebord costal gauche sur la ligne parasternale gauche. On voit donc qu'une partie de la région épigastrique est occupée par le foie (on donne quelquefois à ce segment le nom de **scrobiculus cordis, oreiller du cœur**). La **vésicule biliaire** dépasse légèrement le rebord hépatique inférieur, le fond de la vésicule répond en avant au 9e cartilage costal, c'est-à-dire au point où le bord inférieur du foie quitte l'abri du rebord costal, pour croiser en diagonale la région épigastrique. A l'état normal, on ne peut pas palper le rebord tranchant du foie qui répond justement au rebord costal droit.

Lorsque l'intestin est fortement météorisé ou que la cavité péritonéale est remplie de liquide (ascite), le foie se trouve naturellement refoulé en haut; son bord inférieur est surlevé; les poumons et le cœur sont refoulés [ce qui explique la dyspnée et les troubles cardiaques que l'on observe dans les grosses tumeurs de l'abdomen ou les épanchements ascitiques considérables].

La **vésicule biliaire** entre en contact direct avec la paroi et elle est facilement accessible au chirurgien. Elle peut même dans certains cas pathologiques contracter des adhérences avec la paroi abdominale; ce fait explique que l'on a pu voir des calculs biliaires s'éliminer spontanément au dehors après avoir déterminé une inflammation phlegmoneuse de la paroi abdominale. L'étude des rapports de la vésicule biliaire avec les organes adjacents explique que les fistules de cet organe les plus fréquemment observées sont des **fistules cystico-duodénales**, cystico-coliques et cystico-gastriques; on a pu même dans des cas rares voir la vésicule s'ouvrir dans le bassinet du rein droit.

Au niveau du ***hile du foie***, on rencontre un certain nombre de ***ganglions lymphatiques*** (Voy. fig. 64) dont la tuméfaction peut provoquer des troubles graves (compression du canal cholédoque, ictère chronique intense) ou de la veine porte avec pyléphlébite, complications généralement mortelles.

[Le ***canal cholédoque*** commence au niveau de la réunion du canal cystique et du canal hépatique, et vient se terminer dans l'ampoule de Vater, à la partie moyenne de la deuxième portion du duodénum. Situé d'abord dans le bord libre du petit épiploon, le canal cholédoque

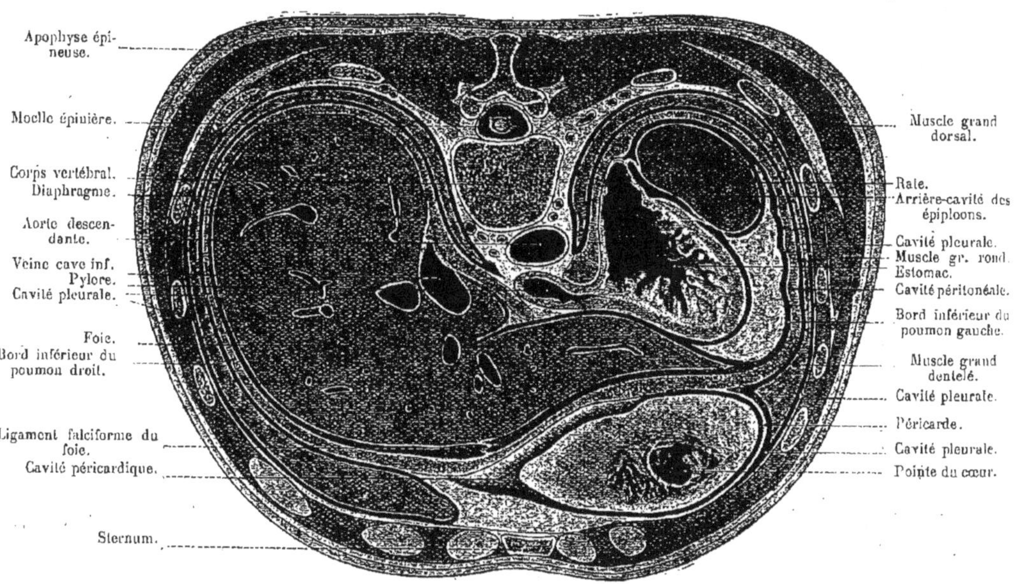

Fig. 62. — Coupe transversale du tronc à la hauteur de l'appendice xiphoïde du sternum.

descend en arrière de la première portion du duodénum ; puis il vient se placer en arrière de la ***tête du pancréas***; souvent même il est contenu dans un véritable tunnel glandulaire; à ce niveau le cholédoque repose directement sur la face antérieure de la veine cave inférieure; au point où le cholédoque perfore la paroi duodénale pour déboucher dans l'***ampoule de Vater***, il se réunit généralement au ***canal de Wirsung***, canal excréteur principal du pancréas; les deux conduits sont entourés d'un sphincter formé de fibres lisses. Ces rapports du canal cholédoque montrent qu'il est directement abordable seulement au niveau du petit épiploon; pour enlever un calcul situé dans la terminaison du cholédoque, le chirurgien sera obligé de faire soit la cholédocotomie rétro-duodéno-pancréatique, en décollant le duodénum et le pancréas des plans sous-jacents, soit la cholédocotomie transduodénale en incisant la paroi antérieure de la 2° portion du duodénum.]

Fig. 61. — Hile du foie, pancréas, duodénum, reins, rate, capsules surrénales, avec les vaisseaux correspondants (sujet durci au formol).

Les ***rapports de la rate***, cachée profondément dans l'hypocondre droit, sont faciles à comprendre, en étudiant les trois faces de l'organe; la face la plus grande est convexe et répond au ***diaphragme (facies diaphramatica)***. Lorsqu'il existe une inflammation du péritoine qui recouvre la rate (périsplénite), une oreille exercée peut entendre les frottements péritonéaux qui en résultent, en auscultant la partie postéro-inférieure du thorax. Mais il faut remarquer que la rate est recouverte également en dehors du diaphragme, par le sinus costo-diaphragmatique (pl. XV, et fig. 62); on pourrait donc confondre les frottements périspléniques avec les frottements pleuraux. Le fait que le ***poumon gauche*** recouvre en partie le pôle supérieur de la rate, nous explique que la délimitation de la partie supérieure de la rate par la percussion soit très difficile. Il n'est pas rare de rencontrer des adhérences solides qui réunissent la rate à la face inférieure du diaphragme. La seconde face de la rate est la ***face gastrique*** (***facies gastrica***) (fig. 61 et pl. XV); elle est convexe et se moule sur la grosse tubérosité de l'estomac; c'est sur cette face que se trouve le hile de la rate par où pénètre l'***artère splénique*** (déjà divisée en 5 ou 6 branches), née du tronc cœliaque et d'où sort la veine splénique, l'une des branches d'origine de la veine porte. Ce dernier fait nous explique que l'on rencontre si fréquemment une augmentation de la rate, au cours des cirrhoses hépatiques. La troisième face de la rate est sa ***face rénale***, étroite et allongée qui répond au bord externe et au pôle supérieur du rein gauche; on sent bien cette face sur le cadavre, en suivant du doigt la face diaphragmatique en arrière. Si l'on veut apprendre à bien ***délimiter la rate sur le vivant***, il faut encore connaître d'autres détails sur sa situation et ses rapports. La rate correspond aux 9e, 10e et 11e côtes gauches; elle se rapproche en arrière jusqu'à 2 centimètres du flanc gauche de la 10e vertèbre dorsale. Son grand axe est oblique de haut en bas et d'arrière en avant, si bien que le pôle supérieur est en même temps postérieur et le pôle inférieur antérieur. La situation de ce ***pôle inférieur*** varie suivant les sujets; il répond en général à l'extrémité antérieure de la 11e côte (Voy. pl. XVI). C'est le point le plus facile à palper de la rate, mais à l'état normal on ne le sent pas sur le vivant; au contraire, si la rate est ***augmentée de volume*** (fièvre typhoïde, cirrhose, paludisme) on peut le palper en introduisant les doigts sous le rebord costal gauche. L'angle splénique du côlon (flexura coli sinistra seu lienalis) répond au pôle antéro-supérieur; on peut, lorsque le côlon n'est pas rempli de matières fécales, arriver à délimiter assez bien par la percussion la limite inférieure de la rate, qui est mate, tandis que le côlon donne un son clair, presque tympanique. Dans certains cas de tumeurs de la rate on peut voir le côlon venir s'interposer entre la face convexe de la rate et le diaphragme. On voit donc qu'en général la rate est très difficile à délimiter par la percussion; la palpation de l'organe est toujours préférable.

La ***rate est rattachée au diaphragme*** par le ligament ***phrénico-splénique*** (l. phrenico-lienale) et à l'estomac par l'épiploon gastro-splénique; elle repose en bas sur le ligament phrénico-colique. Néanmoins, il n'est pas très rare d'observer des cas de rate flottante (Wandermilz); le déplacement de l'organe est facilité par l'élongation des différents ligaments cités plus haut. [Il faut remarquer à ce propos que la ***rate devenue flottante*** passe au-devant du côlon transverse et forme une tumeur franchement abdominale et fort mobile; on peut soupçonner qu'il s'agit de la rate, lorsque l'on sent nettement à la palpation, un bord plus ou moins tranchant avec des incisions profondes, correspondant au bord antérieur crénelé de la rate normale.] La mobilité de la rate explique que ce viscère puisse être refoulé vers la cavité thoracique dans les cas d'épanchement abdominal ou de grosse tumeur, ou au contraire abaissé par une pleurésie gauche abondante. Un abcès de la rate pourra s'ouvrir dans la plèvre gauche, l'estomac ou le côlon, voire même dans le bassinet du rein gauche.

Le **pancréas** (Voy. pl. XV, XVII et XVIII, fig. 61 et 68) peut être vu ou palpé à travers le petit épiploon (Voy. fig. 60) à la face postérieure de l'arrière-cavité des épiploons. On peut suivre trois voies différentes pour aborder le pancréas : 1° **inciser le petit épiploon** et abaisser fortement l'estomac (on a ainsi accès sur le bord supérieur du pancréas et la partie supérieure de sa face antérieure); 2° **inciser le ligament gastro-colique** et renverser l'estomac en haut; on arrive de cette façon sur la face antérieure de l'organe; 3° **ouvrir le plancher de l'arrière-cavité des épiploons**, c'est-à-dire le **mésocôlon transverse**, en renversant en haut le côlon transverse et l'estomac, on arrive ainsi sur le bord inférieur de l'organe et sa face antérieure. Le pancréas, allongé et aplati d'avant en arrière, est tout entier rétro-péritonéal; recouvert en avant par le feuillet postérieur de l'arrière-cavité des épiploons, il répond en arrière aux corps des 1re et 2e vertèbres lombaires. La **tête de l'organe**, ou extrémité droite, est enclavée dans la concavité du fer à cheval duodénal (Voy. fig. 61); mais en bas, il reste un espace libre entre le bord inférieur de la tête du pancréas et la troisième portion du duodénum; c'est là que passent les **vaisseaux mésentériques supérieurs** (artère en dedans, veine en dehors) qui abordent la racine du mésentère. La queue du pancréas ou extrémité gauche, repose sur la face antérieure du rein gauche tantôt plus haut, tantôt plus bas, et s'étend jusqu'au hile de la rate [la **queue du pancréas** s'enfonce en effet, accompagnant les vaisseaux spléniques dans l'épiploon pancréatico-splénique qui arrive jusqu'au hile de la rate et forme à ce niveau avec l'épiploon gastro-splénique le fond ou extrémité gauche de l'arrière-cavité des épiploons]. La **face postérieure** du pancréas est séparée de la colonne vertébrale sous-jacente par les piliers du diaphragme, la veine cave inférieure et le tronc de l'aorte abdominale (Voy. fig. 69). A la face postérieure du pancréas, on trouve un sillon marqué par le passage des vaisseaux mésentériques; c'est le **col de l'organe** séparant la tête du corps. Le long du bord **supérieur du pancréas** chemine l'artère splénique flexueuse; [la veine splénique est au-dessous de l'artère, par conséquent en rapport avec la face postérieure de l'organe; le long du bord supérieur du pancréas se trouve également une chaîne de ganglions lymphatiques].

La **situation profonde du pancréas** explique que le diagnostic des tumeurs ou des abcès qui s'y développent soit difficile. On comprend également qu'un abcès ou un kyste du pancréas puisse venir s'ouvrir dans l'estomac, après avoir contracté des adhérences avec la face postérieure de ce viscère. Néanmoins, on a pu dans quelques cas arriver à sentir par la palpation la tête du pancréas augmentée de volume. [Le rapport intime que contracte la **tête du pancréas avec le canal cholédoque** sur une étendue de plusieurs centimètres, avant que ce conduit ne s'ouvre dans le duodénum, explique bien que dans la grande majorité des cas de néoplasme primitif de la tête du pancréas, le premier symptôme observé soit un ictère chronique des plus prononcés et définitif.]

Le **duodénum** (δωδεκαδάκτυλον, **long de douze pouces**) mesure en effet 30 centimètres environ depuis le sphincter pylorique jusqu'à l'angle duodéno-jéjunal. On voit en général bien le début du duodénum, marqué par un sillon net qui le sépare du pylore; ce dernier est toujours saillant

---

Fig. 63. — Foie, vu par en dessous et en arrière.
Fig. 64. — Rapports des organes au niveau du hile du foie.

à cause de la présence à ce niveau d'un sphincter épais. La ***première portion du duodénum***, la plus courte des quatre parties qui constituent ce segment d'intestin, est placée à droite de la colonne vertébrale, au niveau de la 1re vertèbre lombaire; cette première portion est réunie au hile du foie par le ligament duodéno-hépatique; nous avons vu que ce ligament, qui n'est que la partie droite du petit épiploon, limitait en avant l'***hiatus de Winslow***; du ligament le revêtement péritonéal passe sur la face antérieure du duodénum; de même la face postérieure du duodénum qui correspond à l'entrée de l'arrière-cavité des épiploons est recouverte de péritoine. Au contraire les trois autres portions du duodénum ne possèdent de revêtement péritonéal que sur leur face antérieure; et même ce revêtement séreux antérieur fait défaut en deux points, au niveau du point où la deuxième portion du duodénum est croisée par le mésocôlon transverse et au point où les vaisseaux mésentériques supérieurs passent au-devant de la troisième portion du duodénum (Voy. pl. XIV). L'estomac étant vide, la première portion du duodénum est horizontale; si l'estomac se remplit elle devient plus ou moins sagittale, elle répond en haut au lobe carré du foie ainsi qu'au ***col de la vésicule biliaire*** [ce rapport anatomique est de grande importance, car il explique comment l'inflammation de la paroi de la vésicule biliaire (cholécystite) peut se propager au duodénum et même au pylore, donnant ainsi lieu à de véritables sténoses extrinsèques du pylore]. La ***deuxième portion du duodénum*** est verticale et descendante; elle répond au côté droit de la 2e vertèbre lombaire et le côlon transverse la croise vers sa partie moyenne; aussi, lorsque l'on veut découvrir la partie inférieure de cette portion descendante du duodénum, faut-il récliner en haut le côlon transverse et le grand épiploon; on aperçoit alors l'union à angle plus ou moins droit de la portion descendante et de la portion horizontale (ou 3e portion) du duodénum. L'angle qui réunit en haut la 1re et la 2e portion du duodénum, appelé encore ***angle sous-hépatique***, détermine sur la face inférieure du foie dépressible, l'empreinte dite duodénale. Le bord externe et même une partie de la face postérieure de la portion descendante du duodénum recouvre la partie la plus interne du ***rein droit et le hile de cet organe*** (Voy. pl. XV et fig. 61 et 67); le revêtement séreux du duodénum passe directement sur le rein; le bord interne de la portion descendante du duodénum recouvre la veine cave inférieure. La ***3e portion*** ou ***portion horizontale*** du duodénum passe transversalement en avant de la veine cave, puis de l'aorte abdominale au niveau de la 3e lombaire (Voy. fig. 61 et pl. XVIII); puis la ***4e portion***, verticalement ascendante, succède à cette portion horizontale, et vient se terminer sur le flanc gauche de la 2e lombaire; c'est en ce point que se trouve l'angle duodéno-jéjunal, où commence la portion flottante de l'intestin grêle, c'est-à-dire le jéjunum. Au-devant de sa 3e portion, horizontale, le duodénum est croisé sur sa face antérieure par l'***artère et la veine mésentérique supérieure***, émergeant de derrière le col du pancréas. [L'***angle duodéno-jéjunal*** est un point de repère des plus importants dans certaines opérations abdominales, la gastro-entérostomie postérieure par exemple; pour le trouver il suffit de se rappeler que le jéjunum émerge de la profondeur, au-dessous du mésocôlon transverse à la hauteur de la 2e vertèbre lombaire; il faudra donc glisser le doigt explorateur sous le mésocôlon, en suivant celui-ci et chercher la première anse grêle qui tienne en arrière; ce sera certainement la première anse jéjunale; en outre, il faut rappeler que dans la région de l'angle duodéno-jéjunal on trouve un certain nombre de ***fossettes péritonéales importantes*** : la fossette duodéno-jéjunale, en forme de hotte renversée (Jonnesco) qui surmonte l'angle duodéno-jéjunal; les fossettes duodénales supérieures et inférieures qui se trouvent sur le flanc gauche de la 4e portion ascendante du duodénum; la fossette duodénale inférieure est la plus marquée en général; l'artère colique supérieure gauche se trouve souvent placée dans son épaisseur. Quant à la fossette duodénale supérieure, elle est moins nette dans la majorité des cas, et l'arcade que forme la veine petite mésentérique en remontant en arrière du pancréas (arcade vasculaire de Treitz) se trouve immédiatement en dehors d'elle. Enfin, notons que l'angle duodéno-jéjunal est rattaché au pilier gauche du diaphragme par un faisceau de fibres musculaires lisses appelé muscle de Treitz.]

La **première partie du duodénum** est parfois le siège d'ulcères ronds analogues à ceux de l'estomac; comme cette portion du duodénum est recouverte en avant et en arrière par le péritoine, si la perforation d'un ulcère se produit, il pourra y avoir péritonite généralisée de la grande cavité péritonéale si la perforation siège en avant, péritonite plus ou moins circonscrite dans l'arrière-cavité des épiploons, si la perforation se trouve sur la face postérieure du duodénum. Quelquefois la péritonite généralisée sera évitée s'il y avait au préalable des adhérences entre le duodénum, le foie, la vésicule et la paroi postérieure de l'arrière-cavité.

L'**intestin grêle** est long de 6 à 8 mètres; le **jéjunum** comprend environ 3/5 de la longueur totale, l'**ilion**, les deux autres cinquièmes. Toute la masse des anses grêles remplit l'espace situé au-dessous du côlon transverse et de son méso, dépassant à gauche et à droite, le côlon descendant et ascendant, remplissant les deux fosses iliaques et s'insinuant entre les organes pelviens. Le **grand épiploon** (Voy. pl. XVI) est un véritable tablier qui descend du côlon transverse et vient s'interposer entre les anses grêles et la paroi antérieure de l'abdomen.

Dans la racine du **mésentère pénètre l'artère mésentérique supérieure**, la deuxième branche impaire viscérale de l'aorte abdominale, au-devant de la 3ᵉ portion du duodénum, en arrière du bord inférieur du pancréas. Cette artère se distribue à tout l'intestin grêle et à une grande partie du gros intestin; ses branches sont :

1° L'**artère pancréatico-duodénale inférieure**, destinée au duodénum et à la tête du pancréas; [elle s'anastomose avec l'artère pancréatico-duodénale supérieure, branche de l'hépatique et forme ainsi une arcade qui suit le bord interne de la portion descendante du duodédum.]

2° Les **artères intestinales**, au nombre de 15 à 16, qui se rendent au jéjunum et à l'iléon; [ces artères forment dans le mésentère une série d'arcades anastomotiques au nombre de 3 ou 4; ces arcades sont à concavité supérieure, tournée en haut et à droite; de la convexité de la dernière arcade s'échappent les branches intestinales proprement dites, toujours à une certaine distance du bord mésentérique de l'intestin.]

3° L'**artère iléo-cæcale** qui se distribue à la fin de l'iléon et au cæcum, ainsi qu'à l'appendice iléo-cæcal.

4° L'**artère colique droite** qui se rend au côlon ascendant.

5° L'**artère colique moyenne** (a. colica media) ou artère du côlon transverse, anastomosée à droite avec la précédente, à gauche avec l'artère colique gauche.

Le domaine de la mésentérique supérieure s'étend donc depuis le duodénum jusqu'à l'angle gauche ou splénique du côlon. En ce point commence le territoire de distribution de l'**artère mésentérique inférieure** (Voy. pl. XV) qui naît de la face antérieure de l'aorte abdominale au niveau de la 3ᵉ lombaire. Cette artère chemine à la face postérieure du péritoine pariétal postérieur et se divise en plusieurs branches :

1° L'**artère colique gauche**, pour le côlon descendant.

2° Les **artères sigmoïdiennes**, au nombre de deux ou trois, pour le côlon sigmoïdien.

3° ***L'artère hémorroïdale*** supérieure qui se distribue au rectum.

La ***veine porte*** a un tronc fort court, long seulement de 6 centimètres, mais très large, qui amène au hile du foie le sang de toute la portion sous-diaphragmatique du tube digestif et de ses glandes annexes, y compris la rate; elle correspond donc à la distribution de trois artères, le tronc cœliaque et les deux artères mésentériques supérieure et inférieure. Après avoir traversé le foie, le sang de la veine porte se rend à la veine cave inférieure, tandis que le sang des branches impaires de l'aorte abdominale (a. rénales, a. spermatiques, a. lombaires) revient directement au tronc de la veine cave inférieure. Le ***tronc de la veine porte*** est placé dans le ***petit épiploon (ligament hépato-duodénal)*** (Voy. plus haut, p. 123); ce tronc naît en arrière de la tête du pancréas, de la confluence de la veine mésentérique supérieure et de la veine splénique qui vient de recevoir la veine mésentérique inférieure. Nous avons déjà parlé plus haut des anastomoses porto-caves (p. 111). [La veine porte est séparée du tronc de la veine cave par l'***hiatus de Winslow***; il suffit de regarder la figure 61, pour voir qu'en aucun point du corps on ne trouve réunis dans un aussi petit espace, un nombre aussi considérable de vaisseaux volumineux.]

Le ***gros intestin***, ***côlon***, commence au niveau du cæcum; dans le ***cæcum*** débouche l'***appendicite vermiculaire*** ou iléo-cæcal, dont l'importance chirurgicale est devenue si considérable. Le ***cæcum*** se trouve dans la ***fosse iliaque droite***, au-devant du muscle psoas iliaque, recouvert du fascia iliaca. Le cæcum possède dans l'immense majorité des cas, ainsi que l'appendice iléo-cæcal, un revêtement péritonéal complet; il correspond directement à la paroi abdominale antérieure et possède, en général, une assez grande mobilité. On peut cependant voir, dans quelques cas, le cæcum très adhérent à la fosse iliaque, recouvert de péritoine seulement en avant, comme le côlon ascendant; de même l'appendice iléo-cæcal qui est en général, à l'état normal, mobile et pourvu d'un méso propre, peut être dans certains cas complètement caché en arrière du cæcum; on comprend que dans ces cas, s'il survient une inflammation de l'appendice, il y aura d'emblée un abcès rétrocæcal. [Il est bon de rappeler que le cæcum peut être quelquefois très haut, presque sous le foie; il s'agit alors de la persistance d'un état embryonnaire, puisque au cours du développement de l'intestin, le cæcum est à une certaine période sous-hépatique; de même, il est très difficile de préciser la situation normale qu'occupe l'appendice iléo-cæcal; on peut le voir descendant vers le petit bassin, remontant en arrière du cæcum, libre dans la fosse iliaque; chez la femme la ***proximité de l'appendice et des annexes droites*** explique bien la fréquence relative de l'inflammation simultanée de ces deux organes, que ce soit la trompe ou l'appendice qui ait été le premier lésé.]

Le ***côlon ascendant*** (Voy. pl. XI et XV) s'étend de la partie supérieure de la fosse iliaque droite jusqu'à la partie moyenne du point droit. A ce niveau il se coude, en formant l'***angle sous-hépatique du côlon (flexura coli dextra)*** et se continue avec le côlon transverse. Comme l'angle droit du côlon s'appuie sur la face inférieure du lobe droit du foie, il y marque une empreinte dite empreinte colique. Le ***côlon ascendant*** repose sur le muscle carré des lombes, en dehors du psoas; il n'est recouvert de péritoine qu'en avant et sur ses côtés; en arrière au contraire, il est rattaché à la paroi abdominale postérieure par un ***très court méso***; aussi ce segment du gros intestin est-il très peu mobile, surtout lorsqu'il est vide et rétracté et sa face antérieure est généralement recouverte d'anses intestinales grêles. C'est dans l'espace celluleux rétro-cæcal et rétro-colique compris entre la paroi postérieure du gros intestin et le fascia iliaca que se produisent les abcès rétro-cæcaux, si fréquents au cours de l'appendicite; [il est même probable qu'un certain nombre d'abcès périnéphrétiques du rein droit sont en réalité des phlegmons d'origine appendiculaire ayant infecté d'abord l'espace rétrocolique, puis l'atmosphère cellulaire du rein.]

D'une façon générale les **abcès d'origine appendiculaire** peuvent fuser dans trois directions principales :

1° En haut jusqu'au rein et même jusqu'au diaphragme;

2° En bas et en dedans jusque dans le petit bassin, en passant au-dessus du détroit inférieur;

3° En bas et en avant, le long de l'arcade de Fallope, dans la région inguinale, ou même à la base du triangle du Scarpa (regio subinguinalis).

Le **côlon transverse** (Voy. pl. XI, XIV et XVII) s'étend de l'angle sous-hépatique jusqu'à l'**angle splénique (flexura coli sinistra)**; ce dernier est situé dans l'hypocondre gauche, à un niveau plus élevé que l'angle droit; après l'angle splénique, le côlon transverse devient le côlon descendant. Malgré la différence de niveau entre les deux angles du côlon, on peut admettre que la ligne d'insertion postérieure du mésocôlon transverse rejoint le point le plus déclive du rebord costal de chaque côté (Voy. pl. 11). Le **côlon transverse** n'est pas en général absolument transversal; il présente presque toujours une courbure à concavité supérieure dans laquelle vient se placer la grande courbure de l'estomac. A droite, le côlon transverse est recouvert par le lobe droit du foie et la vésicule biliaire; à gauche, il touche au pôle inférieur de la rate et la région de l'angle splénique répond à la face antérieure du rein gauche; en bas le côlon transverse repose sur la masse de l'intestin grêle. Nous avons déjà signalé plus haut les rapports du duodénum et du mésocôlon transverse. Enfin, le côlon transverse, grâce à son **long méso flottant**, est très mobile et répond directement à la paroi abdominale [aussi est-il fréquent de rencontrer le côlon transverse dans les hernies ombilicales et épigastriques].

Le **côlon descendant** (Voy. pl. XI et XVII) est plus long que le côlon ascendant; il commence à l'angle splénique, c'est-à-dire au-devant du rein gauche; il est d'abord placé sur le bord externe du carré des lombes, puis arrive dans la fosse iliaque gauche; il passe ensuite au-devant des vaisseaux iliaques externes et devient le **côlon sigmoïdien (S romanum, flexura sigmoïdea, anse Ω de Trèves)**. La fixation du côlon descendant à la paroi abdominale postérieure est tout à fait analogue à celle de l'ascendant; c'est dire qu'il ne possède pas en général de méso. C'est en se basant sur ce détail anatomique, que les chirurgiens ont essayé autrefois (Amussat, Callisen) de faire sur le côlon descendant un anus artificiel lombaire et extra-péritonéal; on se servait d'une incision lombaire, parallèle au bord externe du carré des lombes et l'on ouvrait l'intestin en passant à travers sa zone d'adhérence pariétale, sans ouvrir le péritoine. [Il faut remarquer qu'il existe cependant quelquefois un **méso** et qu'alors la colotome lombaire devient une opération intra-péritonéale; de plus, la technique de l'anus lombaire est compliquée et la situation postérieure de l'anus artificiel n'a rien de très favorable, si bien qu'aujourd'hui cette opération est tout à fait abandonnée.] Le côlon pelvien ou sigmoïdien se prête beaucoup mieux à l'établissement d'un anus artificiel; il possède un méso de longueur variable, il est vrai, mais cependant suffisant pour attirer facilement au dehors l'intestin que l'on veut ouvrir et fistuliser. Il est toujours facile de différencier l'anse sigmoïde d'avec une anse grêle; en effet, seul le côlon possède des bandes longitudinales de fibres lisses et des

---

Planche XVII. — Rapports du pylore, du cardia, du gros intestin et de la rate chez une jeune fille de 15 ans. (Même modèle que celui de la planche XV.)

appendices épiploïques. Sur la figure 57 on aperçoit le ***côlon sigmoïdien*** par une incision au péritoine, dans la région où l'on pratique en général l'***anus iliaque***; il faut traverser la peau, l'aponévrose superficielle, les trois muscles larges de la paroi abdominale, le fascia transversalis et le péritoine; il faut éviter de prolonger trop l'incision en dedans afin de ne pas intéresser les vaisseaux épigastriques (Voy. fig. 57).

Il existe dans la cavité péritonéale un certain nombre de ***fossettes (recessus) péritonéales***, dont le développement est extrêmement variable suivant les cas; lorsque ces fossettes sont très développées, elles peuvent arriver à contenir des anses intestinales et forment alors des hernies rétro-péritonéales, susceptibles de s'étrangler. Les principales fossettes péritonéales sont :

1° La ***fossette duodéno-jéjunale***, au niveau de l'angle duodéno-jéjunal et les deux fossettes duodénales (Voy. *supra*).

2° La ***fossette iléo-cæcale supérieure***, au niveau de l'abouchement de l'iléon; dans le cæcum; son orifice regarde à gauche et sa paroi antérieure est formée par un repli péritonéal passant du mésentère sur le cæcum [et contenant en général une branche cæcale de l'artère iléo-cæcale].

3° La ***fossette iléo-cæcale inférieure***, placée au-dessous de la terminaison de l'iléon; elle est également ouverte à sa gauche; sa paroi postérieure est formée par le méso-appendice, sa paroi antérieure par un repli péritonéal partant de l'appendice ou du cæcum pour gagner l'iléon [et contenant souvent dans son épaisseur une petite artériole récurrente iléale].

4° La ***fossette intersigmoïde***, qui a la forme d'un entonnoir et remonte quelquefois fort haut dans l'épaisseur du mésocôlon de l'anse sigmoïde.

On ***distingue à chaque rein*** une extrémité supérieure ou pôle supérieur, une extrémité inférieure (ou pôle inférieur), un bord interne concave, un bord externe convexe, une face antérieure et une postérieure. Le rein est placé de chaque côté de la colonne vertébrale, dans la ***région lombaire*** sur le muscle psoas, le carré des lombes, le transverse de l'abdomen, et les insertions de la portion lombaire du diaphragme; le ***grand axe du rein*** prolongé en bas tend à s'écarter de la colonne vertébrale, si bien que la distance qui sépare les pôles supérieurs des deux reins est moins considérable que celle qui existe entre les pôles inférieurs. Quant à l'***axe transversal des reins***, c'est-à-dire la ligne qui réunit le milieu du bord interne de chaque rein, il n'est pas dans un plan frontal; mais l'axe transversal d'un rein prolongé en avant vient couper celui du côté opposé fort en avant de la colonne vertébrale, presque à angle droit; ce fait prouve que la ***face antérieure du rein*** est en même temps externe, et la face postérieure interne; le bord convexe ou externe du rein est la partie la plus externe du rein et la plus accessible par la voie lombaire; ce fait est heureux pour le chirurgien qui aborde souvent ce bord convexe du rein pour le fendre, explorer l'intérieur du rein et le suturer ensuite. Les reins s'étendent en hauteur du ***bord inférieur de la 11e dorsale*** jusqu'à ***la 3e lombaire***; le rein droit est, dans les deux tiers des cas, placé à 2 centimètres plus bas que le rein gauche. [Ce fait est évidemment dû à la présence du foie à droite et l'abaissement normal du rein droit le prédispose beaucoup aux ptoses acquises qui ne sont pour ainsi dire observées que de ce côté.] Le ***pôle supérieur du rein*** correspond donc au dernier espace intercostal; les plaies pénétrantes à ce niveau peuvent donc intéresser simultanément le thorax (***sinus costo-diaphragmatique de la plèvre***) et le rein, particulièrement le rein gauche, toujours un peu plus haut situé. Le rapport intime que contracte le ***pôle supérieur du rein*** avec le diaphragme et la cavité pleurale explique aussi qu'il faille procéder avec beaucoup de douceur de ce côté, dans la néphrectomie ; la résection de la 12ᵉ côte, qui donne évidemment beaucoup de facilité pour extirper le rein, est dangereuse à cause de la blessure possible de la plèvre. Les abcès périnéphrétiques peuvent s'ouvrir à travers le diaphragme dans la cavité pleurale, ou même directement dans le parenchyme pulmonaire ; il peut donc y avoir rejet par les bronches, sous forme de vomique, de pus provenant du rein. Le **rein n'est recouvert de péritoine** que sur sa face antérieure; sa face postérieure, enveloppée de la capsule adipeuse, répond aux muscles postérieurs de la fosse lombaire. Le long de cette face postérieure, cheminent le **12ᵉ nerf intercostal et les deux nerfs abdominaux** génitaux, branches du plexus lombaire (Voy. fig. 66) ; ce rapport explique les douleurs qui s'irradient sur la cuisse et les organes génitaux externes, dans les cas de tumeurs ou d'inflammation du rein. [De plus, le nerf grand abdomino-génital, de volume assez considérable, est un bon point de repère pour l'opérateur qui cherche à aborder le rein par la voie lombaire ; il se trouve placé immédiatement en avant de l'aponévrose d'insertion du transverse et est presque parallèle au bord externe du carré des lombes qu'il aide ainsi à trouver.]

Le **rein droit** est facile à découvrir, par en avant, en soulevant le foie, sur lequel il marque une empreinte toujours nette, située en arrière de l'empreinte colique (Voy. fig. 63). En dedans le rein droit est en rapport avec la **veine cave inférieure** et la portion descendante ou 2ᵉ portion du duodénum ; les tumeurs du rein droit peuvent donc amener des troubles de compression du côté de la veine cave [et la proximité de la veine cave inférieure est un fait dont il faut toujours se souvenir dans les interventions sur le rein droit. L'**angle sous-hépatique du côlon**, se trouve en avant du pôle inférieur du rein droit ; un abcès périnéphrétique de ce côté pourra donc s'ouvrir dans le côlon ; de plus, si une tumeur se développe dans le rein droit, elle refoulera en avant le côlon et l'on trouvera ainsi à l'exploration une zone de sonorité au-devant de la tumeur, si l'intestin est rempli de gaz [ou insufflé]. Il en est de même d'ailleurs pour le **rein gauche**, car l'**angle splénique du côlon** croise également la face antérieure du rein gauche, à un niveau plus élevé qu'à droite, il est vrai.

Le **rein gauche** est plus profondément situé que le droit, et partant plus difficile à découvrir. En contournant du doigt la face externe ou diaphragmatique de la rate, on arrive facilement à sentir le bord externe du rein gauche ; en soulevant la rate, on aperçoit l'angle splénique du côlon, croisant la face antérieure du rein (Voy. fig. 68). Le rein gauche est encore recouvert directement par la **queue du pancréas et les vaisseaux spléniques** qui l'accompagnent ; plus en avant, mais séparée de lui par l'arrière-cavité des épiploons, se trouve la face postérieure de l'estomac.

Les **tumeurs du rein** peuvent encore provoquer des compressions d'organes plus éloignés, lorsqu'elles atteignent un grand volume. Une tumeur du rein droit, par exemple, pourra soulever le foie en haut et en avant et, refoulant le diaphragme, gêner les mouvements du poumon droit. Un néoplasme volumineux du rein gauche comprimera la rate et l'estomac et de plus pourra soulever le diaphragme et gêner le fonctionnement du cœur et du poumon gauche. Dans tous les cas de tumeur du rein, on comprend facilement que la paroi postérieure de la région lombaire, composée du squelette recouvert de muscles et d'aponévrose, résistera beaucoup au développe-

Planche XVIII. — Rapports du rein gauche, du duodénum, du pancréas, du foie, du cæcum ; jeune fille de 15 ans. (Même modèle que pour la planche XVII.)

ment de la tumeur, tandis que celle-ci pourra se développer librement en haut, en avant et en dehors.

Le chirurgien préfère en général aborder le rein en arrière, c'est-à-dire par la ***voie lombaire, rétro-péritonéale*** qui mène en même temps directement sur le bassinet. Ce dernier organe se trouve tout à fait en arrière au niveau du ***hile***; l'artère est en avant de lui, puis plus en avant encore se trouve la veine rénale (Voy. fig 65); il peut y avoir des anomalies, mais ces anomalies ne portent que sur les branches de l'artère et de la veine ; [les gros troncs, artère et veine, sont toujours étagés dans le même ordre ; ***veine en avant, artère en arrière*** ; au niveau de l'entrée des vaisseaux déjà divisés en branches, dans le rein, les rameaux artériels passent souvent en avant des branches de la veine (Voy. fig. 65, par exemple)]. ***La situation du bassinet*** ne varie jamais; il est toujours en arrière des gros vaisseaux [exception faite d'un plexus veineux rétro-pyélitique], et ce fait est important en chirurgie, puisque l'opérateur pourra aborder directement le bassinet par derrière, et en extirper des calculs, sans s'occuper des gros vaisseaux plus antérieurs. Les hémorragies résultant de la blessure des vaisseaux du rein sont en général rétro-péritonéales; elles ne peuvent se produire à l'intérieur de la cavité péritonéale que si le péritoine est déchiré. Si le bassinet a été déchiré [par une contusion du rein qui vient écraser cet organe sur l'apophyse transverse de la 1re vertèbre lombaire (Tuffier) ou par une arme à feu], il se produira une infiltration d'urine périrénale, en avant du muscle carré des lombes; si cet épanchement uro-hématique suppure, il y aura formation d'un abcès périnéphrétique. Ces collections suppurées rétro-rénales peuvent, comme nous l'avons déjà dit, s'ouvrir en haut à travers l'hiatus costo-lombaire du diaphragme, dans la plèvre, ou fuser en bas vers la fosse iliaque, en suivant en général le muscle psoas [ce qui explique les phénomène de psoïtis si fréquemment observés dans les abcès périnéphrétiques].

Il faut se reporter à la figure 69 pour voir les différents plans que l'opérateur aura à traverser pour ***arriver sur le rein par la voie lombaire.*** On fait une incision, en dehors de la masse sacro-lombaire, entre la 12e côte en haut et la crête iliaque en bas; on coupe la peau, le tissu cellulaire sous-cutané, le muscle grand dorsal, puis l'aponévrose d'insertion du transverse; on arrive sur le ***bord externe du carré des lombes (et le nerf grand abdomino-génital)***; la face postéro-interne du rein est alors directement accessible, séparée seulement de l'opérateur par le fascia rétro-rénal; une fois celui-ci incisé, l'on pénètre dans la capsule adipeuse du rein au milieu de laquelle se trouve le rein. [Le ***rein et la capsule surrénale*** sont enfermés dans une gaine aponévrotique commune, véritable sac fermé en haut du côté du diaphragme et en bas du côté de la fosse iliaque; ce sac a deux parois, une antérieure constituée par le fascia prérénal, l'autre postérieure que forme le fascia rétro-rénal; l'atmosphère graisseuse du rein, très peu développée chez le fœtus, mais fort abondante chez l'adulte, se trouve logée à l'intérieur de ce sac, et par conséquent, avant d'arriver sur le rein, il faut toujours traverser un feuillet aponévrotique, puis l'atmosphère graisseuse.]

Les ***capsules surrénales (Nebennieren)*** reposent sur le pôle supérieur du rein (non pas en le coiffant, mais en recouvrant seulement sa face antérieure et en descendant ensuite le long de son bord interne au point d'atteindre quelquefois le hile du rein): la ***capsule surrénale droite*** a souvent la forme d'un triangle; elle répond à la face postérieure du foie où elle marque une empreinte (Voy. *supra*); elle est en rapport intime en dedans avec la veine cave inférieure à laquelle la rattache sa grosse veine efférente; en arrière elle répond, ainsi que la capsule gauche, aux insertions lombaires du diaphragme. La ***capsule surrénale gauche*** qui a souvent la forme d'un croissant, répond à la face postérieure de l'estomac par l'intermédiaire de l'arrière-cavité des épiploons, à la queue du pancréas et aux vaisseaux spléniques qui la croisent. [Les deux capsules surrénales sont de plus en rapport avec les branches efférentes du plexus solaire qui les abordent par leur bord interne. La capsule surrénale, malgré l'intimité de ses rapports avec le rein, ne se déplace cependant jamais avec le rein correspondant, ce qui est dû évidemment aux nom-

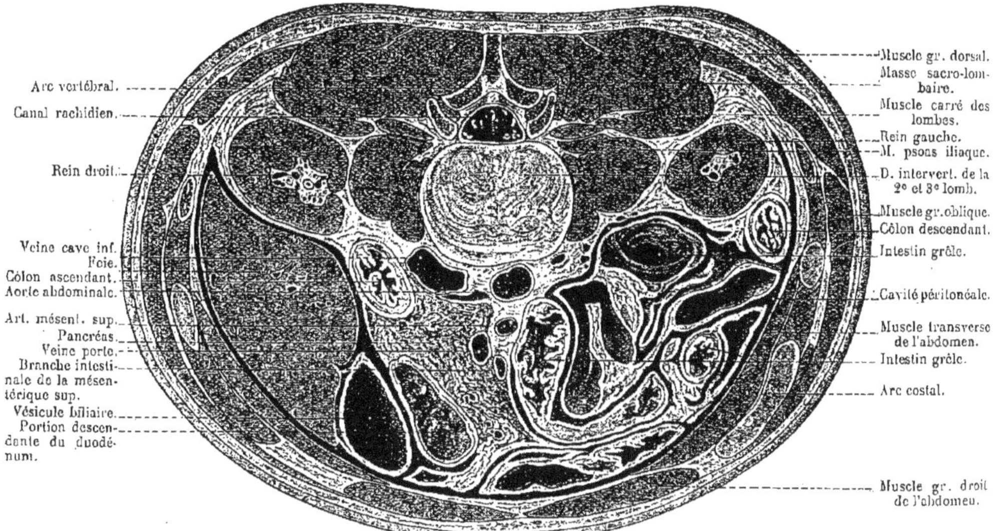

Fig. 69. — Coupe horizontale de l'abdomen passant par les reins (disque intervertébral des 2e et 3e lombaires).

breux moyens de fixité qu'elle possède en haut, du côté du diaphragme (vaisseaux et nerfs surtout).]

La ***portion abdominale de l'uretère*** qui s'étend de la partie inférieure du bassinet jusqu'au détroit supérieur du bassin, est tout entière rétropéritonéale. L'uretère descend au-devant du muscle psoas, croise les ***vaisseaux iliaques primitifs*** en passant au-devant d'eux; [à droite, c'est souvent l'artère iliaque externe que croise l'uretère et non l'artère iliaque primitive, ce qui est dû évidemment à la situation latérale gauche de l'aorte abdominale.]

[L'uretère droit chemine le long du bord externe de la veine cave inférieure]; la face antérieure de l'uretère est croisée des deux côtés par les ***vaisseaux spermatiques*** (utéro-ovariens chez la femme); le point de croisement est placé au-dessus de celui des vaisseaux spermatiques, à peu près à la moitié de la hauteur du psoas. La première portion de l'uretère est en rapport à droite avec la portion descendante du duodénum, à gauche avec l'angle duodéno-jéjunal. La portion

---

Fig. 65. — Rein gauche vu par en avant.
Fig. 66. — Rein gauche vu de derrière.
Fig. 67. — Rein droit; rapports antérieurs.
Fig. 68. — Rein gauche; rapports postérieurs.

pelvienne de l'uretère sera décrite plus loin (Voy. p. 144). [Il faut encore noter un fait intéressant en chirurgie à propos de l'uretère : l'***uretère se décolle toujours avec le péritoine*** des parties sous-jacentes de la fosse iliaque; si donc, on veut extirper l'uretère par la voie lombaire, il suffira d'allonger l'incision lombaire vers l'arcade de Fallope et de décoller le péritoine; on soulèvera du même coup l'uretère qui sera ainsi facile à découvrir.]

L'***aorte abdominale*** se trouve directement appliquée contre la face antérieure des vertèbres lombaires; elle se divise en artères iliaques primitives au niveau du disque qui sépare la 4ᵉ de la 5ᵉ lombaire. [Ce point correspond en avant à la hauteur de l'ombilic.] Chez les individus maigres, lorsque l'intestin est vide, il est facile de sentir les pulsations de l'aorte abdominale, à travers la paroi antérieure de l'abdomen, surtout lorsqu'il existe un certain degré de lordose; certaines tumeurs de la paroi postérieure de l'abdomen peuvent refouler l'aorte en avant. Au niveau de la 2ᵉ lombaire, l'aorte est croisée par le ***corps du pancréas***, et immédiatement au-dessous par la ***3ᵉ portion horizontale du duodénum***. Au-dessous du duodénum, l'aorte n'est plus recouverte que par le péritoine pariétal postérieur et on peut facilement la découvrir par une incision antérieure. Les anévrysmes de l'aorte abdominale peuvent provoquer des troubles de compression du côté de tous les organes abdominaux voisins : intestin, foie, voies biliaires, rein et uretère (hydronéphroses).

L'***artère iliaque primitive (a. iliaca communis)*** s'étend du disque intervertébral, qui sépare la 4ᵉ de la 5ᵉ lombaire, à l'articulation sacro-iliaque; elle est placée en dedans du bord interne du psoas. L'artère est en avant et à gauche de la veine correspondante. On peut avoir quelquefois à en faire la ***ligature***. Celle-ci peut être pratiquée sans ouverture du péritoine; on incise à 2 centimètres au-dessus de l'arcade de Fallope parallèlement à sa direction; on traverse la peau, les muscles larges de l'abdomen et le fascia transversalis; on décolle alors le péritoine de la fosse iliaque; on aperçoit alors l'artère iliaque externe; en la suivant en arrière, on arrive sur l'artère iliaque primitive; l'uretère qui croise les vaisseaux en avant doit être respecté. L'incision cutanée ne doit pas s'étendre trop loin en avant, de façon à ne pas intéresser l'artère épigastrique.

A droite de l'aorte se trouve la ***veine cave inférieure*** (Voy. fig. 61 et 69); elle passe en arrière de la portion descendante du duodénum et de la tête du pancréas; elle se creuse ensuite une profonde gouttière dans le bord postérieur du foie et arrive ainsi au trou carré du diaphragme. [Elle entre ensuite dans le thorax, soulève la plèvre diaphragmatique droite et, après un très court trajet, pénètre dans le péricarde et débouche dans l'oreillette droite. Ce point correspond au flanc droit de la 9ᵉ vertèbre dorsale; son origine en bas se fait au-devant de la 5ᵉ lombaire, un peu au-dessous et à droite de la bifurcation de l'aorte abominale.]

LE BASSIN

Avant d'entreprendre la ***description anatomique de la cavité pelvienne***, il faut revoir l'ostéologie de l'os iliaque et de ses trois parties constituantes : ilion, ischion, pubis, ainsi que celle du sacrum et du coccyx. Il faut également revoir le ***bassin osseux*** dans son ensemble sur le squelette : le grand et le petit bassin, le détroit supérieur (linea terminalis) qui les sépare ; la symphyse pubienne, l'articulation sacro-iliaque, le promontoire, la cavité cotyloïde, le trou sous-pubien : il faut se souvenir des diamètres du bassin :

1° Le ***grand diamètre sagittal*** (promonto-sus-pubien), étendu du promontoire au bord supérieur de la symphyse, qui mesure en moyenne 11 centimètres.

2° Le ***grand diamètre diagonal***, promonto-sous-pubien, étendu du promontoire au bord inférieur de la symphyse ; il a 12cm, 5 ;

3° Le ***diamètre étendu du milieu de la symphyse à la 3e vertèbre sacrée***, il mesure également 12cm, 5 ;

4° Le ***diamètre étendu du bord inférieur de la symphyse à l'articulation sacro-coccygienne*** ; il a 11cm, 6 ;

5° Le ***diamètre étendu du bord inférieur de la symphyse à la pointe du coccyx*** ; il mesure de 10 à 12 centimètres. Il est d'ailleurs variable, à cause de la possibilité de la rétropulsion du coccyx.

L'***axe du bassin*** (Beckenaxe ; A, fig. 70) est la ligne courbe à concavité antérieure qui réunit le milieu des différents diamètres sagittaux.

L'***inclinaison pelvienne*** est mesurée par l'angle compris entre le grand diamètre promonto-sus-pubien et l'horizontale ; cet angle mesure en général 60°. Cette inclinaison pelvienne explique qu'une plaie pénétrante de la paroi abdominale antérieure, immédiatement au-dessus de la symphyse, puisse atteindre la vessie pleine, l'utérus et le rectum ; au contraire, en arrière, tous ces viscères sont protégés par la paroi osseuse du sacrum.

Le ***petit bassin***, plus important au point de vue pratique que le grand bassin, est accessible à l'exploration digitale et même manuelle, chez la femme, par l'intermédiaire du vagin. Le petit bassin ou cavité pelvienne commence en haut au niveau du ***détroit supérieur***, limité latéralement par la ligne innominée, en arrière par le promontoire, en avant par la symphyse ; le détroit inférieur osseux qui correspond à la sortie du petit bassin a la forme d'un cœur, il est limité en avant par l'arcade ischio-pubienne et la symphyse, en arrière par le coccyx et latéralement par les grands ligaments sacro-sciatiques. On voit que les orifices pelviens sont exactement disposés en sens inverse des orifices du thorax. La forme de la cavité pelvienne est celle d'un entonnoir à bords arrondis ; sa ***paroi antérieure*** est formée par la symphyse des pubis, et les branches descendantes du pubis, ascendantes de l'ischion. Les ***deux trous sous-pubiens*** sont comblés presque complètement par la membrane obturatrice qui laisse seulement en haut et en dedans le petit orifice du canal sous-pubien [qui contient les vaisseaux et nerfs obturateurs]. Les ***parois latérales*** sont constituées par le fond de la cavité cotyloïdienne, le corps de l'ischion et sa branche ascendante, ainsi que les deux ligaments petit et grand sacro-sciatiques. La ***paroi postérieure*** répond au sacrum et au coccyx ; elle est très fortement concave en avant. Les vertèbres coccygiennes sont

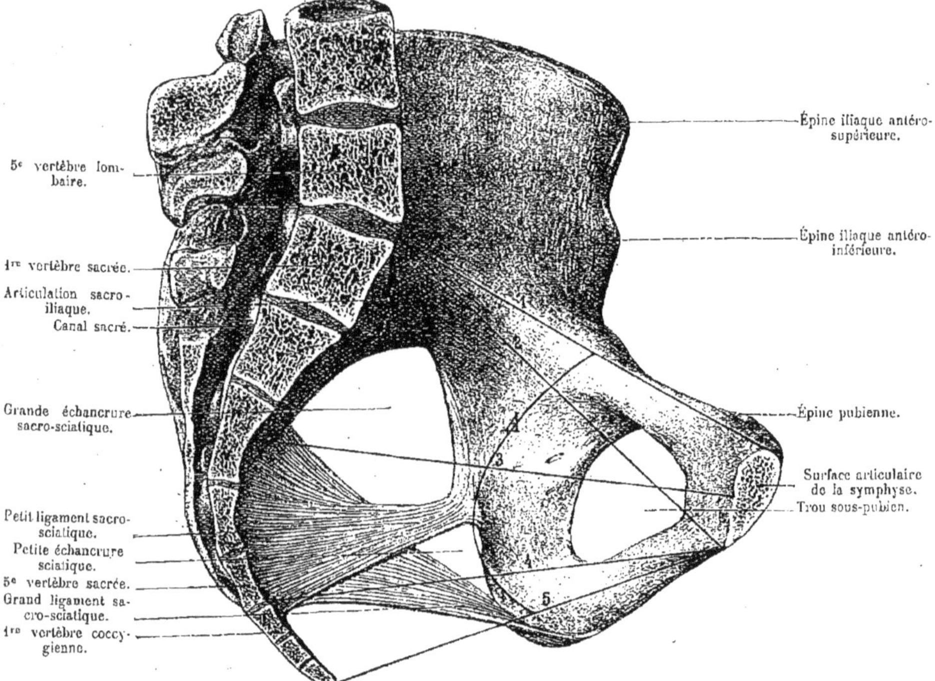

Fig. 70. — Coupe sagittale du bassin de la femme avec ses principaux diamètres. — 1, promonto-sus-pubien ; 2, promonto-sous-pubien ; 3, diamètre sacro-pubien ; 4, pubo-coccygien ; 5, diamètre du détroit inférieur ; A, axe du bassin.

unies ensemble par des disques fibro-cartilagineux, qui rendent possible la rétropulsion du coccyx au moment du passage de la tête fœtale ; aussi l'ankylose de l'articulation sacro-coccygienne est-elle regardée par les accoucheurs comme une cause de dystocie.

La ***palpation du bassin*** permet de reconnaître la face postérieure du sacrum et du coccyx, les tubérosités ischiatiques, les crêtes iliaques, les épines iliaques antéro-supérieures et la symphyse pubienne. Par le toucher rectal ou vaginal on arrive à sentir la face antérieure concave du sacrum et du coccyx, la face interne de l'ischion, du pubis et le fond de la cavité cotyloïde. [Ce fait est très important pour le diagnostic des abcès intra-pelviens dus à une coxalgie et qui se produisent quelquefois directement par perforation du fond de la cavité cotyloïde.]

Les ***fractures de la ceinture pelvienne*** sont souvent accompagnées de lésions des organes intra-pelviens : la vessie et l'urètre, chez l'homme surtout, le rectum, les gros vaisseaux et le plexus sacré.

Le ***squelette du bassin*** est renforcé par un grand nombre de ligaments, de muscles et d'aponévroses qui protègent également le contenu de la cavité pelvienne. Le ***grand ligament sacro-sciatique (ligamentum sacro-tuberosum)*** et le ***petit ligament sacro-sciatique (ligamentum sacro-spinosum)*** forment avec le bord postérieur de l'os iliaque, la grande et la petite échancrure sciatiques. La ***grande échancrure sciatique*** est presque remplie par le ***muscle pyramidal pelvien*** (m. piriformis), étendu de la face antérieure du sacrum au grand trochanter, si bien qu'il ne reste qu'un petit orifice au-dessus et un au-dessous du pyramidal, par lesquels émergent du bassin des organes importants [artère, veines fessières et nerf fessier supérieur au-dessus du pyramidal, grand nerf sciatique, artères ischiatiques et honteuse interne, au-dessous du muscle]. Par la ***petite échancrure sciatique*** sort le muscle obturateur interne qui naît de la face interne de la membrane obturatrice, et de la face interne du cadre osseux du trou sous-pubien, et va s'insérer au grand trochanter; [par cette même échancrure, les vaisseaux et nerfs honteux internes pénètrent dans la ***fosse ischio-rectale***.] La membrane obturatrice délimite avec la gouttière osseuse sous-pubienne un orifice ostéo-fibreux par où sortent du bassin l'artère obturatrice et le nerf obturateur, et par où entre dans le bassin la veine obturatrice. [Ce ***canal obturateur*** ou ***sous-pubien*** livre quelquefois passage à des hernies, dites obturatrices, de diagnostic fort difficile et d'ailleurs extrêmement rares.]

Au niveau du ***détroit inférieur ou orifice inférieur du petit bassin***, se trouve une lame musculo-aponévrotique, appelée diaphragme pelvien. La majeure partie de ce diaphragme est constituée par le muscle ***releveur de l'anus (m. levator ani)***; ce muscle naît d'une arcade aponévrotique, dépendance de l'aponévrose de l'obturateur interne : c'est l'arcus tendineus fasciæ pelvis, étendu de la face postérieure du pubis à l'épine sciatique. Le muscle, inséré également à la face postérieure du corps du pubis, se fixe en arrière sur les flancs du rectum et au coccyx, après avoir longé la prostate chez l'homme, le vagin chez la femme. La ***boutonnière antéro-postérieure*** que forment les releveurs est en partie comblée par le ***diaphragme uro-génital*** musculo-aponévrotique tendu, au-dessous de la symphyse, entre les deux branches ischio-pubiennes. Ce diaphragme livre passage chez l'homme à la portion membraneuse de l'urètre, chez la femme au vagin et à l'urètre; le muscle qui entoure l'urètre à ce niveau s'appelle ***compresseur de l'urètre***, musculus compressor uretræ (l'ancien transverse profond); le diaphragme uro-génital est également traversé par la veine dorsale profonde de la verge (ou du clitoris) émergeant des corps caverneux.

Le ***diaphragme pelvien***, complété en arrière par les deux muscles ischio-coccygiens, sépare la cavité pelvienne en deux parties : l'une, située au-dessus du diaphragme, contient les viscères pelviens; c'est la portion viscérale du petit bassin, qui contient en outre des anses d'intestin grêle et le côlon pelvien; l'autre, située au-dessous du diaphragme, entre celui-ci et la paroi osseuse pelvienne, contient surtout de la graisse, des vaisseaux et des nerfs : c'est la ***fosse ischio-rectale***.

Au-dessous du diaphragme pelvien, dans cette partie du bassin, que l'on peut appeler extra-

---

Planche XIX. — Topographie du périnée de la femme. D'après un modèle de His, à Leipzig. — Les vaisseaux et les nerfs sont enlevés.

viscérale, les organes qui émergent de la cavité pelvienne sont entourés par une musculature propre sphinctérienne qui permet de les ouvrir ou de les fermer à volonté.

Le ***muscle sphincter externe*** de l'anus entoure circulairement l'extrémité inférieure du rectum; ce muscle, inséré en arrière au coccyx, vient se perdre en avant dans la partie postérieure du muscle bulbo-caverneux chez l'homme, constrictor cunni chez la femme. Le muscle ***bulbo-caverneux*** inséré en arrière sur le raphé ano-bulbaire vient se perdre en avant sur le bulbe de l'urètre; ses fibres qui divergent en dehors à partir du raphé bulbaire, entourent même sur les côtés les corps caverneux du pénis. De même le ***constrictor cunni*** chez la femme, naît en arrière du raphé ano-vulvaire, recouvre en avant les bulbes du vagin et l'orifice vaginal et vient se perdre sur le dos du clitoris. A ces muscles s'ajoutent les ***ischio caverneux*** (ischio-clitoridien chez la femme); ils s'insèrent sur la branche ascendante de l'ischion, recouvrent les corps caverneux du pénis ou du clitoris et s'épanouissent sur le dos du pénis ou du clitoris. Quant au ***transverse superficiel*** du périnée, il est très variable comme développement suivant les sujets; il part de la partie inférieure de la branche ascendante de l'ischion et vient se fixer au raphé ano-bulbaire, au point où les muscles sphincter externe de l'anus et bulbo-caverneux entrelacent leurs fibres.

Les ***affections de l'articulation sacro-iliaque***, particulièrement son ostéo-arthrite tuberculeuse ***(sacro-coxalgie)***, peuvent donner lieu à des abcès qui fuseront soit en arrière vers la région sacro-lombaire, soit en avant vers la cavité pelvienne; les abcès pelviens pourront s'ouvrir dans le rectum, le vagin ou la vessie; ou bien encore, perforant le diaphragme pelvien, viendront saillir dans la fosse ischio-rectale; ou même, passant en arrière par la grande échancrure sciatique, pourront fuser sous les muscles fessiers. De même les abcès de la prostate, des vésicules séminales, les infiltrations d'urine de l'étage supérieur du périnée, peuvent perforer le diaphragme pelvien et s'ouvrir dans la fosse ischio-rectale au voisinage de l'anus, s'ils ne se sont pas ouverts auparavant dans l'ampoule rectale. La fosse ischio-rectale peut être le siège d'abcès, nés sur place, consécutifs en général à une lésion du rectum; ces abcès peuvent faire une saillie appréciable par le toucher rectal, à l'intérieur de la cavité du rectum.

LE BASSIN DE L'HOMME

La ***vessie de l'homme*** (Voy. pl. XXI) remplit, lorsqu'elle est distendue, la plus grande partie du bassin. Elle est appliquée contre la ***paroi antérieure du pelvis***. Sa situation change avec son degré de distension; lorsqu'elle est pleine, elle se développe surtout en haut et en arrière, ainsi que sur les côtés. A l'***état de vacuité***, elle ne dépasse pas ou à peine, le bord supérieur de la symphyse pubienne; lorsqu'elle est en état de distension maxima (dans les cas pathologiques seulement) elle peut atteindre la hauteur de l'ombilic — en repoussant en arrière les anses intestinales. — Aussi lorsque l'on veut pénétrer dans la vessie en passant au-dessus de la symphyse, faut-il toujours distendre au préalable la vessie en injectant du liquide (ou de l'air) à son intérieur, sans quoi on risquerait de pénétrer dans la cavité abdominale; [d'autre part, pour la ***ponction sus-pubienne de la vessie***, il faut toujours raser avec le trocart le bord supérieur de la symphyse, point de repère toujours aisément perceptible.] On peut également ouvrir la vessie par la voie sus-pubienne pour enlever des calculs, une tumeur, ou faire le ***cathétérisme rétro-***

grade. L'orifice vésical de l'urètre (qui correspond à la région décrite en France sous le nom de ***col de la vessie***) se trouve placé sur la ligne médiane à environ 3 centimètres en arrière du milieu de la symphyse. Par sa paroi inférieure la vessie repose sur la prostate. Sa paroi antérieure est réunie à la paroi pelvienne antérieure par un tissu cellulaire lâche qui permet à la vessie de remonter lorsqu'elle se remplit; on donne le nom de ***cavité prévésicale de Retzius***, à cette zone décollable prévésicale. La face postéro-supérieure de la vessie répond aux anses grêles et au côlon pelvien. Contrairement à la face antérieure, cette face est recouverte par le ***péritoine*** (Voy. fig. 71 où le revêtement séreux est partiellement conservé), qui descend de la paroi antérieure de l'abdomen sur le pôle supérieur de la vessie. Comme le rapport du pôle supérieur de la vessie avec le pôle supérieur de la symphyse est variable suivant le degré de réplétion de l'organe, le rapport du point de réflexion du péritoine pariétal sur la vessie est aussi variable. [En pratique il faut se rappeler que ce cul-de-sac péritonéal est à environ 1 centimètre et demi au-dessus de la symphyse lorsque la vessie est modérément distendue (contenant 300 grammes de liquide par exemple); lors donc que l'opérateur, voulant faire la ***taille sus-pubienne***, sera arrivé dans la cavité prévésicale ou de Retzius, il devra, pour éviter sûrement la blessure du ***cul-de-sac péritonéal***, refouler en haut ce cul-de-sac et la graisse prépéritonéale qui le limite en avant, avec le doigt recourbé en crochet; la paroi vésicale, reconnaissable aux grosses veines verticalement ascendantes qui la recouvrent, sera ensuite mise à nu et incisée (GUYON).]

Les ***faces latérales de la vessie***, qui ne sont d'ailleurs bien visibles que lorsque l'organe est distendu, sont également en grande partie recouvertes de péritoine, jusqu'au repli de l'***artère ombilicale oblitérée*** (***ligamentum umbilicale laterale***). La face postérieure de la vessie est presque tout entière intrapéritonéale; les ruptures qui peuvent y siéger sont donc beaucoup plus graves que celles de la paroi antérieure, puisqu'elles donnent lieu à un épanchement d'urine dans le péritoine. Entre la vessie et le rectum se trouve un cul-de-sac péritonéal, ***cul-de-sac recto-vésical***; au-dessous de ce cul-de-sac, vessie et rectum sont réunis par un tissu cellulaire lâche qui s'étend également au-dessous du ***bas-fond vésical (fundus vesicæ)***; c'est dans ce tissu cellulaire que ce trouvent placées les ***vésicules séminales*** (pl. XXI et fig. 71) qui remontent en haut presqu'au cul de-sac recto-vésical. Les deux vésicules séminales divergent en dehors et délimitent ainsi un ***triangle à sommet prostatique***; en dedans des vésicules, le long de leur bord interne, les ***canaux déférents*** se dilatent en une ampoule, avant de déboucher dans les canaux éjaculateurs formés par la réunion du canal déférent et du canal excréteur de la vésicule séminale correspondante. Ces organes, ainsi que le bas-fond vésical, peuvent être explorés, par le ***toucher rectal***; cette exploration permet de reconnaître l'état de la prostate (hypertrophie, abcès), les lésions des vésicules séminales (surtout la tuberculose), et même de sentir un calcul ou une tumeur du bas-fond vésical; la pression du doigt intrarectal peut même vider les vésicules séminales et la prostate de leurs sécrétions et en provoquer l'évacuation par l'urètre. Le rapport intime de la vessie et du rectum peut encore être utilisé pour refouler la vessie en avant, jusqu'au-dessus du pubis, pour la rendre abordable par une incision sus-pubienne (ballon de PETERSEN).

La ***portion pelvienne de l'uretère*** (Voy. fig. 71) s'étend, sous le péritoine, depuis le détroit supérieur jusqu'à la vessie, l'uretère croise au niveau de la ligne innominée, la bifurcation de

---

PLANCHE XX. — Topographie du périnée de l'homme; d'après un modèle de His, à Leipzig.

l'iliaque primitive à gauche (à droite assez souvent l'iliaque externe) ; il descend ensuite en avant du tronc de l'artère hypogastrique ou iliaque interne, puis il se rapproche de la ligne médiane, est croisé par le canal déférent correspondant et atteint le bas-fond de la vessie, immédiatement en dedans de la vésicule séminale.

L'**urètre mâle** décrit, lorsque le pénis est flasque, une courbe en forme d'S italique et mesure de 15 à 20 centimètres de longueur. La première courbure concave en haut et en avant se trouve placée au-dessous et en arrière de la symphyse; c'est la **courbure sous-pubienne (curvatura post-pubica)**. Cette courbure est fixe et ne peut être effacée par le redressement du pénis ; son importance dans le cathétérisme est donc considérable. Au contraire la seconde courbure ou **courbure prépubienne** peut être corrigée par le redressement de la verge. [La division vraiment importante de l'urètre est la division en **portion fixe** correspondant à la courbure sous-pubienne et en **portion mobile** qui commence au-dessous de l'aponévrose moyenne ; rappelons que l'urètre commence au niveau du col de la vessie, c'est-à-dire à 1 centimètre et demi en arrière de la symphyse, sur une ligne perpendiculaire à l'axe de la symphyse ; au niveau du point le plus déclive de sa courbure sous-symphysienne qui correspond à la traversée de l'aponévrose moyenne, l'urètre se trouve placé à 1 centimètre au-dessous du bord inférieur de la symphyse.] L'**urètre mâle**, on le sait, peut être divisé en trois portions, **prostatique, membraneuse et spongieuse**. L'urètre possède à l'état normal trois points élargis et deux rétrécis.

Les **trois points élargis** sont : la **portion prostatique**; le **cul-de-sac du bulbe** placé au niveau de l'origine de la portion spongieuse et dans lequel le bec des sondes s'engage quelquefois; la **fosse naviculaire** immédiatement en arrière du méat.

Les **deux points rétrécis** sont : tout d'abord la **portion membraneuse** dont la paroi musculaire (muscle sphincter externe strié de l'urètre) peut être le siège de spasmes réflexes qui s'opposent à l'introduction d'un cathéter; ensuite, le **méat**; si bien qu'il n'est pas rare de trouver des petits calculs venant de la vessie et qui ont pu franchir les autres segments de l'urètre et qui sont venus s'arrêter en arrière du méat.

L'**orifice vésical de l'urètre** (région du col de la vessie) peut être aussi le siège de rétrécissements pathologiques, causés principalement par la saillie d'un lobe moyen de la prostate hypertrophiée. Le siège de prédilection des **rétrécissements de l'urètre est le collet du bulbe**, c'est-à-dire le point où la portion membraneuse se continue dans la portion spongieuse. [Ce point correspond au passage de l'urètre à travers l'aponévrose moyenne ; c'est en général à ce niveau que se font les perforations de l'urètre rétréci, qui donnent lieu à l'infiltration d'urine ; en regardant la coupe sagittale représentée planche XXI, on voit qu'une **infiltration d'urine sous-jacente à l'aponévrose moyenne** se développera dans le tissu cellulaire du périnée, des bourses et du fourreau de la verge. Si, au contraire, il se produisait une infiltration d'urine dans l'étage supérieur du périnée, au-dessus de l'aponévrose moyenne, le pus de l'urine s'épancherait en avant de la prostate et de la vessie dans la cavité de Retzius et fuserait en arrière le long de la prostate jusque dans les fosses ischio-rectales; ces **infiltrations d'urine de l'étage supérieur** sont d'ailleurs infiniment plus rares que celles de l'étage inférieur.] Sur la coupe médiane (planche XXI) on voit également que pour atteindre l'urètre par une incision, périnéale médiane, il faut couper successivement la peau, le dartos périnéal, l'aponévrose superficielle, le muscle bulbo-caverneux et le bulbe de l'urètre. [Sur la planche XX, on voit qu'il existe en avant du sphincter externe de l'anus, un **véritable rendez-vous musculaire** formé par l'intrication de trois muscles : le sphincter de l'anus, le bulbo-caverneux et le transverse superficiel ; pour aborder le périnée supérieur, c'est-à-dire l'urètre membraneux, la prostate et, *a fortiori*, les vésicules séminales, le meilleur procédé consiste à faire à 2 centimètres au-devant de l'anus une longue incision arciforme à concavité postérieure s'étendant d'une tubérosité ischiatique à l'autre : on coupe le nœud musculaire du périnée décrit ci-dessus, puis on décolle soigneusement le bulbe urétral et le rectum (se rappeler que chez les vieillards le bulbe de l'urètre descend souvent très bas, presque au contact de la paroi rectale) ; on met ainsi à découvert le bord postérieur tranchant de l'aponévrose moyenne ; il faut alors sectionner avec prudence le **petit muscle recto-urétral** qui réunit la portion membraneuse de l'urètre à la paroi antérieure du rectum ; une fois ce muscle coupé, rien n'est plus facile que de décoller la face postérieure de la prostate d'avec la face antérieure du rectum ; si l'on fait alors écarter le rectum en arrière et l'aponévrose moyenne en avant, on voit admirablement dans le fond de la plaie, la prostate, d'où émerge l'urètre membraneux ; si l'on poursuit le décollement du rectum plus haut encore, on arrive jusqu'au cul-de-sac péritonéal recto-vésical et les vésicules séminales apparaissent, faciles à détacher du rectum, restant au contraire accolées au bas fond vésical. Cette voie d'accès du périnée supérieur est aujourd'hui le procédé de choix pour aborder la prostate, l'urètre postérieur, les vésicules séminales et le bas-fond vésical (Zuckerkandl).

Le **rectum** est placé en arrière de la vessie et s'étend depuis la face antérieure de la **troisième vertèbre sacrée** jusqu'à l'anus. Il possède une double courbure, la **première**, la plus étendue, se montre dans la concavité du sacrum ; elle est par conséquent ouverte en avant ; elle commence à la troisième vertèbre sacrée et finit au bec du coccyx ; c'est la **courbure sacrée** (flexura sacralis). La **deuxième courbure correspond à la traversée périnéale (flexura perinealis)** ; convexe en avant, elle n'a guère que 3 centimètres d'étendue ; à ce niveau le rectum est entouré par les faisceaux à insertion rectale du releveur et par le sphincter externe de l'anus. Ces courbures, bien visibles sur la planche XXI, sont importantes à connaître en pratique pour l'introduction des instruments dans le rectum. — Les déviations latérales du rectum, assez fréquentes, sont négligeables en pratique. — Le point normalement rétréci du rectum correspond à la **portion sphinctérienne**, c'est-à-dire à la courbure périnéale. Au contraire, au-dessus de cette partie rétrécie, le rectum se dilate en une **ampoule** de dimensions variables, suivant son état de réplétion.

La **paroi postérieure du rectum** est réunie au sacrum par un tissu cellulaire lâche, dans lequel se trouvent des ganglions lymphatiques qui sont souvent envahis dans les cas de cancer du rectum et doivent être par conséquent extirpés en même temps que lui. On y trouve également des veines abondantes qui se réunissent aux plexus hémorroïdaires, compris dans la paroi rectale. La **prostate** répond en avant à l'union des deux courbures sacrées et périnéales du rectum ; [nous avons déjà vu l'importance pratique de cette adhérence recto-urétrale, due à la présence en ce point d'un muscle à fibres lisses. Ce **rapport explique** que les cancers du rectum

---

PLANCHE XXI. — Coupe médiane du pelvis chez l'homme. Modèle de His, à Leipzig.
Fig. 71. — Vessie, vésicules séminales et uretères mis à nu en enlevant la moitié postérieure du bassin par un trait de scie. — A gauche, il existe une hernie inguinale ; à droite, on a enlevé la plus grande partie du péritoine.

envahissent quelquefois la prostate; de plus, par le toucher rectal on peut sentir la tuméfaction causée par un abcès de la prostate ou par une hypertrophie de cet organe; quelques chirurgiens emploient même encore aujourd'hui la voie intra-rectale pour ouvrir les abcès prostatiques; la voie périnéale est certainement préférable et évite sûrement le danger des fistules recto-urétrales.]

La portion du rectum qui correspond à ***la courbure sacrée*** peut être subdivisée en deux parties : l'une est située au-dessous du cul-de-sac recto-vésical, et par conséquent dépourvue de péritoine ; elle répond en avant au bas-fond vésical, aux vésicules séminales et aux canaux déférents : tous ces organes peuvent être envahis aussi par le cancer du rectum. L'***autre partie située au-dessus de l'excavation recto-vésicale***, est recouverte de péritoine en avant et sur les côtés ; en arrière la paroi rectale est rattachée par un très court méso à la concavité sacrée. Lors donc qu'on fera une extirpation du rectum par la voie périnéale, il faudra se souvenir que le ***cul-de-sac recto-vésical*** descend sur la face antérieure du rectum jusqu'à 6 à 8 centimètres de l'anus ; toute ablation du rectum qui remontera plus haut, ouvrira nécessairement le cul-de sac péritonéal. Enfin, l'étude des rapports du rectum avec la paroi pelvienne montre que l'on peut aborder ce segment de l'intestin en réséquant le sacrum et le coccyx en arrière ; [c'est l'***ancien procédé de Kraske***, très peu usité en France aujourd'hui ; dans ce procédé la résection sacrée ne doit jamais dépasser les 3es trous sacrés en haut, sous peine de couper des branches très importantes du plexus sacré et d'ouvrir le cul-de-sac dure-mérien qui descend dans le canal sacré jusqu'à l'union de la 2e et de la 3e vertèbre sacrée.]

LE BASSIN DE LA FEMME

La différence principale entre le bassin de l'homme et celui de la femme tient à ce fait que l'***appareil génital de l'homme*** est presque tout entier en dehors du pelvis, tandis que celui de la femme est en grande partie intra-pelvien. En effet, les ***ovaires***, les ***trompes***, l'***utérus*** et le ***vagin*** s'intercalent entre la vessie en avant et le ***rectum*** en arrière, soulevant latéralement le péritoine en deux replis, les ***ligaments larges*** (***ligamenta lata***).

La capacité de la ***vessie*** est un peu moins considérable que celle de l'homme; dans le rapport de trois quart à un. La vessie de la femme est placée en arrière de la paroi pelvienne antérieure et ses rapports avec le péritoine sont analogues à ceux de la vessie mâle. Au contraire, la paroi vésicale postérieure, chez la femme, possède avec le vagin et l'utérus des rapports tout à fait particuliers. La plus grande partie de la vessie de la femme repose sur la ***paroi antérieure du vagin*** (Voy. pl. XXII) ; et le bas-fond vésical correspond au col de l'utérus ; entre la vessie et l'utérus on trouve un tissu cellulaire lâche (qui permet facilement le décollement de ces deux organes), tandis qu'entre la vessie et le vagin, il existe du tissu conjonctif plus serré, formant la ***cloison vésico-vaginale*** (***septum vesico-vaginale***). L'union du col utérin et de la vessie est cependant assez intime pour que tout mouvement de la vessie, causé par exemple par la réplétion de cet organe, provoque un mouvement ascensionnel de l'utérus. Le ***péritoine recouvre*** environ la moitié supérieure de la face postérieure de la vessie; puis il remonte sur la face antérieure du corps de l'utérus. Ainsi se trouve constitué le cul-de-sac vésico-utérin. On voit également sur la planche XXII que la vessie peut être ouverte, en passant par la cloison vésico-vaginale, et que des calculs ou des tumeurs peuvent être enlevés par cette voie (***colpocystotomie***). Évidemment on peut aussi chez la femme pratiquer l'ouverture de la vessie au-dessus du pubis (***cystotomie sus-pubienne***), par un procédé tout à fait analogue à celui que nous avons décrit plus haut chez l'homme.

L'***uretère***, chez la femme, croise les vaisseaux iliaques externes au niveau même de leur naissance de l'iliaque primitive et descend dans le bassin, au-devant de l'artère hypogastrique. Il passe ensuite en dedans de l'***artère utérine***, qui longe un instant son bord externe (Voy. fig. 73) et passe ensuite au-devant de lui (Voy. fig. 72) le ***long du col de l'utérus*** (à environ 1 centimètre et demi de l'isthme utérin); l'artère utérine flexueuse remonte ensuite le long des flancs de l'utérus. Au point où l'artère utérine croise la face antérieure de l'uretère, un ou plusieurs rameaux cervico-vaginaux assez volumineux se détachent de l'artère et vont irriguer le col utérin et la partie supérieure du vagin. L'uretère sur les flancs de l'utérus est placé dans un tissu cellulaire lâche [ce qui permet ***son décollement assez facile*** lorsque l'on a soin de tirer fortement l'utérus en haut, comme dans l'hystérectomie abdominale; en arrière de l'uretère se trouvent les veines utérines, volumineuses et plexiformes]. A la hauteur de la lèvre antérieure du col utérin, les uretères se rapprochent de la paroi vaginale antérieure et viennent enfin déboucher dans la vessie en un point correspondant à l'orifice externe du col utérin. Ces ***rapports de l'uretère avec la paroi vaginale antérieure*** sont de première importance dans les opérations pratiquées sur l'utérus par la voie vaginale (il faudra toujours faire l'incision précervicale, premier temps de l'hystérectomie vaginale, très près du col utérin pour éviter sûrement l'uretère et décoller convenablement la vessie d'avec la face antérieure du col). — Pendant sa traversée pelvienne, l'uretère peut être comprimé par les grosses tumeurs de l'utérus ou de l'ovaire; [mais la cause la plus fréquente de compression de l'uretère est certainement le ***cancer du col de l'utérus*** qui envahit rapidement le tissu cellulaire de la base du ligament large et le bas-fond vésical; la compression dans ces cas étant le plus souvent bilatérale, il en résulte une double hydronéphrose et la mort par urémie.]

L'***urètre de la femme*** n'a que 3 centimètres de long; mais il est plus large que celui de l'homme et surtout plus extensible, si bien que le toucher intra-vésical, après dilatation préalable de l'urètre, peut être facilement pratiqué. De même, les calculs vésicaux volumineux peuvent être enlevés par la voie urétrale, après dilatation. La direction de l'***urètre est presque droite***; il y a cependant une légère courbure à concavité antérieure, insignifiante en pratique. L'urètre repose directement sur la paroi vaginale antérieure, à laquelle il est intimement accolé par du tissu cellulaire constituant la cloison urétro-vaginale. Le point le plus rétréci de l'urètre de la femme est l'orifice externe : celui-ci se présente généralement sous la forme d'une petite fente verticale (reposant sur une saillie appréciable au toucher, le ***tubercule sous-urétral***). Le ***corps de l'utérus*** est très mobile dans la cavité pelvienne, si bien que sa situation est grandement influencée par l'état de réplétion ou de vacuité du rectum et de la vessie. L'utérus est maintenu en place avant tout par sa continuité avec le vagin, par l'étage inférieur du ligament large [contenant un ***prolongement de la gaine hypogastrique***], par les ligaments ronds (ligamentum teres) qui se détachent de la corne utérine et vont se fixer à la peau de la grande lèvre, après avoir traversé le canal ingui-

---

PLANCHE XXII. — Coupe médiane du bassin de la femme (d'après un modèle de His, à Leipzig).

Fig. 72. — Rapports de l'uretère avec l'artère utérine, le col et le vagin. On a disséqué le ligament large et le ligament rond sur la moitié gauche d'un bassin de femme préalablement coupé sur la ligne médiane; l'utérus est fortement attiré en haut.

nal, enfin par les ligaments larges et les ligaments recto-utérins qui limitent latéralement le cul-de-sac recto-utérin ou de Douglas. Le **corps utérin** est à l'état normal en antécourbure légère; il repose par conséquent sur la vessie, séparé d'elle cependant par le **cul-de-sac vésico-utérin.** Lorsque la vessie est pleine, le corps utérin est soulevé et devient presque vertical. De même, le rectum vide est séparé de la face postérieure du corps de l'utérus par des anses grêles descendues dans le **cul-de-sac de Douglas**; si le rectum est plein, il peut arriver au contact de la paroi postérieure de l'utérus. Le **col de l'utérus est beaucoup moins mobile** (c'est en réalité le seul point fixe de l'utérus), il correspond en général à la partie moyenne de la symphyse et l'axe du col répond à l'axe longitudinal du bassin (Voy. p. 136); le **fond de l'utérus normal**, non gravide, ne dépasse pas le bord supérieur de la symphyse, si bien que l'utérus non gravide est tout entier contenu dans la cavité pelvienne. La fixité du col est due à son adhérence à la vessie en avant, à sa continuité avec le vagin (lui-même soutenu par la musculature du périnée) et à l'insertion sur lui en arrière des deux ligaments recto-utérins (ou utéro-sacrés) qui forment un relief sous-péritonéal visible, les **replis recto-utérins**. Nous avons déjà vu que l'utérus avait chez la femme vivante, à l'état normal, un léger degré d'antéflexion et d'antécourbure; sur le cadavre au contraire, par suite du décubitus dorsal et de l'absence de pression intra-abdominale, l'utérus bascule en arrière, position absolument anormale sur la femme vivante. [L'utérus reçoit **deux artères principales**, les **artères utérines**, branches de l'hypogastrique, qui l'abordent à la hauteur de l'isthme et remontent, très flexueuses, le long de ses bords latéraux jusqu'à la hauteur de la corne utérine où elles s'anastomosent avec les artères utéro-ovariennes, branches de l'aorte abdominale. Les **veines utérines** suivent l'artère, passent en arrière de l'uretère et vont se jeter dans la veine hypogastrique. Les **lymphatiques de l'utérus** se rendent à deux groupes ganglionnaires principaux; les lymphatiques du col et de la partie inférieure du corps suivent l'artère utérine et aboutissent aux **ganglions pelviens**, placés le long de l'artère hypogastrique et dans la bifurcation de l'artère iliaque primitive; les lymphatiques du corps de l'utérus et du fond se rendent, en suivant l'étage supérieur du ligament large et les vaisseaux utéro-ovariens, aux **ganglions lombaires latéro-aortiques** situés au-dessous du pédicule du rein.]

Le **péritoine pelvien** chez la femme passe de la vessie sur la face antérieure du corps de l'utérus, formant le **cul-de-sac vésico-utérin**, remonte jusqu'au fond de l'utérus, recouvre toute la face postérieure de l'organe, la partie supérieure de la face postérieure du vagin et forme en se réfléchissant sur la face antérieure du rectum, le **cul-de-sac recto-vagino-utérin ou de Douglas.** Ces rapports du péritoine avec l'utérus sont très importants en pratique; la lèvre antérieure du col utérin peut être incisée profondément sans danger d'ouvrir le cul-de-sac péritonéal vésico-utérin; au contraire, en arrière le cul-de-sac de Douglas est très près de la lèvre postérieure du col. L'ouverture de la cavité pelvienne peut être pratiquée par le **cul-de-sac antérieur** ou **postérieur du vagin**; si l'on choisit le cul-de-sac antérieur, il faudra, avant d'ouvrir le péritoine, décoller soigneusement la vessie d'avec la face antérieure du col utérin; au contraire, en arrière, il suffit d'inciser le cul-de-sac vaginal postérieur pour pénétrer d'emblée dans le péritoine; aussi choisit-on de préférence cette voie pour ouvrir les collections pelviennes suppurées rétro-utérines [**colpotomie postérieure**].

Le **vagin** a une direction parallèle à l'axe du bassin; il est donc oblique de haut en bas et d'arrière en avant; avec une légère concavité antérieure; il forme avec l'utérus un angle ouvert en avant, mais dont l'ouverture varie suivant les sujets : chez la femme jeune nullipare, cet angle est quelquefois droit. La **paroi vaginale antérieure** est un peu plus courte que la postérieure; ce fait est dû surtout à ce que la paroi postérieure du vagin s'insère plus haut que l'antérieure sur le col utérin. Les **culs-de-sac vaginaux** formés par la réflexion du vagin en haut, au niveau de son insertion sur le col de l'utérus, sont donc de profondeur inégale; le cul-de-sac antérieur est moins profond que le postérieur; la lèvre antérieure de **la portion vaginale du col** (ou museau de tanche) est plus courte que la postérieure; néanmoins elle descend plus bas en arrière, à cause de la moindre profondeur du cul-de-sac vaginal antérieur.

La **paroi antérieure du vagin** est en rapport intime **avec la vessie et l'urètre**; le tissu conjonctif de la cloison vésico-vaginale est plus lâche et par conséquent plus facile à décoller que celui de la cloison urétro-vaginale. Nous avons vu déjà qu'il était facile de pénétrer dans la vessie par la **cloison vésico-vaginale** (**taille vaginale**). La paroi postérieure du vagin peut être divisée en trois segments :

1° Un **petit segment supérieur**, qui correspond au cul-de-sac postérieur; ce segment vaginal est recouvert par le péritoine et correspond au point le plus déclive du cul-de-sac recto-utérin ou de Douglas;

2° Un **segment moyen**, le plus long des trois; il est en rapport avec l'ampoule rectale; entre les deux organes, on trouve un tissu cellulaire lâche qui permet à la cloison vaginale de se décoller dans le prolapsus utéro-vaginal. [De plus, les chirurgiens (Rehn) ont extirpé par la voie vaginale des cancers du rectum, en fendant la paroi vaginale postérieure.]

3° Un **segment inférieur**, très court; le rectum à ce niveau s'éloigne du vagin, car en ce point il décrit sa courbure périnéale à concavité postérieure; c'est le point également où le vagin traverse le **diaphragme uro-génital** et d'organe intra-pelvien devient périnéal. Entre le vagin et la portion périnéale du rectum se trouve un triangle à base périnéale, le **triangle recto-vaginal** (qui correspond au triangle recto-urétral de l'homme; ce triangle est comblé par la **bandelette recto-vaginale**, homologue du muscle recto-urétral de l'homme, et par le **rendez-vous musculaire du périnée** [intrication des muscles : sphincter externe de l'anus, constrictor cunni, et transverse superficiel du périnée]. C'est au niveau de ce triangle recto-vaginal que se font les ruptures du périnée au moment de l'accouchement. Si la rupture est complète, elle déchire non seulement la musculature du périnée, mais aussi la paroi rectale antérieure. [C'est également dans ce triangle recto-vaginal que le chirurgien manœuvrera pour reconstituer le corps périnéal après **les déchirures obstétricales**. Il faudra décoller soigneusement le vagin d'avec le rectum, fermer celui-ci s'il était déchiré, puis reconstituer les muscles du périnée déchirés, en accolant par des sutures perdues le bord interne des releveurs de l'anus, en réunissant le sphincter externe de l'anus et le constrictor cunni rompus, puis en réunissant les plans profonds ainsi refaits et les plans superficiels par des sutures en masse.]

Lorsque au cours de l'accouchement le vagin est surdistendu et surtout que la **tête fœtale reste trop longtemps engagée** dans le détroit inférieur, il peut en résulter des ulcérations de la paroi vaginale; si les ulcérations intéressent toute l'épaisseur de la paroi vaginale, elles détermineront des **fistules vésico-vaginales** ou **recto-vaginales** dont la cure opératoire nécessitera des inter-

---

Fig. 73. — Paroi pelvienne latérale chez la femme; le bassin a été d'abord coupé par une section médiane, puis le feuillet postérieur du ligament large a été enlevé, et l'utérus attiré en dedans et en avant, le rectum en arrière.

ventions souvent fort difficiles. A la suite des interventions chirurgicales sur l'utérus, on pourra observer aussi des fistules uretéro-vaginales ou vésico-utérines.

Pour comprendre la situation exacte des ***ovaires*** dans la cavité pelvienne, il faut d'abord bien connaître la forme de ces organes. Les ovaires peuvent être comparés à des ellipsoïdes aplatis. On leur décrit une ***face externe***, une ***face interne***, une ***extrémité*** ou ***pôle supérieur***, une ***extrémité inférieure***, et ***deux bords***, l'***un antérieur***, l'***autre postérieur***. Le grand axe de l'ovaire est ***presque vertical***; cet axe réunit le pôle supérieur ou tubaire de l'organe avec son pôle inférieur ou utérin; — le pôle supérieur de l'ovaire est en effet rattaché à la trompe par le ligament ***tubo-ovarien*** et le pôle inférieur à l'utérus par le ***ligament utéro-ovarien***. La face externe de l'ovaire, ainsi placé verticalement, répond à la paroi pelvienne recouverte du péritoine pariétal (Voy. fig. 72) : [on voit très bien sur la figure 72, où le péritoine pariétal a été enlevé, que l'ovaire, s'il était appliqué contre la paroi pelvienne au lieu d'être rabattu en avant, répondrait à une sorte de ***fossette*** placée au-dessous du bord interne du muscle psoas, formée par l'écartement des vaisseaux iliaques externes et iliaques internes; dans le fond de la fossette descend l'uretère au-devant de l'artère hypogastrique, d'où se détachent l'artère ombilicale oblitérée et l'artère utérine; des ganglions lymphatiques occupent la bifurcation de l'iliaque primitive; enfin le long de la paroi pelvienne sur l'aponévrose du muscle obturateur interne, cheminent le ***nerf et les vaisseaux obturateurs***]. La face interne de l'ovaire répond au ligament large et au bord de l'utérus; le bord antérieur de l'ovaire constitue le ***hile de l'organe*** [c'est-à-dire le point où pénètrent les branches ovariennes fortement sinueuses de l'artère utéro-ovarienne et les nerfs de l'ovaire et d'où sortent les veines ovariennes et les vaisseaux lymphatiques; ce ***hile de l'ovaire*** répond également à l'insertion sur l'ovaire de l'aileron postérieur du ligament large formant un véritable méso-ovarium]. Le bord postérieur de l'ovaire est libre dans la cavité pelvienne et répond aux anses grêles qui s'y trouvent en général. [Il ne faut pas oublier que l'ovaire, contrairement à tous les autres organes abdominaux, n'a ***pas de revêtement péritonéal***; la séreuse s'arrête au niveau du hile de l'ovaire et cet organe est recouvert d'un épithélium cylindro-cubique reste de l'épithélium germinatif très différent de l'endothélium péritonéal.] L'ovaire ainsi que le pavillon de la trompe sont rattachés à la paroi pelvienne latérale par un ***ligament, dit infundibulo-pelvien***, qui contient dans son épaisseur des ***vaisseaux utéro-ovariens*** (Voy. fig. 72). [Il faut ajouter encore qu'à l'état normal l'ovaire est en grande partie recouvert par le méso-salpinx ou aileron moyen du ligament large, formant à l'ovaire une véritable niche, bursa ovarica (His)]. D'ailleurs l'***ovaire est mobile*** comme la trompe de Fallope à laquelle il est fixé et sa situation est par conséquent fort variable. Néanmoins par le toucher vaginal combiné au palper abdominal, on peut arriver assez facilement à sentir l'ovaire, surtout lorsqu'il est augmenté de volume.

La ***trompe de Fallope (tuba uterina)*** est placée dans l'***aileron moyen du ligament large***; à l'état normal cet organe est recourbé sur lui-même, rappelant vaguement la forme d'une trompe de chasse, d'où son nom. On distingue à la trompe trois portions : 1° l'***isthme*** qui s'étend de l'insertion utérine de la trompe jusqu'au pôle inférieur de l'ovaire; 2° la ***seconde portion ou ampoule tubaire*** (ampulla tubæ) se recourbe en dehors en formant une concavité postéro-interne qui embrasse l'ovaire; 3° le ***pavillon de la trompe***, avec l'***orifice abdominal de la trompe*** (***ostium abdominale***), qu'entourent les franges du pavillon. Cette troisième portion recouvre en général complètement l'ovaire à l'état normal. [Il faut ajouter que la trompe possède encore une quatrième portion qui n'est visible que sur les coupes : c'est celle qui est comprise dans l'épaisseur de la corne utérine et aboutit à l'orifice utérin ou ostium uterinum de la trompe; on l'appelle ***portion interstitielle.*** La trompe, grâce à ***son long méso, ou méso-salpinx***, est fort mobile et recouvre l'ovaire comme nous l'avons déjà vu; dans l'épaisseur du méso-salpinx cheminent les vaisseaux tubaires, branches de l'artère et des veines utéro-ovariennes.]

[Après cette description des organes génitaux internes de la femme, il nous faut reprendre dans une vue d'ensemble, l'étude du ligament large (***ligamentum latum***). Le ligament large s'insère de chaque côté d'une part à la paroi pelvienne latérale, d'autre part aux bords de l'utérus. Vu d'en haut, après ouverture de l'abdomen sur la ligne médiane, le ligament large forme une ***cloison verticale*** qui divise le petit bassin de la femme en deux segments, l'un situé en avant du ligament large qui correspond à la vessie et au cul-de-sac vésico-utérin; l'autre placé derrière le ligament large et qui répond au rectum et au cul-de-sac de Douglas.

Le ***bord supérieur du ligament large***, libre dans la cavité pelvienne, peut être subdivisé en ***trois replis ou ailerons*** : 1° un ***aileron antérieur***, très peu saillant, il répond au ***ligament rond*** et s'étend par conséquent de la face antérieure de la corne utérine à l'orifice profond du canal inguinal; 2° un ***aileron moyen***, beaucoup plus saillant : c'est le ***méso-salpinx*** dont le bord supérieur contient dans un dédoublement la ***trompe de Fallope***; dans l'épaisseur de cet aileron moyen, on peut apercevoir par transparence, surtout chez la petite fille, l'***organe de Rosenmüller***, débris embryonnaire correspondant à une partie du ***corps de Wolff (portion génitale)***, ainsi que les vaisseaux tubaires formant des arcades analogues à celles du mésentère; 3° un ***aileron postérieur*** qui sert de méso à l'***ovaire*** et contient les vaisseaux ovariens.

[Telle est la partie supérieure libre et flottante du ligament large; mais si l'on fait une coupe verticale du ligament large, on voit qu'il comprend un étage inférieur ou base, sus-jacente au releveur de l'anus et formée par une expansion de la ***gaine hypogastrique*** contenant dans son épaisseur l'uretère et les vaisseaux utérins, artères et veines. Cet étage inférieur du ligament large vient se fixer sur les flancs du col utérin; il est par conséquent accessible à l'exploration par le cul-de-sac latéral du vagin; il est parfois le siège de suppurations consécutives aux accouchements septiques ou aux avortements; ce sont les ***phlegmons de la base du ligament large*** qui bombent dans le vagin et peuvent être incisés par le cul-de-sac; au contraire, les ***suppurations beaucoup plus rares de l'étage supérieur*** ou flottant du ligament large auront tendance à bomber au-dessus de l'arcade de Fallope et devront être incisés par une incision analogue à celle de la ligature de l'iliaque externe.]

Le ***rectum de la femme*** possède, comme celui de l'homme, deux courbures; sa paroi antérieure répond à l'utérus par l'intermédiaire du cul-de-sac recto-utérin et au vagin; il est facile de sentir le ***col utérin par le toucher rectal*** [et même le corps si on le refoule en arrière par une main placée au-dessus du pubis]. La cloison recto-vaginale est assez lâche et nous avons vu les conséquences pratiques que l'on pouvait en tirer (Voy. *supra*, p. 146).

LE MEMBRE INFÉRIEUR

Les ***membres inférieurs*** étant beaucoup plus volumineux que les membres supérieurs, il est clair que les vaisseaux et nerfs qui s'y distribuent seront aussi de dimensions plus considérables. Les amputations et les résections du membre inférieur sont également des interventions plus graves que celles du membre supérieur. Comme les membres inférieurs sont plus éloignés du cœur que les supérieurs et que la circulation veineuse de retour n'est pas toujours très facile (dans la station verticale par exemple), on comprend que les varices et les ulcérations qui les accompagnent quelquefois sont pour ainsi dire observées seulement au membre inférieur. De plus, comme les articulations du membre inférieur sont beaucoup plus serrées et solides que celles du membre supérieur (ce sont en effet des articulations destinées à supporter tout le poids du corps), les luxations y sont beaucoup plus rarement observées qu'au membre supérieur.

RÉGION DE LA HANCHE

Le membre inférieur est limité du côté du tronc en avant par le ***pli inguinal***, étendu de l'***épine iliaque antéro-supérieure*** à l'épine du pubis et correspondant par conséquent à l'***arcade de Fallope*** (***ligamentum inguinale Pouparti***); en arrière, par la ***crête iliaque***, car la région fessière qui lui est sous-jacente appartient au membre inférieur. La région fessière se termine en bas au niveau du ***pli fessier***, toujours très marqué à l'état normal; à sa partie interne, on sent facilement la ***tubérosité de l'ischion*** (***tuber ischiadicum***). En avant le pli inguinal délimite la région inguinale sus-jacente, de la ***région sous-inguinale*** (***regio subinguinalis***) ou base ***du triangle de Scarpa***, située au-dessous. A égale distance de la symphyse et de l'épine iliaque antéro-supérieure, on sent les pulsations de l'artère fémorale, immédiatement au-dessous de l'arcade de Fallope. De même, c'est au-dessous du ligament de Poupart que l'on sent, surtout lorsqu'ils sont augmentés de volume, les ***ganglions inguinaux***. En dehors le grand ***trochanter*** (***trochanter major***) est facile à voir et à sentir, car il est sous-cutané; au-dessous du grand trochanter la diaphyse fémorale est difficile à palper, car elle est recouverte d'épaisses masses musculaires. Lorsque la cuisse est en flexion, le grand trochanter est placé sur une ligne étendue de l'épine iliaque antéro-supérieure à la tubérosité ischiatique, c'est la ***ligne de Nélaton-Roser***. Cette ligne est très importante à connaître pour le diagnostic des luxations de la hanche en arrière ou de la coxalgie.

L'***articulation coxo-fémorale*** (*Hüftgelenk*) possède des mouvements beaucoup moins étendus que l'articulation scapulo-humérale; aussi ses luxations sont-elles beaucoup plus rares que celles de l'épaule. Une ligne verticale abaissée sur le milieu de la ligne qui réunit l'épine iliaque antéro-supérieure à la symphyse pubienne marque le milieu de la *cavité cotyloïde* (Voy. fig. 74). L'articulation est formée par l'enclavement de ***la tête fémorale*** dans l'***acétabulum ou cavité cotyloïde*** de l'os iliaque ; de cette cavité cotyloïde la partie antérieure seule est recouverte de cartilage et par conséquent articulaire (***facies lunata***), l'arrière-fond est rempli d'une graisse molle vasculaire (***fossa acetabuli***). Sur la tête fémorale, partout recouverte de cartilage, se trouve une fossette qui en est dépourvue (***fovea capitis***) et sert d'insertion au ***ligament rond*** (***ligamentum teres***). Celui-ci conduit à la tête du fémur des vaisseaux (provenant de la hanche acétabulaire de l'artère obturatrice). Cette disposition explique qu'après une fracture complète du col du fémur, décapitant la tête fémorale, le fragment supérieur constitué par cette tête ne se nécrose pas et qu'il se forme très souvent une pseudarthrose au niveau de la fracture. La cavité cotyloïde est agrandie par le ***bourrelet cotyloïdien*** qui forme au niveau de l'échancrure ischio-pubienne, le ***ligament transverse*** (***ligamentum transversum acetabuli***). La capsule articulaire s'insère sur l'os iliaque immédiatement en dehors du bourrelet cotyloïdien, dont le bord libre est par conséquent saillant à l'intérieur de l'articulation. — Sur le fémur, la capsule s'insère en avant à la ligne intertrochantérienne antérieure, en arrière bien en avant de la ligne intertrochantérienne postérieure, à peu près à la moitié de la hauteur du col du fémur (Voy. la ligne rouge ponctuée des fig. 74 et 75). Les ***deux trochanters sont donc extra-articulaires***. Il est important de savoir que toute la face antérieure du col du fémur est intra-articulaire, tandis que la moitié de la face postérieure seule est située à l'intérieur de l'articulation. Cette disposition explique qu'une ***fracture du col fémoral*** puisse être tout entière intracapsulaire ou, au contraire, intracapsulaire en avant et extracapsulaire en arrière (fracture mixte), ou même tout entière extracapsulaire, ce qui est exceptionnel. La capsule articulaire possède trois ligaments de renforcement :

1° En avant, le très fort ligament ilio-fémoral (ou ***ligament en V, de Bertin ou de Bigelow***) qui s'insère en haut au-dessous de l'épine iliaque antéro-inférieure et en bas à la ligne intertrochantérienne ; il n'est jamais déchiré dans les luxations dites régulières de la hanche (en effet, ce ligament résiste à 400 kilogrammes de traction) ;

2° Le ***ligament pubo-fémoral*** (lig. pubo-capsulare) étendu du corps du pubis au petit trochanter ;

3° Le ***ligament ischio-fémoral*** (lig. ischio-femorale) qui part du corps de l'ischion et aboutit au grand trochanter. [On l'appelle aussi en France, avec raison, ***ischio-sus-cervical,*** car il décrit une courbe à concavité inférieure qui embrasse en arrière la face postérieure du col du fémur.] Entre les trois parties renforcées de la capsule articulaire se trouvent trois points faibles (marqués en jaune sur les fig. 74 et 75). Ce sont ces points faibles de la capsule que déchire la tête fémorale dans les différentes variétés de luxations de la hanche. Les ***luxations en arrière*** (luxations iliaques ou ischiatiques) passent par les points faibles postérieurs ; les luxations en avant (pubiennes ou obturatrices) déchirent les points faibles antérieurs de la capsule. De même ces points faibles peuvent servir d'issue aux épanchements intra-articulaires. — Au-devant de

Fig. 74. — Schéma de l'articulation de la hanche, vue d'en avant ; l'insertion de la capsule répond à la ligne intertrochantérienne (en rouge). Les points faibles de la capsule sont marqués en jaune.

Fig. 75. — Schéma de l'articulation de la hanche, vue d'en arrière ; l'insertion de la capsule marquée en rouge est *au-dessus* de la ligne intertrochantérienne postérieure. Points faibles de la capsule marqués en jaune.

Fig. 76. — Schéma de l'arcade de Fallope et du canal crural.

l'espace compris entre le ligament ilio-fémoral (faisceau interne ou ilio-prétrochantérien) et le ligament pubo-fémoral, se trouve placée la **bourse séreuse du muscle psoas iliaque** (**bursa ilio-pectinea**, fig. 74) qui communique assez souvent (10 p. 100 des cas) avec l'articulation. On peut voir le pus, contenu dans l'articulation, envahir cette bourse séreuse et fuser au-dessous du muscle psoas-iliaque, ou réciproquement un abcès primitivement placé à la face profonde du muscle psoas dans la fosse iliaque, pénétrer dans l'articulation en passant par la bourse séreuse, et cela d'autant plus facilement qu'il y a communication entre les deux organes.

Les **vaisseaux fémoraux et le nerf crural** sont placés au-devant de l'articulation [séparés d'elle seulement par le muscle psoas et le pectiné]; aussi est-il facile de comprendre que les arthrites de la hanche puissent provoquer des troubles du côté de ces organes; de même en arrière le **nerf sciatique**, qui est en rapport intime avec la face postérieure de l'articulation, peut être irrité dans les affections de l'articulation coxo-fémorale.

Sous le **ligament de Poupart ou arcade de Fallope**, passent les différents organes qui viennent de la fosse iliaque et pénètrent dans le triangle de Scarpa (Voy. 76). Les rapports des organes entre eux sont très constants et d'une grande importance pratique. L'arcade de Fallope sert à différencier les hernies inguinales (Voy. p. 113) qui passent au-dessus de l'arcade, des hernies crurales qui sortent de l'abdomen au-dessous d'elle. Au-dessous du ligament de Poupart passe en dehors, le **muscle psoas iliaque**, accompagné du **nerf crural** (**nervus femoralis**) et recouvert par le fascia iliaca. Ce fascia, ou aponévrose d'enveloppe du muscle psoas iliaque, adhère intimement à l'arcade de Fallope et envoie en dedans du muscle une expansion qui va se fixer à l'éminence ilio-pectinée; c'est la **bandelette ilio-pectinée** (**fascia ilio-pectinea**). Ensuite le fascia iliaca passant dans le triangle de Scarpa, devient l'aponévrose ilio-pectinée qui recouvre le muscle psoas et le pectiné, formant la paroi postérieure de la gaine des vaisseaux fémoraux. En dedans du muscle psoas et de son aponévrose d'enveloppe se trouve, au-dessous de l'arcade de Fallope, un espace qui s'étend en dedans jusqu'au **ligament de Gimbernat** (**ligamentum lacunare Gimbernati**); ce ligament n'est d'ailleurs que la réflexion sur le bord supérieur du pubis de la partie interne de l'arcade de Fallope. Cet espace est rempli par les vaisseaux fémoraux, il s'appelle: **lacuna vasorum**, ou **orifice de passage des vaisseaux fémoraux**; il est séparé par le fascia ilio-pectinea ou bandelette ilio-pectinée de la **loge du psoas** (**lacuna musculorum**). Dans la loge vasculaire, l'**artère fémorale est externe** et **la veine fémorale interne**; mais la veine ne va pas en dedans jusqu'au ligament de Gimbernat. Il reste entre la veine et le ligament un espace comblé par du tissu cellulaire lâche et par des vaisceaux lymphatiques : on rencontre souvent en ce point un ganglion lymphatique, appelé en France **ganglion de Cloquet**, en Allemagne, **ganglion de Rosenmüller**.

Cette partie la plus interne de la loge vasculaire c'est l'anneau crural (annulus femoralis); c'est là que sort la **hernie crurale** [dont le collet est par conséquent limité en haut par l'arcade de Fallope, en bas par le bord supérieur du pubis, en dedans par le ligament de Gimbernat, en dehors par la veine fémorale. Ajoutons que dans la grande majorité des cas la hernie crurale vient s'étrangler sur le bord concave en dehors et tranchant, du ligament de Gimbernat; de plus, l'étude des rapports du cornet montre qu'il ne faut jamais débrider en dehors la hernie crurale étranglée, à cause du **dangereux voisinage de la veine fémorale**]. Après être sortie de l'abdomen par l'anneau crural, la hernie crurale vient s'étaler sous la peau de la région de l'aine en passant par la fosse ovale (fossa ovalis, fig. 77).

On appelle ***fosse ovale*** un orifice de l'aponévrose fascia lata, limité en dedans par le ***repli falciforme*** (***margo falciformis***, fig. 77); la fosse ovale est recouverte par le ***fascia cribrosa ou cribriformis*** [ainsi nommé parce qu'il est perforé par de nombreux vaisseaux lymphatiques se rendant des ***ganglions superficiels de l'aine aux ganglions profonds***]. La ***veine saphène interne***, qui monte le long de la face interne de la cuisse, vient se réfléchir au-dessus du repli falciforme et se jeter, en formant une crosse à concavité inférieure, dans la veine fémorale; [au niveau de sa crosse, la veine saphène interne est généralement croisée sur sa face postérieure par l'artère honteuse externe inférieure ou profonde.] Le ***fascia cribriformis*** est perforé non seulement par des vaisseaux lymphatiques, mais encore par des vaisseaux sanguins : l'***artère épigastrique superficielle*** (a. epigastrica superficialis) ou tégumenteuse abdominale, l'***artère circonflexe iliaque superficielle*** (a. circumflexa ilium superficiales) et d'autres artérioles moins volumineuses pour les ganglions de la région inguinale; toutes ces artères sont des branches de l'artère fémorale. A la partie interne de la région, deux artères, branches de la fémorale, perforent également le fascia cribriformis : ce sont les ***deux artères honteuses externes*** superficielle et profonde (arteriæ pudendæ externæ]. Les ***ganglions lymphatiques*** de l'aine peuvent être distingués en superficiels et profonds : les ganglions superficiels eux-mêmes sont subdivisés en deux groupes : un ***groupe de ganglions parallèles à l'arcade de Fallope*** et un ***groupe de ganglions perpendiculaires à l'arcade.*** Les premiers, assez variables en nombre, reçoivent les lymphatiques : des organes génitaux externes de l'homme et de la femme, du scrotum, du périnée, de l'urètre et de l'anus. Aussi ces ganglions sont-ils le siège fréquent d'adénopathies d'origine vénérienne (adénopathie dure et non suppurée de la syphilis, adénite suppurée du chancre mou) : ces ganglions reçoivent encore, surtout ceux qui sont situés le plus en dehors, des lymphatiques de la paroi abdominale et de la fesse. Au contraire le groupe des ganglions perpendiculaires à l'arcade, parallèles à la veine saphène interne et l'accompagnant jusqu'à sa crosse, reçoivent surtout les lymphatiques du membre inférieur dans son ensemble (pied, jambe, cuisse). Ils seront donc surtout le siège d'adénites dont la porte d'entrée devra être cherchée au pied ou à la jambe. Ces deux groupes de lymphatiques superficiels communiquent avec les ganglions inguinaux, ganglions profonds placés le long des vaisseaux fémoraux; nous avons déjà vu qu'un de ces ganglions profonds, ***dit, de Cloquet ou de Rosenmüller***, se trouvait souvent dans le canal crural immédiatement en dedans de la veine fémorale; si ce ganglion est le siège d'une adénite aiguë, on pourra quelquefois observer des phénomènes de réaction péritonéale ***simulant l'étranglement d'une hernie crurale.***

Les ***muscles de la hanche*** s'insèrent au squelette du bassin, sur l'une ou l'autre de ses faces et de là se rendent au fémur, aux environs des trochanters. Le ***muscle psoas iliaque*** (***musculus ilio-psoas***) est composé de deux parties : 1° le ***muscle psoas*** (musculus psoas major) qui s'insère à la 12e dorsale et aux quatre premières lombaires, et 2° le ***muscle iliaque*** (musculus iliacus) qui naît de toute l'étendue de la fosse iliaque interne; ces deux muscles réunis vont se fixer en dehors du bassin, en passant sous l'arcade de Fallope dans le petit trochanter. [Au-devant du psoas, dans une portion abdominale, on rencontre quelquefois un petit muscle inconstant, le ***petit psoas*** qui naît de la 11e ou de la 12e dorsale et se fixe en bas à la partie antérieure de la ligne innominée.]

Fig. 77. — Région du triangle de Scarpa; on voit les ganglions lymphatiques et les vaisseaux superficiels.
Fig. 78. — Topographie de la région profonde de la fesse.

Au muscle psoas qui représente avant tout un fléchisseur de la cuisse sur le bassin, s'opposent le groupe des **muscles fessiers** et celui des **pelvi-trochantériens**. Les fessiers sont au nombre de trois : 1° le **muscle grand fessier** (**m. glutæus maximus**) naît de la face externe de l'os iliaque, en arrière de la ligne fessière postérieure, de la face postérieure du sacrum et du coccyx, du grand ligament sacro-sciatique et se fixe à la trifurcation externe de la ligne âpre et au fascia lata. Entre le tendon du muscle et le grand trochanter se trouve une vaste bourse séreuse, dite bursa trochanterica. 2° Le **muscle moyen fessier** (**m. glutæus medius**) s'insère sur l'os iliaque entre les deux lignes fessières et se fixe à la face externe du grand trochanter. 3° Le **petit fessier** (**m. glutæus minimus**) naît de l'os iliaque en avant de la ligne fessière antérieure et s'insère sur le bord antérieur du grand trochanter. Les muscles rotateurs en dehors de la cuisse ou pelvi-trochantériens sont : 1° le **pyramidal pelvien** (**m. piriformis**), intimement adhérent au bord inférieur du moyen fessier, inséré à la face antérieure du sacrum, sort du bassin par la grande échancrure sciatique et vient se fixer au niveau du bord supérieur du grand trochanter ; 2° l'**obturateur interne** (**m. obturator internus**), né de la face interne de la membrane obturatrice et du cadre osseux interne du trou sous-pubien, sort du bassin par la petite échancrure sciatique et, accompagné des deux **muscles jumeaux supérieur et inférieur** (m. gemelli), va s'insérer au-devant du muscle pyramidal sur le grand trochanter, au-dessus de la cavité digitale ; 3° le **muscle obturateur externe**, né de la face externe de la membrane obturatrice, va s'insérer au fond de la cavité digitale, sur la face interne du grand trochanter ; 4° le muscle carré crural (m. quadratus femoris) qui s'étend de l'ischion à la crête intertrochantérienne postérieure.

Lorsque l'on a coupé le muscle grand fessier (Voy. fig. 78) perpendiculairement à la direction de ses fibres, on découvre le muscle pyramidal à sa sortie du bassin ; au-dessous du pyramidal, on voit le **nerf du grand fessier** (nervus glutæus inferior) qui s'épanouit à la face profonde du muscle grand fessier. A côté de ce nerf, émergent, au-dessous du pyramidal le **grand nerf sciatique** (**nervus ischiadicus**), le **petit sciatique** (**n. cutaneus femoris posterior**), le **nerf honteux interne** (**nervus pudendus**) qui contourne l'épine sciatique et rentre dans la fosse ischio-rectale, le long de la face interne du muscle obturateur interne, en passant par la petite échancrure sciatique. Au-dessous du pyramidal sortent encore deux grosses artères, **branches de l'artère hypogastrique** : ce sont l'**artère ischiatique** (a. glutæa inferior) qui se rend au muscle grand fessier et donne une branche qui suit le nerf sciatique (arteria comes nervis ischiatici), et l'**artère honteuse interne** (**arteria pudenda**) qui va se distribuer à la région anale, au périnée et aux organes génitaux externes. Si l'on coupe en haut le bord postérieur du muscle moyen fessier, on découvre l'**artère fessière supérieure** (**a. glutæa superior**), branche de l'artère hypogastrique qui se rend aux muscles moyen et petit fessier ; en dehors de l'artère fessière on rencontre le **nerf fessier supérieur** (**n. glutæus superior**) qui innerve les muscles moyen et petit fessier et tenseur du fascia lata. [L'étude topographique de la région fessière est particulièrement importante, car c'est en passant à travers les différents plans qui la constituent **que l'on aborde en général l'articulation coxo-fémorale**. Une longue incision oblique partant de l'épine iliaque postéro-inférieure et aboutissant au grand trochanter, traverse le grand fessier dont les fibres sont écartées ; il faut alors rechercher avec soin l'interstice qui sépare le pyramidal du moyen fessier. Une fois ces deux muscles séparés l'un de l'autre, on arrive facilement sur la partie postérieure de la capsule articulaire que l'on fend ; on voit que par cette route, on ne lèse aucun organe important et que l'abord de l'articulation est relativement facile.]

LA CUISSE

Les ***muscles de la cuisse*** entourent le fémur de telle sorte que, en haut le grand trochanter et en bas les condyles sont seuls perceptibles à la palpation. On divise la musculature de la cuisse en trois groupes : le ***groupe des extenseurs***, ***celui des fléchisseurs*** et ***celui des adducteurs*** (Voy. fig. 79 à 82). A ces groupes il faut ajouter deux muscles superficiels, le ***tenseur du fascia lata*** et le ***couturier*** : le premier s'étend de la crête iliaque au fascia lata, et le second de l'épine iliaque antéro-supérieure à la face interne de l'extrémité supérieure du tibia.

Le ***groupe des extenseurs*** ne comprend qu'un seul muscle à quatre chefs, le ***quadriceps fémoral***, composé de quatre portions : le ***vaste externe*** (vastus lateralis), le ***vaste interne*** (vastus medialis), le ***crural*** (m. intermedius) et le ***droit antérieur*** (m. rectus). Le droit antérieur naît de l'épine iliaque antéro-inférieure par un tendon direct et du rebord supérieur du sourcil cotyloïdien par un tendon réfléchi ; le vaste externe s'insère à la trifurcation externe de la ligne âpre, à la lèvre externe de la ligne âpre et à la cloison intermusculaire externe ; le vaste interne, à la lèvre interne de la ligne âpre, à la ligne spirale et à la cloison intermusculaire interne ; le crural se fixe à la ligne intertrochantérienne antérieure et à la face antéro-externe du fémur. Le droit antérieur recouvre le crural, qui est logé dans une sorte d'étui que lui forment les deux vastes. Tous ces muscles viennent se fixer sur le ***bord supérieur de la rotule*** ; ils se réunissent ensuite en un tendon commun qui rattache le sommet de la rotule à la tubérosité antérieure du tibia, ***c'est le tendon rotulien***.

Les ***trois muscles fléchisseurs de la cuisse*** remplissent la loge postérieure de la cuisse ; ils s'insèrent en haut à la tubérosité de l'ischion. Le ***muscle biceps*** (biceps femoris) naît par un tendon commun avec le ***demi-tendineux*** (m. semi-tendinosus) ; mais le biceps possède une seconde portion (caput breve) qui s'insère à la lèvre externe de la ligne âpre dans sa moitié inférieure et les deux portions du muscle se jettent sur un tendon commun qui vient s'insérer à l'extrémité supérieure ou tête du péroné. Le ***demi-tendineux*** (m. semi-tendinosus) se continue par un long tendon qui vient se placer dans une sorte de gouttière que lui forme le muscle demi-membraneux ; en bas le muscle (qui fait partie du groupe dit des muscles de la patte d'oie, c'est-à-dire, couturier, droit interne et demi-tendineux) s'insère sur la face interne de l'extrémité supérieure du tibia. Le muscle demi-membraneux (m. semi-membranosus) part de la tubérosité de l'ischion et vient s'insérer sur le tibia [par trois tendons, un direct qui se perd sur l'aponévrose du muscle poplité, un réfléchi qui contourne le rebord du plateau tibial interne et un récurrent qui se perd dans le ligament postérieur de l'articulation du genou].

Les ***adducteurs*** sont enclavés entre le groupe des extenseurs en avant et celui des fléchisseurs en arrière ; ils s'insèrent en haut au pelvis et vont se fixer sur l'interstice de la ligne âpre et sur le condyle interne du fémur. [Il faut remarquer que les muscles adducteurs de la cuisse forment

---

Fig. 79. — Région de la face antérieure de la cuisse.
Fig. 80. — Mise à nu de l'artère fémorale, avant son entrée dans le canal de Hunter.
Fig. 81. — Découverte de l'artère iliaque externe par la voie sous-péritonéale. Au-dessous de l'arcade de Fallope, on a mis à nu les vaisseaux fémoraux.

une masse musculaire **placée dans un plan frontal**, tandis que les extenseurs et les fléchisseurs sont des muscles allongés verticalement.] La lame aponévrotique qui sert à l'insertion fémorale des adducteurs est perforée de petits trous qui livrent passage aux **artères perforantes** (Voy. p. 156); à la partie inférieure du groupe des adducteurs, entre le tendon qui va se fixer au-dessus du condyle interne et la fin de la lame aponévrotique d'insertion sur la ligne âpre, se trouve un vaste orifice, l'**anneau du 3e adducteur** (hiatus adductorius) [par où l'artère fémorale, qui prend à ce niveau le nom d'artère poplitée, passe de la loge antérieure de la cuisse dans le creux poplité]. Le **muscle pectiné** (**m. pectineus**) s'étend du bord supérieur de la branche horizontale du pubis à la branche de trifurcation moyenne de la ligne âpre; ses fibres obliques en bas et en dehors convergent vers celles du psoas iliaque; les deux muscles forment une gouttière ouverte en avant dans laquelle glissent l'artère et la veine fémorale [**fossa ilio-pectinea**]. Cette fosse ilio-pectinée forme la partie profonde du **triangle de Scarpa**, région triangulaire de la base de la cuisse délimitée superficiellement par le muscle couturier en dehors, le moyen adducteur en dedans et l'arcade de Fallope en haut. Le **moyen adducteur** (**adductor longus**) s'insère en haut à la face antérieure du corps du pubis, au-dessous de la crête du pubis où s'insère le grand droit de l'abdomen; il se fixe sur le fémur à la partie moyenne de l'interstice de la ligne âpre. Le muscle **petit adducteur** (**m. adductor brevis**) s'insère sur le pubis, au-dessous du précédent et sur le fémur immédiatement au-dessus de lui. Le **droit interne** (**m. gracilis**) s'étend de la branche descendante du pubis à la partie interne de l'extrémité supérieure du tibia (c'est un des trois muscles de la patte d'oie). Enfin le troisième ou **grand adducteur** (**adductor magnus**) se fixe en haut à la branche descendante du pubis, à la branche descendante de l'ischion et à la tubérosité ischiatique; en bas, il va s'insérer d'une part sur l'interstice de la ligne âpre, et d'autre part, par un long tendon, au tubercule qui surmonte le condyle interne du fémur. Entre ces deux insertions fémorales se trouve l'anneau du troisième adducteur où passe le paquet vasculaire fémoral qui devient alors poplité. Du tendon du grand adducteur (et de la partie inférieure de celui du moyen) part une lame aponévrotique mince qui va se fixer à la surface du muscle vaste interne; cette lame aponévrotique délimite avec le vaste interne en dehors et le tendon du grand adducteur en dedans, une sorte de **loge prismatique triangulaire que l'on appelle canal de Hunter** (**canalis adductorius Hunteri**) (Voy. fig. 80). Dans ce canal sont contenus l'artère fémorale ainsi que le nerf saphène interne.

L'**artère fémorale** (Voy. fig. 79 à 82) commence au-dessous de l'arcade de Fallope, à peu près à égale distance de l'épine iliaque antéro-supérieure et de l'épine pubienne. Elle passe ensuite dans le triangle de Scarpa, reposant dans la gouttière ilio-pectinée que lui forment les deux muscles pectiné et psoas iliaque. En ce point, il est **facile de comprimer l'artère** contre le plan osseux sous-jacent (éminence ilio-pectinée) sans comprimer en même temps la veine située plus en dedans. On distingue à l'artère fémorale trois segments : le premier s'étend de la base à la pointe du triangle de Scarpa, c'est-à-dire de l'arcade de Fallope jusqu'au point où le couturier croise la face antérieure du moyen adducteur. Outre les artères superficielles, décrites plus haut (Voy. p. 152), l'artère fémorale donne, à quelques centimètres (de 3 à 5 en moyenne) au-dessus de l'arcade de Fallope, une branche très volumineuse, l'**artère fémorale profonde (a. profunda femoris)** (Voy. fig. 81). Il n'est pas rare de voir l'artère fémorale se diviser en fémorale superficielle et fémorale profonde presque immédiatement au-dessous de l'arcade. Ce point est important dans la ligature de l'artère fémorale à la base du triangle de Scarpa. Les **artères circonflexes fémorales**, l'une antérieure et l'autre postérieure qui encerclent le col chirurgical du fémur, naissent soit de l'artère fémorale, soit de la fémorale profonde. [De l'***artère fémorale profonde*** naissent : l'***artère*** du ***quadriceps***, tronc volumineux qui se subdivise en quatre branches pour les quatre portions du muscle quadriceps; les ***trois artères perforantes*** : celles-ci perforent la lame aponévrotique d'insertion des adducteurs et pénètrent dans la loge postérieure de la cuisse qu'elles irriguent; ces artères sont anastomosées en haut avec des branches de l'ischiatique, de la fessière et avec les artères circonflexes fémorales; elles forment ainsi une voie anastomotique très importante pour le rétablissement de la circulation artérielle dans le membre inférieur, après ligature du tronc de l'artère fémorale.] L'artère fémorale sort ensuite du triangle de Scarpa; elle est placée dans la gouttière musculaire que lui forment le vaste interne en dehors et le moyen adducteur en dedans; le couturier la recouvre à ce niveau. Elle pénètre ensuite ***dans le canal de Hunter*** ; le couturier est devenu interne par rapport à l'artère qui n'est séparée de lui que par la lame aponévrotique qui ferme le canal de Hunter en avant [lame perforée d'ailleurs par le ***nerf saphène interne*** et les ***branches de la grande anastomotique***]. Enfin l'artère à sa sortie du canal de Hunter passe par l'anneau du troisième adducteur et pénètre à la partie supéro-interne du creux poplité. [La fémorale donne dans le canal de Hunter une branche importante, l'***artère grande anastomotique*** qui se divise en branches superficielles dont l'une descend très bas dans la jambe, accompagnant le nerf saphène interne et l'autre pénètre dans le muscle vaste interne et se perd dans le cercle artériel périarticulaire du genou.]

La ***veine fémorale*** (Voy. fig. 79) est située en haut, sous l'arcade de Fallope, en dedans de l'artère; elle se place ensuite derrière l'artère et dans le canal de Hunter; elle est tout à-fait en arrière de l'artère fémorale (Voy. fig. 80). Plus on descend, plus l'artère et la veine sont réunies par un tissu cellulaire dense; aussi faut-il, dans la ligature de l'artère fémorale dans le canal de Hunter, s'attacher à faire une dénudation soigneuse. [La veine fémorale, qui continue directement la veine poplitée, reçoit les branches veineuses correspondantes aux branches artérielles; de plus, dans le triangle de Scarpa, la veine fémorale reçoit la ***veine saphène interne*** qui résume la circulation veineuse superficielle de la plus grande partie de la cuisse et de la moitié interne de la jambe.]

Le ***nerf crural*** (***n. femoralis***) (Voy. fig. 79) pénètre dans la cuisse par le même orifice que le muscle psoas iliaque; il est donc en dehors de l'artère, séparé d'elle par la bandelette ilio-pectinée. Presque aussitôt après son passage au-dessous de l'arcade de Fallope, ce nerf se divise en branches nombreuses, les unes sensitives, les autres motrices : les branches motrices sont destinées au muscle quadriceps (***nerf du quadriceps***), au couturier (rameaux du ***nerf musculo-cutané externe***), au pectiné et au moyen adducteur (***nerf musculo-cutané interne***); parmi les branches sensitives la plus longue et la plus volumineuse est le ***nerf saphène interne***; celui-ci, placé d'abord en dehors et le long de l'artère fémorale, descend ensuite au-devant d'elle dans le canal de Hunter; à ce niveau, il perfore l'aponévrose qui ferme le canal en avant et passant en arrière du couturier, descend tout le long de la face interne de la jambe, accompagnant la veine saphène interne, jusqu'à la malléole interne.

Le ***nerf sciatique*** (***nervus ischiadicus***) est destiné à la musculature du côté de la flexion; la fréquence de ses névralgies (névralgies sciatiques) en rend l'étude très importante en pratique. Il sort du bassin par la grande échancrure sciatique, au-dessous du muscle pyramidal; il passe

Fig. 82. — Coupe transversale de la cuisse au-dessus du milieu.

ensuite au-dessus de l'obturateur interne et des jumeaux, puis au-dessus du carré crural; il est placé à ce niveau à égale distance du grand trochanter et de la tubérosité de l'ischion. Au-dessous du bord inférieur du muscle grand fessier, le nerf sciatique n'est séparé de la peau que par une mince aponévrose; c'est le point où l'on peut facilement électriser le nerf ou l'aborder chirurgicalement. ***Pour le découvrir***, on trace une ligne entre le grand trochanter et la tubérosité de l'ischion; de l'union du tiers interne et du tiers moyen de cette ligne, on trace une seconde ligne qui suit le bord inférieur du grand fessier. Il faut se rappeler que le bord inférieur du muscle ne correspond pas au pli fessier cutané, mais se trouve placé à environ 5 centimètres au-dessous. Ensuite le nerf grand sciatique est recouvert par le biceps fémoral et repose sur la face postérieure du grand adducteur. Le nerf est entouré d'un tissu cellulaire très lâche qui peut être décollé par des abcès provenant des os du bassin et qui descendront ainsi jusque dans le creux poplité. Le nerf sciatique peut se diviser en ses deux branches de terminaison très haut (même à l'intérieur du bassin; l'une des branches passant alors au travers du muscle pyramidal); en général la division en ***sciatique poplité interne*** (***n. tibialis***) et ***sciatique poplité externe*** (***n. peronæus***) se fait à la partie supérieure du creux poplité. Le grand sciatique innerve par des rameaux directs le ***biceps fémoral*** (un rameau pour la longue portion, un autre pour la courte portion), le ***demi-membraneux***, le ***demi-tendineux*** et le ***grand adducteur***.

Le ***nerf obturateur*** (***n. obturatorius***) (fig. 71 et 73), branche comme le crural du plexus lombaire, se trouve placé dans le petit bassin en dedans du bord interne du psoas, au-dessus de l'artère obturatrice; il rejoint l'artère à l'orifice profond du canal sous-pubien; le nerf obturateur se ***divise alors en deux branches*** [l'une superficielle qui sort avec la branche principale de l'artère par l'orifice externe du canal sous-pubien, l'autre profonde qui perfore le muscle obturateur externe en séparant le faisceau au moyen du faisceau inférieur de ce muscle]. La ***branche superficielle***, placée entre le moyen adducteur et le pectiné en avant et le petit adducteur en arrière, descend très bas le long de la cuisse (à la face profonde du moyen adducteur) et vient se terminer par un rameau cutané, anastomosé avec l'accessoire du saphène interne à la hauteur du canal de Hunter; cette branche superficielle se distribue au moyen adducteur et au droit interne; la ***branche profonde*** se distribue à l'obturateur externe, au petit et au grand adducteur. [L'***artère obturatrice*** irrigue les origines supérieures des muscles adducteurs, ainsi que le muscle obturateur externe; elle s'anastomose avec les artères circonflexes fémorales, particulièrement avec la postérieure et donne un ***rameau constant, dit acétabulaire***, qui gagne la tête du fémur en suivant le ligament rond.]

RÉGION DU GENOU

A la ***face antérieure de la région du genou*** on sent facilement à la palpation la ***rotule***, enclavée dans le tendon du quadriceps crural, mobile dans tous les sens (lorsque le muscle est bien relâché); du bec de la rotule part le ***tendon rotulien*** qui va se fixer à la tubérosité antérieure du tibia. De chaque côté de la rotule sont placés les ***condyles fémoraux*** dont la partie saillante extra-articulaire est facile à sentir sous la peau. Lorsque le genou se plie, il semble que la rotule se déplace en bas et en avant; la poulie ou trochlée fémorale est alors dégagée et on peut la palper. En dehors de la rotule on sent facilement au-devant du condyle externe, lorsque le genou est étendu, une bandelette fibreuse, c'est la ***bandelette ilio-tibiale*** (***ou de Maissiat***) dépendance du fascia lata. De chaque côté du tendon rotulien, on sent l'interligne articulaire fémoro-tibial; en dehors la ***tête du péroné*** est sous-cutanée et le ***tendon du biceps*** qui vient s'y insérer forme sous la peau une corde facile à sentir. Ce tendon forme la limite supéro-externe du creux poplité dont la limite supéro-interne est formée par le demi-membraneux, le demi-tendineux et le droit interne. En bas le creux poplité est limité du côté de la jambe par les deux ***tendons d'insertion fémorale des muscles jumeaux*** (***gastrocnemii***).

La ***région poplitée*** (Voy. fig. 83) a la forme d'un losange; [elle s'étend à quatre travers de doigt au-dessus de l'interligne articulaire et à trois travers de doigt au-dessous]. Lorsque l'on dissèque cette région on rencontre tout d'abord au-dessous de la peau, sus-jacente à l'aponévrose, la ***veine saphène externe*** (***v. saphena parva***); cette veine est née derrière la malléole externe; elle monte ensuite entre les deux muscles jumeaux, perfore l'aponévrose qui recouvre le creux poplité et se jette en décrivant une crosse à concavité inférieure dans la veine poplitée. [En général la veine saphène externe est réunie à la saphène interne par ***une longue anastomose*** qui croise la face postérieure de la cuisse et vient se jeter dans la veine saphène interne.] En dehors de la veine saphène externe, chemine le ***nerf saphène externe*** (ou ***saphène tibial***) (***n. suralis***), branche du nerf sciatique poplité interne qui descend avec la veine jusqu'au bord externe du pied. Ce nerf est renforcé généralement sur la partie moyenne de la face postérieure de la jambe par un rameau venu du sciatique poplité externe et appelé ***accessoire du saphène externe ou saphène péronier*** (n. communicans peronæus). [Le nerf saphène externe est d'abord sous-aponévrotique, placé dans le sillon qui sépare les deux muscles jumeaux et accompagné d'une branche artérielle venue de la poplitée; après son anastomose avec l'accessoire le nerf saphène externe devient sus-aponévrotique et accompagne immédiatement la veine jusqu'à la malléole externe.] En dedans du bord interne du creux poplité (Voy. fig. 83) on trouve la veine saphène interne (v. saphena magna) accompagnée du nerf saphène interne, branche du crural.

Au-dessous du plan superficiel, on rencontre dans le creux poplité le ***nerf sciatique poplité interne*** (***n. tibialis***) qui occupe l'axe du losange et fait souvent chez les individus maigres une saillie sous-cutanée visible. — Ce nerf est destiné à tous les muscles fléchisseurs de la jambe; il donne au niveau du creux poplité les deux rameaux des muscles jumeaux interne et externe. — Au-dessous et en dedans du nerf se trouve la ***veine poplitée*** et enfin en dedans et au-dessous d'elle l'***artère poplitée***. Cette artère sort de l'anneau du 3e adducteur, repose d'abord sur l'insertion fémorale du vaste interne et au-dessous sur la surface poplitée du fémur, sans cependant toucher à l'os dont elle est séparée par une épaisseur assez considérable de tissu cellulo-graisseux; — plus bas l'artère repose presque directement sur le ligament postérieur de l'articulation du genou. [Au-dessus des vaisseaux poplités et au-dessous d'eux on rencontre des ***ganglions lymphatiques*** superficiels et profonds qui reçoivent les vaisseaux lymphatiques de la partie postérieure de la jambe.] Ce rapport explique que l'artère et la veine poplitée soient fortement comprimées lorsqu'il existe une luxation du genou en arrière et que toutes les fois que l'on pratique une résection du genou, on doive se souvenir de ce voisinage dangereux. De même lorsqu'il existe une ***fracture sus-condylienne de l'extrémité inférieure du fémur***, le fragment inférieur du fémur est renversé en arrière dans le creux poplité et peut ainsi blesser les vaisseaux poplités ou le nerf sciatique poplité interne. Au-dessous de l'interligne articulaire, l'artère poplitée se place sur la face postérieure du muscle poplité; arrivée au niveau du bord inférieur de ce muscle, l'artère passe dans l'***anneau du muscle soléaire*** et se divise aussitôt en ses deux branches de terminaison, l'***artère tibiale antérieure*** et le ***tronc tibio-péronier***. L'artère poplitée donne plusieurs branches musculaires sans importance, les ***deux artères jumelles*** toujours volumineuses et enfin ***cinq artères articulaires pour le genou***; [***deux artères articulaires supérieures*** qui passent au-dessus de chacun des condyles fémoraux, ***deux articulaires inférieures*** qui passent, l'externe au niveau même de l'interligne entre le ligament latéral externe et le ménisque externe, l'interne au-dessous de l'interligne entre le ligament latéral interne et le tendon direct du muscle demi-membraneux; enfin une ***articulaire moyenne, impaire*** qui perfore directement la partie postérieure de la capsule articulaire entre les ligaments croisés. Ces cinq artères articulaires s'anastomosent avec les branches articulaires de la grande anastomotique, et la récurrente tibiale antérieure branche de la tibiale antérieure; ainsi se trouve constitué un cercle anastomotique péri-articulaire, très important ***pour le rétablissement de la circulation*** après une ligature de l'artère poplitée.]

Le ***nerf sciatique poplité externe*** (*n. peronæus*) (Voy. fig. 83) qui se sépare du nerf poplité interne à la partie supérieure du losange poplité, suit le bord postérieur du tendon du biceps et, s'éloignant toujours de plus en plus du nerf poplité interne, vient contourner le col du péroné, perfore l'aponévrose qui sépare le soléaire du long péronier latéral et pénètre dans l'épaisseur de ce dernier muscle où il se divise en ses branches de terminaison. [Au point où il ***contourne le col du péroné***, le nerf sciatique poplité externe est appliqué directement à l'os; aussi peut-il être comprimé par un cal résultant d'une fracture de l'os à ce niveau ou simplement par un contact prolongé en ce point, au cours de l'anesthésie générale par exemple.]

En étudiant l'***articulation du genou*** (Voy. fig. 84), il faut se rappeler quelques détails d'ostéologie : au niveau de l'extrémité inférieure du fémur on trouve les ***condyles fémoraux***, l'***excavation intercondylienne***, la ***rainure trochléo-condylienne*** et la ***trochlée fémorale***; sur l'extrémité supérieure du tibia, notons les ***plateaux de cet os*** avec leurs surfaces articulaires; entre les deux plateaux, l'***épine du tibia*** et les ***fossettes intercondyliennes*** antérieure et postérieure. Le péroné est réuni au tibia par une petite articulation indépendante, qui ne communique pas avec la grande articulation du genou. La ***face postérieure de la rotule*** s'articule avec la ***trochlée fémorale*** et glisse au-devant de cette trochlée dans les mouvements de flexion et d'extension du genou. Les surfaces articulaires fémoro-tibiales étant toutes deux convexes, l'harmonie est rétablie par l'existence de ***ménisques biconcaves***. Le ménisque externe est plus incurvé que l'interne; il s'insère immédiatement en avant et en arrière de l'épine tibiale. Le ménisque interne en forme de demi-lune ou de C, s'insère en avant au-devant du ménisque externe et se fixe dans la fosse intercondylienne postérieure, en arrière du ménisque externe.

La ***capsule articulaire*** contracte des rapports intimes avec les insertions musculaires qui la renforcent. En avant elle adhère au tendon du muscle quadriceps qui enchâsse la rotule et se continue jusqu'au tibia par le tendon rotulien. En arrière, recouvrant la capsule, on trouve le muscle poplité, les insertions fémorales des muscles jumeaux, l'insertion du demi-membraneux, le tendon du biceps et enfin les ***trois muscles de la patte d'oie***. La capsule articulaire, quittant la face postérieure du tendon du quadriceps, vient se fixer un peu au-dessus du revêtement cartilagineux des condyles fémoraux, en laissant en dehors de l'articulation la portion sous-cutanée saillante des condyles; en arrière, elle passe par-dessus l'échancrure intercondylienne. Sur le tibia l'insertion capsulaire se fait immédiatement sur le rebord de la surface cartilagineuse; de là, la capsule se fixe à la face externe des ménisques et vient s'insérer sur le bord inférieur de la rotule. A la partie supérieure de l'articulation, entre le tendon du quadriceps et le fémur, se trouve une ***grande bourse séreuse, dite sous-quadricipitale***, qui communique constamment chez l'adulte avec l'articulation. En général, cette bourse est très développée et remonte à 6 ou 8 centimètres au-dessus du bord supérieur de la rotule, le genou étant en extension.

Les ***ligaments de l'articulation du genou*** peuvent être divisés en latéraux, postérieur et intra-articulaires. Les ligaments intra-articulaires sont les ***ligaments croisés*** (lig. cruciata) qui limitent les mouvements de rotation du tibia sur le fémur. Le ***ligament croisé antérieur*** s'étend de la fossette intercondylienne antérieure du tibia à la face interne du condyle externe du fémur (AE); le ***ligament croisé postérieur*** se fixe sur le tibia dans la fossette intercondylienne postérieure et de là se rend à la face externe du condyle interne fémoral (PI). Ces deux ligaments sont unis entre eux par du tissu conjonctif; ils forment une saillie intra-articulaire et la synoviale ne leur forme qu'un revêtement incomplet (par exemple le ligament croisé postérieur est presque tout entier extra-articulaire). Les ligaments latéraux sont : le ***ligament latéral externe*** étendu de la face externe du condyle externe à la tête du péroné, le ***ligament latéral interne*** qui part de la face interne du condyle interne et vient se fixer sur la face interne de l'extrémité supérieure du tibia. [Ce ligament, beaucoup plus large que l'externe, est sous-jacent aux tendons d'insertion tibiale des muscles de la patte d'oie, dont il est séparé par une vaste bourse séreuse; de même en dehors, le ligament latéral externe qui s'insère sur la tête du péroné dans la concavité du tendon du biceps est séparé de ce tendon par une petite bourse séreuse.] En ***arrière***, on peut décrire à la capsule articulaire deux renforcements, ce sont : le ***ligament poplité oblique***, qui n'est que le tendon récurrent du demi-membraneux allant se fixer au condyle externe du fémur et le ***ligament poplité arqué***, faisceau fibreux arciforme qui s'insère au condyle externe du fémur [et se perd en partie sur la capsule, en partie sur l'aponévrose du muscle poplité].

Aucune articulation n'est aussi riche en ***bourses séreuses*** que l'articulation du genou; de plus, ces bourses séreuses étant le siège fréquent de lésions pathologiques, sont d'une grande importance pratique.

Les bourses séreuses qui communiquent le plus souvent mais non toujours avec l'articulation du genou (représentées en bleu sur la figure 84) sont : 1° la ***bourse sous-quadricipitale*** (bursa suprapatellaris); 2° la ***bourse commune au demi-membraneux et au jumeau interne***; celle-ci est particulièrement importante car elle est le lieu d'élection des kystes du creux poplité, dont le contenu est souvent réductible dans l'articulation; 3° la ***bourse du muscle poplité***, qui peut dans quelques cas communiquer également avec l'***articulation péronéo-tibiale supérieure***.

Les ***bourses séreuses*** qui ne communiquent généralement pas avec l'articulation du genou (représentées en rouge, fig. 84) sont : 1° les ***bourses prérotuliennes*** (***bursa præpatellares***); il y en a généralement trois : une sous-cutanée, une sous-aponévrotique, une sous-tendineuse; il est rare qu'elles soient bien isolées, le plus souvent elles communiquent entre elles. Elles sont très fréquemment le siège d'hygromas aigus et chroniques que l'on ne devra pas confondre avec les arthrites du genou; 2° la ***bourse sous-rotulienne profonde***, placée entre la face postérieure du tendon (bursa infrapatellaris profunda) rotulien et le tibia; 3° la ***bourse sous-cutanée***, placée au-devant de la tubérosité du tibia; 4° la ***bourse des muscles de la patte d'oie*** (***bursa anserina***). Quelquefois il existe une bourse séreuse isolée au-dessous du tendon du muscle couturier.

[Ces bourses séreuses normales sont susceptibles de se développer beaucoup **dans certaines professions** où la position agenouillée est habituelle : parqueteurs, ecclésiastiques, servantes ; il peut également se former de nouvelles bourses séreuses par des contacts accidentels, le port d'un appareil prothétique par exemple.]

LA JAMBE

La **musculature de la jambe** est disposée de telle sorte (Voy. fig. 86) qu'il est très facile de sentir à travers la peau la face interne et le bord antérieur du tibia, tandis que la tête du péroné et sa malléole externe seules sont perceptibles à travers les téguments. Comme la face interne du tibia est seulement recouverte par la peau, on comprend que les fractures de cet os soient souvent compliquées à ce niveau. En dehors du bord antérieur du tibia, entre la face externe de cet os et le péroné, se trouve une **loge musculaire que remplissent les extenseurs.** En arrière la saillie du mollet est formée par le **muscle triceps sural** dont le tendon (tendon d'Achille) se détache nettement sous la peau à la partie inférieure de la jambe. En somme, on peut répartir en trois groupes la musculature de la jambe : 1° les **extenseurs dans la loge antérieure** ; 2° les **péroniers dans la loge externe appliqués contre le péroné** ; 3° les **fléchisseurs, subdivisés eux-mêmes en deux plans**, un superficiel et un profond et occupant toute l'étendue de la loge postérieure. Tous ces groupes musculaires sont séparés les uns des autres par la cloison intermusculaire antéro-externe, entre les extenseurs et les péroniers et par la cloison intermusculaire postérieure entre les péroniers et les fléchisseurs (septa intermuscularia ant. et post.). En arrière l'aponévrose profonde de la jambe sépare la couche superficielle des fléchisseurs de la couche profonde.

I. **Muscles extenseurs.** Le **jambier antérieur** (**m. tibialis anterior**) s'insère à la face externe du tibia, au ligament interosseux, à l'aponévrose jambière ; de là ses fibres se jettent sur un tendon qui contourne le bord antérieur du tibia à sa partie inférieure et vient se fixer sur le premier cunéiforme et la base du 1er métatarsien. Le **muscle extenseur commun des orteils** (**m. extensor digitorum longus**) s'insère au tubercule du jambier antérieur du tibia (tubercule de Gerdy), au ligament interosseux, au péroné, à l'aponévrose jambière et se fixe par quatre tendons aux quatre orteils les plus externes. On distrait de ce muscle pour en faire un muscle isolé, le **péronier antérieur** (**m. peronæus tertius**) qui en haut se fixe au péroné avec la masse commune de l'extenseur, et en bas vient s'insérer sur le bord externe du 5e métatarsien. Le **muscle extensor propre du gros orteil** (**m. extensor hallucis longus**) s'insère entre les deux muscles jambier antérieur et extérieur commun, sur le ligament interosseux et va se fixer à la 2e phalange du gros orteil. Chacun des trois muscles possède une gaine synoviale propre recouverte par le ligament annulaire antérieur du tarse ou ligament en V, qui bride les tendons en les appliquant contre la face antérieure de l'articulation du cou-de-pied. [Il faut remarquer à ce propos que le ligament en V, par son faisceau supérieur, s'insère en dehors sur la grande apophyse du calcanéum, en arrière du muscle pédieux, et vient se perdre en dedans sur la face interne de l'extrémité inférieure du tibia. Ce faisceau passe simplement au-devant du tendon du jambier antérieur ; au contraire, il forme une anse fibreuse complète autour des tendons des extenseurs ; il **existe là un véritable ligament fundiforme** (en forme de fronde) qui fournit aux extenseurs une poulie de réflexion et contribue puissamment à augmenter la force de ces muscles.]

II. **Muscles péroniers latéraux.** 1° Le **long péronier latéral** (**m. peronæus longus**) s'insère au tubercule de Gerdy, à la tête du péroné, à la cloison intermusculaire externe et au tiers supérieur du bord antérieur du péroné, par un premier faisceau; par un autre faisceau, il s'insère à la face externe du péroné depuis sa tête jusqu'à son tiers inférieur. [Entre ces deux portions du muscle on trouve le nerf musculo-cutané, branche de bifurcation du nerf sciatique poplité externe.] Le tendon terminal du muscle passe en arrière de la malléole externe, puis dans la gouttière du cuboïde et va se fixer au tubercule externe de la base du 1er métatarsien, en croisant obliquement la voûte plantaire. 2° Le ***court péronier latéral*** (***m. peronæus brevis***) recouvert par le précédent, naît des deux tiers inférieurs de la face externe du péroné; son tendon passe en arrière de la malléole externe, croise celui du long péronier et va s'insérer à l'apophyse styloïde du 5e métatarsien. — Les tendons des deux péroniers sont contenus dans une ***gaine synoviale commune***, qui est placée en arrière de la malléole externe; en ce point les tendons des péroniers sont maintenus en place par des freins fibreux (retinacula) dépendances de l'aponévrose jambière.

III. ***Muscles fléchisseurs***. a. (***Plan superficiel***.) — 1° Les ***jumeaux*** (***m. gastrocnemii***) naissent chacun par un très fort tendon au-dessus des condyles fémoraux et se jettent sur le tendon d'Achille, inséré en bas à la face postérieure du calcanéum. 2° Le ***soléaire*** (***m. soleus***), sous-jacent aux précédents, s'insère à la tête du péroné, au tiers supérieur du bord postérieur du péroné, à la ligne poplitée du tibia et au bord interne du tibia au-dessous de cette ligne. Le soléaire se fixe en bas au ***tendon d'Achille*** avec les deux jumeaux ; on peut donc décrire l'ensemble formé par ces trois muscles sous le nom de triceps sural. 3° Le ***plantaire grêle*** (***m. plantaris***), inconstant comme le petit palmaire de l'avant-bras auquel il correspond, s'insère en haut au-dessus du jumeau externe, au condyle externe du fémur et se perd en bas dans le tendon d'Achille.

b. (***Plan profond***.) — 1° Le ***muscle poplité*** (***m. popliteus***) s'insère à la face postérieure du tibia, au-dessus de la ligne oblique ou poplitée et se fixe en haut dans une fossette profonde de la face externe du condyle externe du fémur. 2° Le ***muscle fléchisseur profond des orteils*** (***m. flexor digitatum longus***) s'insère à la face postérieure du tibia. Son tendon croise celui du jambier postérieur, en se plaçant à son côté externe, arrive ainsi dans la plante du pied, croise alors le tendon du fléchisseur propre du gros orteil avec lequel il échange une anastomose tendineuse et se divise en quatre tendons destinés aux quatre orteils externes. Ces tendons se comportent absolument comme ceux du fléchisseur commun profond des doigts. 3° Le ***muscle jambier postérieur*** (***m. tibialis porticus***) s'insère au ligament interosseux, aux parties adjacentes du tibia et du péroné; son corps charnu est placé en haut entre le fléchisseur commun profond et le fléchisseur propre du gros orteil. Son tendon se réfléchit en arrière de la malléole interne et va se fixer sur le bord interne du pied au niveau du scaphoïde et du 1er cunéiforme. 4° Le ***muscle fléchisseur propre du gros orteil*** (***m. flexor hallucis longus***) s'insère au ligament interosseux et aux deux tiers inférieurs de la face postérieure du péroné. Son tendon se loge dans une gouttière de la face postérieure de l'astragale, se réfléchit ***sous la petite apophyse du calcanéum*** (***sustentaculum tali***), croise le fléchisseur commun profond des orteils et se fixe à la 2e phalange du gros orteil. Entre la malléole interne et le sustentaculum tali chaque tendon (jambier postérieur, fléchisseur commun, fléchisseur propre) possède une gaine synoviale; tous ces tendons et les gaines qui les contiennent sont bridés par le ***ligament annulaire interne du tarse***, dépendant de l'aponévrose jambière.

Fig. 85. — Vaisseaux et nerfs de la face antérieure de la jambe et du dos du pied.
Fig. 86. — Coupe transversale de la moitié supérieure de la jambe.

L'***artère tibiale antérieure*** (***a. tibialis anterior***) (Voy. fig. 85) est la branche de bifurcation antérieure de la poplitée; elle naît au niveau de l'anneau du soléaire et passe dans la loge antérieure de la jambe, en croisant le bord supérieur du ligament interosseux. Elle donne alors entre le jambier antérieur et l'extenseur commun une artère récurrente tibiale antérieure (Voy. p. 159). L'artère descend ensuite au-devant du ligament interosseux, d'abord placée entre le jambier antérieur et l'extenseur commun, puis entre le jambier antérieur et l'extenseur propre du gros orteil au-dessus de la région malléolaire, l'artère tibiale antérieure repose immédiatement sous la face externe du tibia; puis elle passe sous le ligament en V ou annulaire antérieur du tarse et arrive sur le dos du pied où elle prend le nom d'***artère pédieuse*** (***a. dorsalis pedis***). La ***ligne correspondant au trajet de l'artère*** s'étend en haut de la dépression antépéronière, située entre la tête du péroné et le tubercule de Gerdy, au milieu de l'espace intermalléolaire. L'artère donne un grand nombre d'artères musculaires au groupe antéro-externe des muscles de la jambe, et les deux malléolaires externes et internes (Voy. fig. 85). — Le long de l'artère se trouve le ***nerf tibial antérieur*** (***n. peronæus***); celui-ci, branche de bifurcation du sciatique poplité externe né dans l'épaisseur du muscle long péronier latéral, perfore le muscle extenseur commun des orteils et vient se placer d'abord en dehors de l'artère tibiale, croise sa face antérieure vers la partie moyenne de la jambe, puis l'accompagne sur le dos du pied. Ce ***nerf donne des branches aux trois muscles*** de la loge antérieure de la jambe et au ***muscle pédieux*** (***m. extensor digitorum brevis***) situé sur le dos du pied. — L'autre branche de bifurcation du sciatique poplité externe est le ***nerf musculo-cutané*** qui chemine d'abord dans l'épaisseur du muscle long péronier latéral et se divise en deux rameaux : un ***profond***, qui innerve les deux muscles péroniers latéraux et un ***superficiel*** (***n. peronæus superficialis***) qui perfore l'aponévrose jambière à la partie moyenne de la jambe; ce nerf devenu sous-cutané se divise encore en deux rameaux, dont l'un se rend au bord interne et l'autre à la partie moyenne du dos du pied; ces deux nerfs fournissent en général huit nerfs collatéraux dorsaux pour les orteils, depuis le gros orteil jusqu'au quatrième inclusivement. Lorsqu'il y a ***paralysie du sciatique poplité externe***, le pied en flexion ne peut être redressé et il y a anesthésie du dos du pied.

L'***artère tibiale postérieure*** (***a. tibialis posterior***) (Voy. fig. 86) est, ***avec la péronière***, la branche de bifurcation postérieure de la poplitée; on donne le nom de ***tronc tibio-péronier*** au court tronc commun qui leur donne naissance. La tibiale postérieure est placée d'abord entre la face profonde du soléaire et le muscle jambier postérieur; elle se place ensuite entre le fléchisseur commun et le fléchisseur propre du gros orteil; elle devient de plus en plus superficielle et derrière la malléole interne, elle est très près de la peau, entre la malléole et le tendon d'Achille. Le ***nerf tibial postérieur*** qui l'accompagne est situé à ce niveau, en dehors d'elle. En cas de ténotomie du tendon d'Achille, l'artère et le nerf sont faciles à éviter. En arrière de la malléole interne, la tibiale postérieure se divise en ses deux branches terminales, l'***artère plantaire externe*** et l'***artère plantaire interne***. — Lorsque l'on pratique la ligature de la tibiale postérieure en arrière de la malléole, il faut se garder d'ouvrir la gaine du muscle jambier postérieur (Voy. fig. 87). — L'***artère péronière***, née du tronc tibio-péronier (Voy. fig. 86), suit la face postérieure du péroné, pénètre dans l'épaisseur du muscle fléchisseur propre du gros orteil et vient finir en arrière de la malléole externe en donnant des branches au réseau malléolaire externe et au réseau calcanéen. Le ***nerf tibial postérieur*** (***n. tibialis porticus***) donne dans le creux poplité des rameaux au soléaire, au poplité et, accompagnant ensuite l'artère en dehors de laquelle il est situé, innerve tous les muscles profonds de la loge postérieure de la jambe (jambier postérieur, fléchisseur commun et propre). En ***arrière de la malléole interne*** (Voy. fig. 87), le nerf tibial postérieur est plus profond que l'artère, plus près du tendon d'Achille; il se divise avant d'entrer dans la plante du pied en ses deux branches terminales, les nerfs plantaires externe et interne.

LE PIED

A la ***face dorsale du pied***, on voit à travers la peau le ***réseau veineux sous-cutané***, d'où naît en arrière de la malléole externe la ***veine saphène externe*** (***vena saphena parva***) qui accompagne le ***nerf saphène externe*** (n. suralis), et en avant de la malléole interne, la ***veine saphène interne*** (***vena saphena magna***), qui suit le trajet du ***nerf saphène interne*** jusqu'au genou.

Ces veines et les nerfs sous-cutanés sont contenus dans un ***tissu cellulaire lâche*** qui est fréquemment le siège d'œdème. Si le pied est fortement étendu vers la jambe (ou, si l'on veut, placé en flexion dorsale) on voit alors se dessiner sous la peau le tendon du muscle fléchisseur propre du gros orteil; en dedans de lui, on sent plus qu'on ne le voit, le fort tendon du ***muscle jambier antérieur*** (***m. tibialis anticus***) sur le bord interne du pied; en dehors, les tendons de l'extenseur commun se dessinent sous la peau. On peut aussi apercevoir le ***muscle pédieux*** (musculus extensor digitorum brevis) chez les sujets maigres; le muscle sous-jacent aux tendons de l'extenseur commun, s'insère en arrière sur la grande apophyse du calcanéum; son corps charnu se divise ensuite en quatre languettes qui donnent naissance à quatre tendons qui vont rejoindre ceux des quatre premiers orteils, y compris le gros orteil dont le chef est souvent distinct (***extensor hallucis brevis***). En dehors du tendon du long extenseur propre du gros orteil se trouve placée l'***artère pédieuse*** (a. dorsalis pedis); cette artère, qui continue directement la tibiale antérieure au-dessous du ligament annulaire antérieur du tarse, vient finir sur le dos du pied au niveau de l'extrémité postérieure du premier espace intermétatarsien qu'elle perfore. Sa ***ligne de ligature*** est donc représentée par une droite menée du milieu de l'espace intermalléolaire à l'extrémité postérieure du premier espace intermétatarsien. Dans la flexion dorsale du pied on sent aussi, en arrière et au-dessous de la malléole externe, la saillie des tendons des ***péroniers latéraux***. Si l'on pose le pied à plat sur le sol, étant assis, on peut facilement faire rouler sous le doigt les tendons des muscles extenseurs, sur une ligne étendue d'une malléole à l'autre, dans une sorte de fossette qui correspond à la face ***antérieure de l'articulation tibio-tarsienne***. C'est en ce point qu'il existe du gonflement et de la fluctuation, en cas d'***arthrite tibio-tarsienne***. Sur le bord interne du pied, au-devant de l'extrémité inférieure de la malléole interne, on sent le ***tubercule du scaphoïde***, saillant sous la peau; immédiatement en arrière de ce tubercule, on ouvre, en médecine opératoire, l'***interligne de Chopart ou médio-tarsien*** (Voy. p. 166). Sur le bord externe du pied, on sent facilement l'***extrémité postérieure saillante du cinquième métatarsien, qui marque la partie externe de l'interligne de Lisfranc***. Plus en avant, on peut sentir aisément les extrémités des métatarsiens et les articulations métatarso-phalangiennes.

Fig. 87. — Plante du pied. Le muscle court fléchisseur a été coupé; les muscles fléchisseur commun des orteils et fléchisseur propre du gros orteil sont en partie réséqués.

L'**artère pédieuse** donne sur le dos du pied un certain nombre de branches : l'**artère du tarse** qui passe sous le muscle pédieux et s'anastomose avec les malléolaires externes [en envoyant une branche constante dans le sinus du tarse]; une artère dorsale du métatarse donnant les interosseuses dorsales, qui cheminent dans les espaces interosseux correspondants ; au moment où l'**artère pédieuse s'enfonce dans le premier espace interosseux** pour former l'**arcade plantaire**, elle donne une artère interosseuse du premier espace qui se distribue surtout au gros orteil. Sur le bord interne du pied, la pédieuse ne donne que deux ou trois branches insignifiantes.

Les **nerfs du dos du pied** (Voy. fig. 85) sont : 1° les deux branches du **nerf musculo-cutané** (n. cutaneus dorsi pedis medialis et intermedius); ces nerfs donnent tous les collatéraux dorsaux des orteils sauf le collatéral externe du 5e et le collatéral externe du gros orteil et l'interne du 2e orteil; ceux-ci sont fournis par la branche de terminaison du **tibial antérieur** (qui accompagne l'artère pédieuse) ; quant au nerf dorsal externe du 5e, il est fourni par la terminaison du **saphène externe.** Tous les nerfs dorsaux s'anastomosent d'ailleurs entre eux.

A la **plante du pied**, sous la peau très épaisse et le tissu cellulo-graisseux très abondant, on trouve l'**aponévrose plantaire**, très forte, rappelant l'aponévrose palmaire de la main. Insérée en arrière sur un **tubercule du calcanéum**, cette aponévrose plantaire se divise en avant en cinq languettes qui irradient sur les orteils et sont réunies entre elles par des bandelettes aponévrotiques transversales; sur les masses musculaires correspondant au gros et au petit orteil, l'aponévrose plantaire est beaucoup plus mince qu'au milieu de la plante du pied. L'aponévrose plantaire recouvre le **court fléchiseur des orteils** (**m. flexor digitorum brevis**) qui s'insère à la moitié postérieure de sa face profonde. [Ce muscle est l'homologue du fléchisseur superficiel du membre supérieur et les tendons auxquels il donne naissance vont s'insérer sur la base de la 2e phalange des orteils et sont perforés par ceux du fléchisseur profond inséré au niveau de la base des 3es phalanges.] L'**artère plantaire externe** (a. plantaris lateralis) (Voy. fig. 87) pénètre dans la plante du pied en passant sur le muscle abducteur du gros orteil (m. abductor hallucis] ; elle passe ensuite entre le court fléchisseur plantaire et la **chair carrée de Sylvius** (**m. quadratus plantæ**), gagne le bord interne du muscle abducteur du 5e orteil et s'incurve, alors, en formant l'arcade plantaire profonde par son anastomose avec la terminaison de la pédieuse. L'**arcade plantaire** est située profondément au niveau de la base des métatarsiens, au-devant des muscles interosseux. Cette arcade donne par sa convexité quatre **artères interosseuses plantaires** (**a. metatarseæ plantares**), qui donnent des rameaux aux muscles interosseux et aux orteils correspondants. L'**artère plantaire interne** (**a. plantaris medialis**), beaucoup plus grêle, descend en dedans du muscle abducteur du gros orteil, se distribue au gros orteil et à ses muscles plantaires; elle s'anastomose en général avec l'artère interosseuse dorsale du premier espace, branche de la pédieuse (Voy. p. 164).

Le **nerf tibial postérieur** se divise en général en **nerfs plantaires externe** et **interne** avant de pénétrer dans la plante du pied. Le **nerf plantaire externe** (**n. plantaris lateralis**) accompagne l'artère plantaire externe et se divise en une branche superficielle et une branche profonde. La **branche superficielle** se distribue à la musculature du petit orteil et donne les trois nerfs collatéraux plantaires les plus externes ; quant à la **branche profonde**, elle accompagne l'arcade plantaire et se distribue à tous les muscles interosseux et à l'adducteur du gros orteil. [Ce **nerf est donc l'homologue du cubital à la main.**] Le **nerf plantaire interne** (**n. plantaris medialis**) chemine en dedans du court fléchisseur plantaire et se distribue aux muscles du gros orteil, au fléchisseur plantaire et donne les sept nerfs collatéraux plantaires des orteils les plus internes. [Ce **nerf est l'homologue du médian.**]

Les deux articulations les plus importantes du pied sont : la **tibio-tarsienne** et la **médio-tarsienne**.

1° L'**articulation tibio-tarsienne** (Talo-Cruralgelenk) (fig. 88 et 89) réunit la **mortaise** formée par l'extrémité inférieure des deux os de la jambe, tibia et péroné, avec le **tenon astragalien** ; on se rappelle la trochlée et les facettes articulaires de l'astragale, la mortaise tibio-péronière. La capsule s'insère à l'astragale un peu en avant et en arrière des surfaces revêtues de cartilage et se fixe sur le tibia et le péroné à la limite des surfaces articulaires. L'articulation tibio-tarsienne communique par une fente étroite avec l'**articulation tibio-péronière inférieure**. Les mouvements que l'on observe dans cette articulation sont : la flexion et l'extension (flexion plantaire et flexion dorsale). Cette articulation, comme toutes les trochléennes, possède surtout des **ligaments de renforcement latéraux** ; chacun de ces ligaments peut être subdivisé en trois faisceaux (**péronéo-astragalo-calcanéen, tibio-astragalo-calcanéen**).

2° L'**articulation médio-tarsienne** (Talo-Tarsalgelenk) (fig. 88 et 89), appelée encore articulation sous-astragalienne, comprend deux articulations différentes : 1° l'**articulation astragalo-calcanéenne** (a. talo-calcanea) qui réunit les surfaces articulaires de la face inférieure de l'astragale avec celles de la face supérieure du calcanéum. La capsule s'insère aux trois os des surfaces recouvertes de cartilage [et les deux os sont réunis par le très puissant **ligament interosseux** qui remplit le **sinus du tarse**]. L'**articulation astragalo-scaphoïdienne** (**a. talo-navicularis**) entre la tête de l'astragale et la face postérieure du scaphoïde. La capsule s'insère tout près des surfaces revêtues de cartilage. Cette articulation est renforcée par le ligament astragalo-scaphoïdien dorsal. Dans ces articulations se passent les mouvements de **pronation** et de **supination** (adduction et abduction) du pied.

3° L'**articulation calcanéo-cuboïdienne** (Voy. fig. 89) réunit le calcanéum et le cuboïde. Elle forme avec l'articulation astragalo-scaphoïdienne, dont elle est cependant distincte, l'articulation de Chopart ; [les trois os, calcanéum, scaphoïde et cuboïde, sont réunis par le **puissant ligament en V**, clef de l'**articulation de Chopart.**]

4° Les **articulations intertarsiennes**, entre les différents os du tarse (scaphoïde et les trois cunéiformes, 3e cunéiforme et cuboïde). Les synoviales de ces différentes articulations commumuniquent (Voy. fig. 89).

5° L'**articulation de Lisfranc** ou **tarso-métatarsienne** ; il faut se rappeler la forme de cet interligne convexe en avant et irrégulier à cause de la saillie que fait vers le tarse l'extrémité postérieure du 2e métatarsien. Il y a en général dans cette articulation, 3 synoviales différentes (1 pour l'articulation du 1er métatarsien et du 1er cunéiforme, 1 pour les 2e et 3e métatarsiens et leurs cunéiformes, 1 pour les deux derniers métatarsiens et le cuboïde.

6° Les **articulations métatarso-phalangiennes** et les articulations des phalanges entre elles.

Fig. 88. — Coupe frontale de l'articulation tibio-tarsienne.
Fig. 89. — Schéma des articulations du pied.

FIN

TABLE DES PLANCHES

FIN DE LA TABLE DES PLANCHES.

TABLE DES FIGURES [1]

(1) L'étoile placée en marge désigne les figures imprimées hors texte.

FIN DE LA TABLE DES FIGURES.

TABLE ALPHABÉTIQUE

FIN DE LA TABLE ALPHABÉTIQUE.

12 octobre 15

31-04. — CORBEIL, IMPRIMERIE ÉD. CRÉTÉ

www.ingramcontent.com/pod-product-compliance
Lightning Source LLC
Chambersburg PA
CBHW060544210326
41519CB00014B/3342

* 9 7 8 2 0 1 3 5 3 1 1 8 4 *